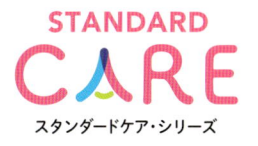

STANDARD
CARE
スタンダードケア・シリーズ

Standard Book for Home Care

在宅ケア スタンダード

［編集］一般社団法人 日本在宅ケア学会

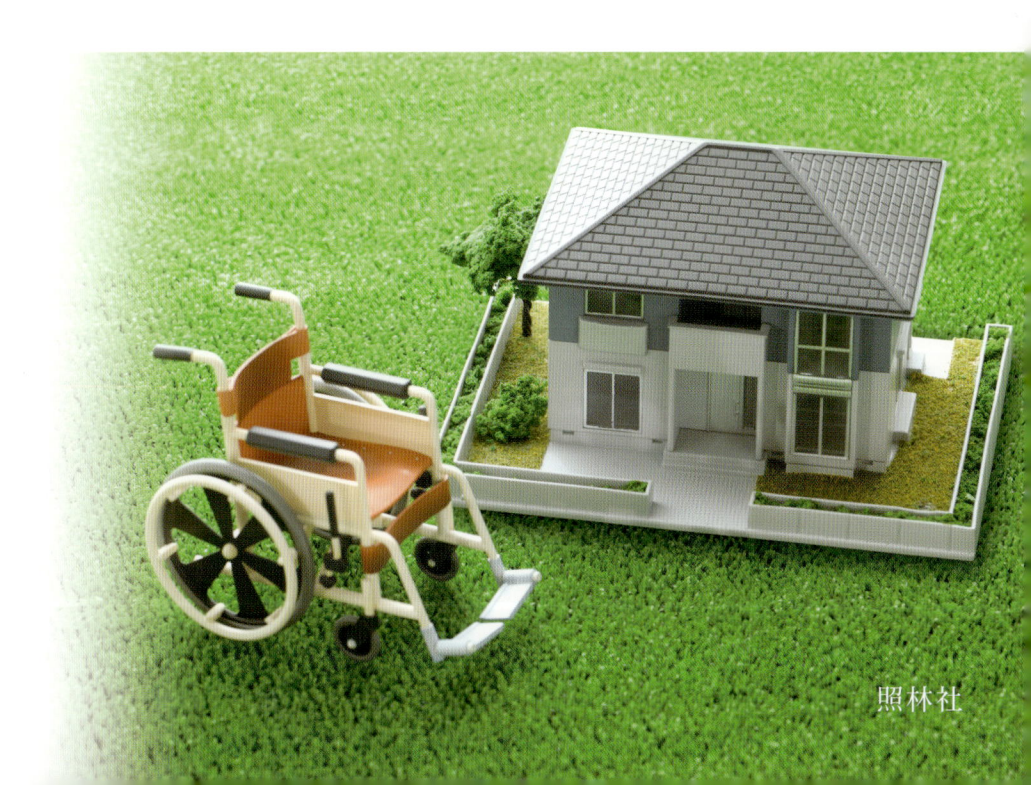

照林社

はじめに

　日本在宅ケア学会では、1948年に出された国連の「世界人権宣言」に基づき、すべての人々の人権と自由を尊重することを目指して、2017（平成27）年秋に当時の理事らが中心となり「在宅ケア実践の質の向上と推進に関するステートメント（初版）」を作成しました。この中で、在宅ケアの対象は未病からエンドオブライフ期にあるすべての人々であり、健康増進・保健・予防・医療・看護・リハビリテーション・福祉・介護・就労・教育・住まい等、あらゆる側面において人としての尊厳と権利を重視し、生活の質が確保されるように支援していかなければならないとしています。時代の変遷とともに在宅ケアを取り巻く課題は変化しますが、この理念は初版が改訂された現在も変わることはありません。

　ステートメントでの「在宅ケア」の定義は、「在宅ケアを必要とする人々に対してその生活の場において行われるケアである」ことであり、具体的には、自立を目指した生活と医療での支援、療養・治療・服薬・食事・栄養・口腔・運動・健康増進等に関する保健指導、リハビリテーション、意思決定の支援と権利擁護、こころの支援、緩和ケア、エンドオブライフケアや看取り、保健・医療・福祉・介護・教育・就労等の制度や活用、日常生活用具や住宅改修支援、地域ケアシステムの開発や構築などを挙げています。本書では、これらすべてを網羅できていませんが、実務家や研究者らが最新のエビデンスの情報を基に執筆いたしました。

　日本はこれからも世界に先駆けて少子高齢化が進み、多死時代を迎えます。人口減少によってケアの担い手不足は喫緊の課題です。日本在宅ケア学会が加盟している日本在宅ケアアライアンスでは、国との連携を図りながら地域性を重視した新時代の在宅ケアの提言を国民に発信しています。専門家のみでは在宅ケアの理念は実現できず、療養者やご家族をはじめ、近隣者や地域住民である国民すべてが参画して、世界がまだ体験していない人口減少社会の国の在宅ケア対策を実らせなければなりません。過渡期であるこの時期に、照林社から頂いた執筆のご依頼は当学会として社会貢献ができる好機であり、一般のみなさまにもお読みいただけるようやさしい内容であることも配慮いたしました。本書が日本の在宅ケアの発展に貢献できますことを祈念しております。

　最後になりましたが、このような機会をいただきました照林社代表取締役社長・有賀洋文氏にお礼申し上げます。

2025年3月

一般社団法人 日本在宅ケア学会

理事長　**中谷 久恵**

CONTENTS

第 3 章

ケアを必要とする人（または、受け手）の価値観を尊重したケアの選択とマネジメント

装丁：長坂勇司（nagasaka design inc.）

本文デザイン：大下賢一郎

本文イラストレーション：武曽宏幸、今﨑和広

本文DTP：明昌堂

執筆者一覧_(敬称略)

中谷久恵 　広島大学大学院医系科学研究科 客員教授、名誉教授
　　　　　　　一般社団法人日本在宅ケア学会 理事長

亀井智子 　聖路加国際大学大学院 看護学研究科 教授／聖路加国際大学看護学部 学部長

河野あゆみ 大阪公立大学大学院看護学研究科/看護学部先進ケア科学領域地域包括ケア科学分野 教授

尾﨑章子 　東北大学大学院医学系研究科保健学専攻老年・在宅看護学 教授

大橋由基 　洛和会ヘルスケアシステム 特定認定看護師(摂食嚥下障害看護)

梶井文子 　東京慈恵会医科大学医学部看護学科 教授

下田信明 　東京家政大学大学院健康栄養学専攻健康科学部/リハビリテーション科 教授

原田祐輔 　杏林大学保健学部リハビリテーション学科作業療法学専攻 講師

辻 彼南雄 　水道橋東口クリニック 院長

服部ゆかり 東京大学医学部附属病院 老年病科

加瀬裕子 　早稲田大学人間科学学術院 名誉教授

内田和宏 　早稲田大学人間科学学術院人間科学部 講師

長江弘子 　亀田医療大学看護学部老年看護学 教授

岡田進一 　大阪公立大学大学院生活科学研究科生活科学専攻 教授

小松尾京子 新見公立大学健康科学部地域福祉学科 准教授

高砂裕子 　南区医師会訪問看護ステーション

秋山正子 　認定NPO法人マギーズ東京 共同代表理事、センター長

片山陽子 　香川県立保健医療大学保健医療学部看護学科長 教授

平原優美 　公益財団法人日本訪問看護財団 常務理事

小西かおる 大阪大学大学院医学系研究科地域ヘルスケアシステム科学研究室 教授

中山優季 　東京都医学総合研究所難病ケア看護ユニット ユニットリーダー

梶原厚子 　株式会社スペースなる 代表取締役

都築歩美 　訪問看護ステーション卵 所長、精神科認定看護師

本書の特徴と記載事項

1．スタンダードケア・シリーズの特徴と文献表示について

　本シリーズは、ガイドラインや論文等により明らかなエビデンスが提示されている事項はその旨を明確に示す一方、いわゆる臨床の「暗黙知」（エキスパート・オピニオン）による実践も紹介している。そのため、文献表示において以下のような表記方法をとっている。

①エビデンスの明らかな記載事項は、文中に［文献番号］を明示し、各項末に掲げた「引用文献」と照合させた。

②特定箇所の引用ではなく、全体の記載において参考にした文献は「参考文献」とした。

2．本書に掲載されている基本的事項について

　本書に記載されている主な基本的事項については、日本在宅ケア学会編集『在宅ケア学』『エビデンスに基づく在宅ケア実践ガイドライン2022』『テレナーシングガイドライン』等の成書に基づいている。

3．薬剤・製品等の表記に関して

・薬剤：一般名（商品名）

・医療機器等：一般的名称（販売名）

・ともに、登録商標（レジスターマーク、TMマーク等）は省略する

4．その他

執筆者の所属・肩書については、初版発行の2025年3月時点のものである。

序章

ケアの受け手の価値観を重視した 根拠に基づく在宅ケアの必要性とその背景

中谷 久恵

在宅ケアの広がりとケアの社会化

1. 在宅ケアの対象とは

　少子高齢社会が進む日本では、2000（平成12）年4月に施行された介護保険法以降、在宅ケアに関連する法制度と政策が進展してきた。在宅ケア関係の法令が網羅している対象は、子どもから高齢者まですべてのライフステージにいる人々であり、療養や介護を必要とする人のみでなく、健康づくりから終末期までの健康レベルにある人を含んでいる。日本在宅ケア学会の定義では、病気がない健康な人をはじめ、病気や障害で治療やリハビリテーションを必要としている医療的ケア児、慢性疾患、がん、難病、精神疾患、老衰で寝たきりになった終末期の人々など、あらゆる健康課題でケアを必要とする人を在宅ケアの対象として位置づけている（表1）。

表1　「在宅ケアを必要とする人々」の定義

　「在宅ケアを必要とする人々」とは、健康増進・保健・予防・医療・看護・リハビリテーション・福祉・介護・就労・教育・住まい等のニーズがあり、在宅で生活するあらゆる年代、あらゆる健康状態の人々をさしています。
　在宅ケアを必要とする人々のニーズは、比較的解決が容易なものから解決が困難で複雑であるものなど多様であり、かつ固定的ではなく、常に変化を伴います。その際に在宅ケアを必要とする人々は、人としての権利や価値観、社会的役割、社会的関係性などの特性を尊重され、これらの特性に応じたケアが提供されるべきです。

一般社団法人日本在宅ケア学会「在宅ケア実践の質の向上と推進に関するステートメント（声明文）」における在宅ケアに関する定義. 第2版 2023年12月.

2. ケアの社会化が必要とされる背景

　介護保険法の制定前までの療養や介護は、家庭での家族介護や施設入所、病院での社会的入院であった。日本の人口構造は、介護保険制度の施行以降も年少人口と生産年齢人口が減少し続けており、これらは今後もさらに進む推計となっている（表2）。
　人口構造の変化は、少子高齢化による世帯構成に影響し、家族機能の低下により家庭での介護は限界を極め、家族以外の公的な在宅ケアの体制やサービスの普及が必要となった。さらに、医療技術の高度化や医療ニーズの増大による医療費の高騰は、国家財政の経済的負担と相まって、

表2 わが国の年齢3区分別人口割合の推移

過去及び将来推計人口	総人口（千人）	年齢3区分別人口構成割合（%）		
		年少人口	生産年齢人口	老年人口
		0～14歳	15～64歳	65歳以上
2000（平成12）年	126,926	14.6	67.9	17.3
2020（令和2）年	126,146	11.9	59.5	28.6
2030（令和12）年	120,116	10.3	58.9	30.8
2040（令和22）年	112,837	10.1	55.1	34.8
2050（令和32）年	104,686	9.9	52.9	37.1
2060（令和42）年	96,148	9.3	52.8	37.9

国立社会保障・人口問題研究所「日本の将来推計人口」（令和5年推計），将来推計人口．国民衛生の動向 2024/2025；71（9）：42-43．表4を一部改変

福祉制度や年金を含む障害児（者）や高齢者の生活の質を保証する社会保障の見直しや、地域包括ケアを必要とする保健医療福祉制度の改正へとつながってきた（図1）。

図1 在宅ケアの社会化と制度改正の必要性

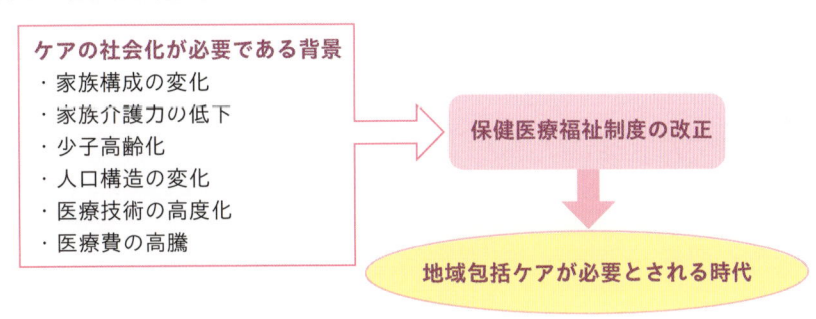

3. 生活の質を基盤とする地域包括ケア

　長期入院を是正して退院支援を進める体制や政策を強化することで、「病院完結型医療」から回復期や慢性期および維持期の療養者の生活の場を居宅へシフトさせていく「地域完結型医療」への転換が図られた。この政策の一環にある地域包括ケアシステムは、医療、介護、予防、生活支援、住まいを要素としている。これらの要素をつなぎ、社会全体で介護を支えるケアの社会化が、社会保障制度改革とともに推進されてきている（図2）。地域包括ケアの推進では、子育てや教育、労働や経済を含む行政機関といった幅広い省庁や多様な官民の機関がかかわった政策が進められており、介護や子育てが必要になっても離職することなく仕事を継続できる職場づくりや、就学や就労しながらでも治療やリハビリテーションを継続できる医療体制が広がってきている。

図2 「病院完結型医療」から「地域完結型医療」へ

病院完結型医療
・救命、延命、治療
・社会復帰

地域完結型医療
・地域全体で治し支える医療
・住み慣れた地域や自宅での医療
・療養者、障害児（者）、高齢者への総合的な医療と介護の支援ネットワーク

1. 医療
2. 介護
3. 予防
4. 生活支援
5. 住まい

地域包括ケアをシステム化する必要性

地域で**包括**的に**ケア**できる**システム**の構築は
「21世紀型コミュニティーの再生である」

社会保障制度改革国民会議報告書より2013（平成25）年

4. 社会保障制度のなかでの在宅ケアの位置づけ

　社会保障制度は社会保険、社会福祉を中心に、生活困窮者や社会的弱者を支援する公的扶助、予防から医療までを網羅する公衆衛生を含むヘルスケアシステムで構成されている（図3）。

　社会保険には医療保険と介護保険が含まれており、社会福祉の各種福祉法は障害の種別や障害児者の年齢による分類で法令が分かれている（図4）。介護保険法は医療や予防も包含している法令ではあるが、政策としては福祉法に位置づいており、医療職や福祉職は社会保障制度の仕組みを理解し、療養者へわかりやすい説明ができる役割が期待されている。

図3　社会保障制度の仕組み

◆社会保険
保険事故への給付

◆社会福祉
各種福祉法に基づく支援

◆公的扶助
生活困窮者への扶助

◆公衆衛生
健康づくりや予防政策・医療政策

社会保険の構成
・**医療保険**
・**介護保険**
・**年金保険**
・**雇用保険**
・**労働者災害補償保険（労災保険）**

・職域保険
①全国健康保険協会管掌健康保険（協会けんぽ）
②組合管掌健康保険（健康保険組合）
③共済組合
・地域保健
④国民健康保険
⑤国民健康保険組合
・高齢者医療
⑥後期高齢者医療

図4　社会福祉制度の対象者と根拠法

◆障害者基本法
◆障害種別の福祉
・身体障害・・・身体障害者福祉法
・知的障害・・・知的障害者福祉法
・精神障害・・・精神保健福祉法
・難病　　・・・難病法

障害者総合支援法
自立支援給付の構成
・自立支援医療（更生医療）
・補装具
・障害福祉サービス
・地域生活支援事業

◆年齢区分別の福祉
・0歳〜18歳（20歳）・・・児童福祉法（小児慢性特定疾患含む）
・40歳以上　　　・・・介護保険法
・65歳以上　　　・・・老人福祉法
・75歳以上　　　・・・後期高齢者医療制度

在宅ケアを必要とする人の人権と価値観

1. 利用者本位の意思決定とサービスの選択

　在宅ケアにおけるサービスのあり方は、医療やケアを必要とする当事者である利用者本位のサービス提供が原則である。サービスを利用する目的は、病状の回復や合併症の予防、健康レベルの維持向上である。利用するサービスは、専門職が判断した必要性の根拠に基づき、利用者の希望を突合して立案し、計画に基づいて提供される。サービスには介護する家族の支援に比重を置いたショートステイなども設定されており、ケア提供者は当事者と家族の双方の意見や状況を調整したうえで利用する。利用者である当事者と家族の生活を支援するためのサービスであることから、当時者と家族の人権がともに守られる計画となっていることが望ましい（図5）。

図5　利用者を囲むチームケア

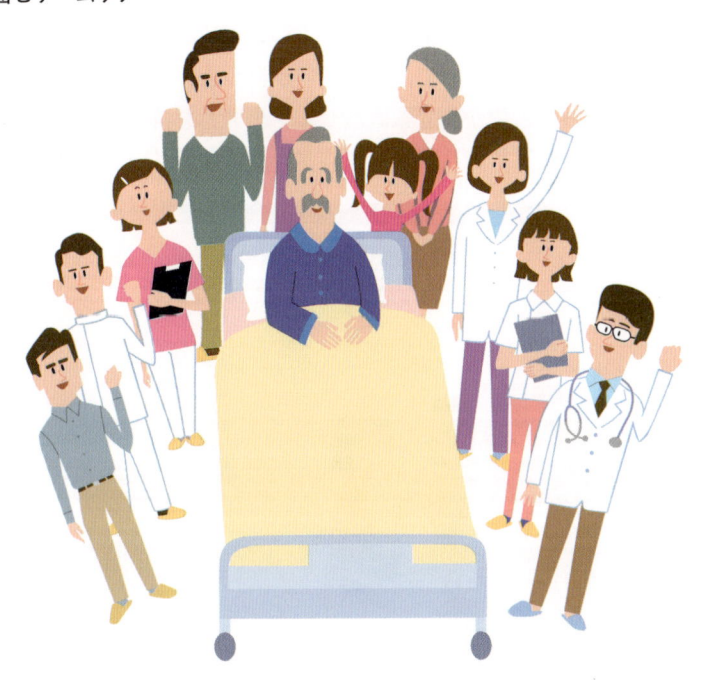

2. 主体性を尊重した自己実現を支えるケア

　在宅ケアの対象者は、サービスの受け手として平等な権利を有している。この権利は、居住地域、病気や障害の種類、家族形態、性別や年齢などに左右されず、国籍や宗教の違いがあっても利用者の意見や立場および文化や価値観を受け入れて、必要な在宅ケアの機会やサービスが均等に分配されるようにしなければならない。社会的弱者やマイノリティーへの何らかの差別的な支援が行われているとするなら、ケア提供者はこの状況を積極的に指摘し、しかるべき支援を行政や地域包括支援センター、社会福祉協議会等へ申し出るなど、利用者の権利を守る後方支援によって包摂性の後押しをしなければならない。

3. 介護を担う家族への支援

　家族にとって療養者の世話に割く時間のしわ寄せや責任が集中すると、血縁者や親族であっても介護負担からの虐待につながる場合がある。一方、家族の負担軽減への配慮から、療養者の意思や希望よりも家族の立場や心情が優先されると介護者中心のサービスに偏ってしまい、療養者の回復や自律が妨げられて健康の回復や改善が遅延する場合がある。ケア提供者は、介護状況の家庭での観察と、かかりつけ医やケアマネジャー（介護支援専門員）、介護職や看護職などの関係職種や機関との意見交換や情報収集を行い、利用者が本音で相談できる信頼関係を得ておくことが必要である。

4. 当事者と家族をつなぐ支援

　在宅ケアを担うケア提供者は、当事者と家族との関係をつなぐ役割も担っている。家族は血縁のない夫婦、嫁、舅・姑といった他人同士の個人が１つの単位の家族を形成している。血縁者だという安心感から本音をぶつけ合うことで逆にお互いが傷つき、折り合いがつかなくなる場合もある。本来、家族は自分たちで苦境から立ち直るセルフケア力を持っているが、家族を見守る支援者は、家族員同士が気持ちを深め合えるよう家族が介護に抱いているネガティブな感情も理解したコミュニケーションをとり、利用者に必要なサービスを見極めながら介護力を発揮できる支援を行う（図6）。

図6　利用者とサービス提供者

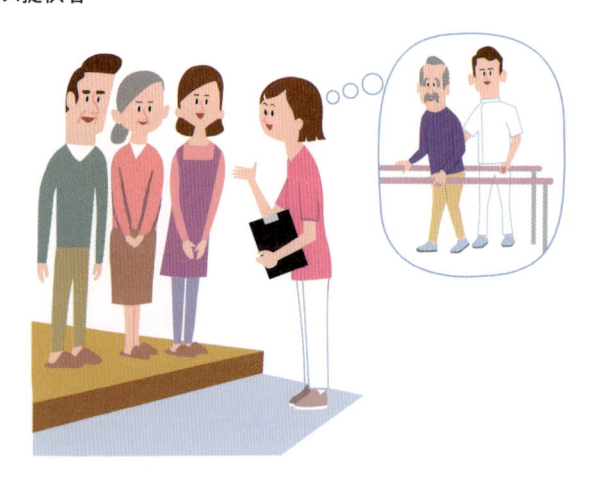

社会資源の開発を活性化する在宅ケア

1. 社会保障制度の維持と地域共生社会の実現

　高齢化率が高まるなかで日本はすでに人口減少が進行している。子どもから高齢者までの医療や福祉ニーズは今後も一層多様化・複雑化が予想され、人口減少や多死時代によりケア提供者が不足する時代が到来する。住民同士のつながりが希薄化し、自治会や子ども会の運営の負担から

地元のつながりも弱体化しているなかで、新たなアプローチの方法として「地域共生社会」のあり方が打ち出された [1]。血縁や地縁、社縁といった関係を大切にしながら、人と人、人と社会がつながり支え合う取り組みを目指しており、行政・制度・分野ごとの縦割りや「支え手」「受け手」という関係を超えて、地域住民や地域の多様な主体が参画し、人と人、人と社会、人と資源が世代や分野を超えてつながることで、住民一人ひとりの暮らしと生きがい、地域をともに創っていく社会を指している。

　在宅ケアの政策はこれまで主に保健・医療・福祉の3部門が中心となり社会保障制度を維持する使命で進められていたが、ケア提供者は医療職や福祉職のいずれに基盤がある職種でも、人と社会資源をつなげる立場にある自覚をいっそう高めていくことが求められている。

2. 社会資源を構成するフォーマルとインフォーマルサービス

　在宅ケアのサービスを社会資源の構造として分類すると、制度に基づくフォーマルなサービスと、民間やボランティア団体によるインフォーマルなサービスとに大別される。社会資源には限りがあることから、制度や政策に頼るだけではなく、地域住民が主体的に支え合う自助や互助による支援での地域づくりも重要であり、公助や共助は社会保障制度ではフォーマルサービスに位置づけられている（表3）。

表3　社会資源である「自助・互助・共助・公助」の機能

機能	内容	具体例
自助	自ら働き自分らの健康や生活を維持すること	・自主的な健康づくり・健診（検診）
互助	家族、友人、隣人等で行う助け合いによる相互扶助	・認知症や子どもの見守り活動等・地域組織活動（子ども会、老人会、自治会等）
共助	生活上のリスクに対して社会連帯の精神で制度化された相互扶助	・社会保険制度（介護保険、医療保険、年金保険、雇用保険、労働者災害補償保険）
公助	共助では対応できない困窮な状況に対し保障する生活保障	・社会福祉（各種福祉法での措置等）・公的扶助（生活保護法等）

厚生労働省：地域包括ケア研究会報告書（平成25年3月），地域包括ケアシステムの5つの構成要素と「自助・互助・共助・公助」．
https://www.mhlw.go.jp/seisakunitsuite/bunya/hukushi_kaigo/kaigo_koureisha/chiiki-houkatsu/dl/link1-3.pdf
（2025.1.15アクセス）を元に筆者作成

3. 多職種による連携と協働

　社会資源のサービスの提供形態は、人から受ける直接的ケアと物品や金銭で間接的に提供されるサービスに大別される（図7）。社会資源の人的資源を構成する専門職には国家資格による職種や研修による認定の職種もある。非専門職には親戚や友人・知人、近隣者やボランティアが含まれる。従来の専門職に加え、公認心理師など新しい職種も誕生しており、緩和ケアや精神的疾患の利用者のみでなく、ケア提供者を支援できるメンタル面での専門職としても期待されている（表4）。

図7　社会資源の種別

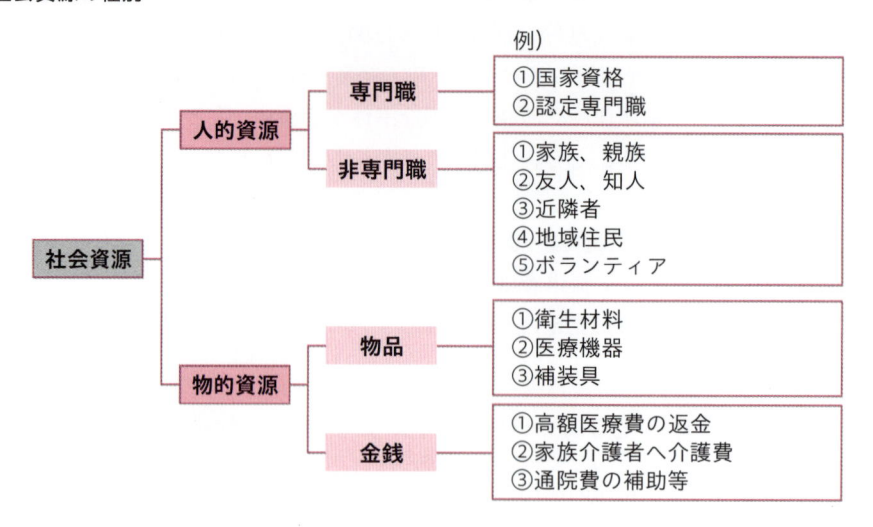

表4　医療的支援や福祉的支援が必要な人への専門職と職種の根拠法令

医療専門職	根拠法
保健師／助産師／看護師／准看護師	保健師助産師看護師法
医師	医師法
歯科医師	歯科医師法
薬剤師	薬剤師法
栄養士／管理栄養士	栄養士法
理学療法士／作業療法士	理学療法士及び作業療法士法
言語聴覚士	言語聴覚士法
歯科衛生士	歯科衛生士法
精神保健福祉士	精神保健福祉士法
福祉専門職	
社会福祉士／介護福祉士	社会福祉士及び介護福祉士法
介護支援専門員	介護保険法
心理・教育・社会系専門職	
公認心理師	公認心理師法
民生委員	民生委員法

4. チームケアによる連携・協働体制

　厚生労働省は平成22年に「チーム医療の推進」についてまとめ【2】、チーム医療の基本的考え方とチーム医療がもたらす具体的な効果を報告している（図8）。この報告書は医療機関間の役割分担と連携や医療と介護の連携にも触れており、専門職種は努力を重ねていくことが不可欠としている。在宅ケアでは連携会議を実施した場合には会議の目的に合わせて診療報酬や介護報酬が支払われる仕組みとなっている（図9）。チーム医療と同様に、在宅ケアを担う職種も連携・協働したチームを形成していくケアの実現が求められている。

図8　チーム医療の推進の考え方と効果

基本的考え方
　　チーム医療とは「医療に従事する多種多様な医療スタッフが、各々の高い専門性を
　　前提に、目的と情報を共有し、業務を分担しつつも互いに連携・補完し合い、患者の
　　状況に的確に対応した医療を提供すること」である（厚生労働省，平成22年）

効果　①疾病の早期発見・回復促進・重症化予防など医療・生活の質の向上
　　　　②医療の効率性の向上による医療従事者の負担の軽減
　　　　③医療の標準化・組織化を通じた医療安全の向上

図9　チームケアの促進体制

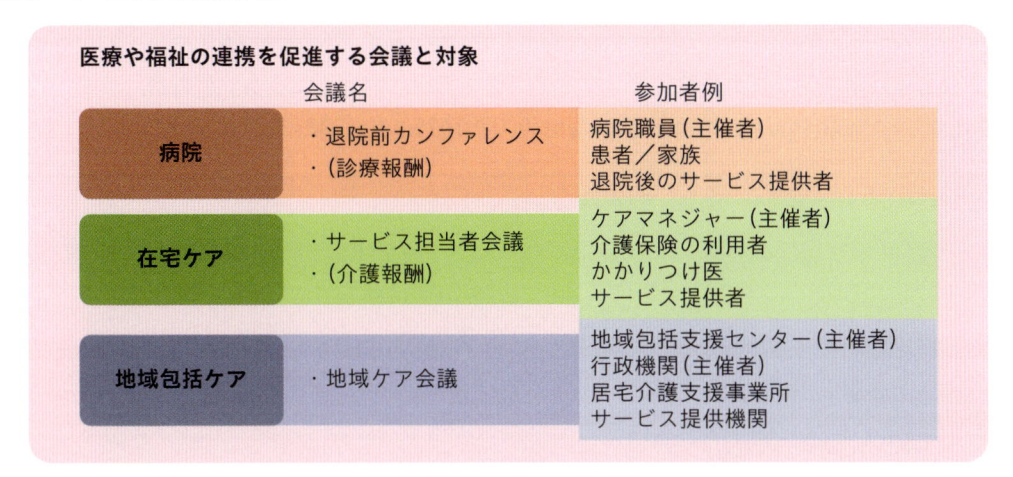

医療や福祉の連携を促進する会議と対象

	会議名	参加者例
病院	・退院前カンファレンス ・（診療報酬）	病院職員（主催者） 患者／家族 退院後のサービス提供者
在宅ケア	・サービス担当者会議 ・（介護報酬）	ケアマネジャー（主催者） 介護保険の利用者 かかりつけ医 サービス提供者
地域包括ケア	・地域ケア会議	地域包括支援センター（主催者） 行政機関（主催者） 居宅介護支援事業所 サービス提供機関

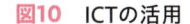

5. 効果的・効率的なケアを促進するICTの活用

　総務省は2021（令和3）年6月に、「ポストコロナを見据えた新たな時代におけるデジタル活用に向けて」を公表した【3】。24時間365日の暮らしのなかで、ケアを必要とする人や家族が安心して過ごせるためには、必要な医療や介護サービスが提供される仕組みが必要であり、年齢、障害の有無、所得の多寡、居住地域、デジタル機器の習熟度や親しみの程度など、若年層から高齢者までの国民の多様性から生じる課題に対応した、包摂性・多様性のあるデジタル社会の形成を謳っている。ICTやDXの推進としてはオンライン診療をはじめ、遠隔地に住む家族とのビデオ会議やビデオレターなど、在宅ケアでの支援方法も広がり、利用者とケア提供者の双方にスマートフォンがあれば新たなサービスが芽生える可能性もある（図10）。

図10　ICTの活用

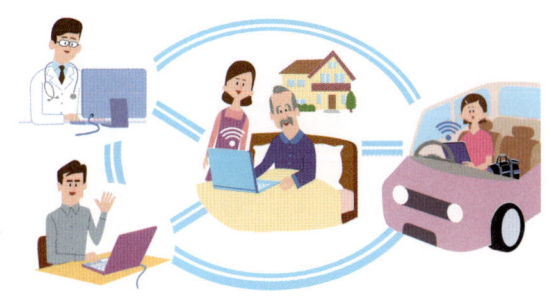

地域包括ケアシステムや地域共生社会を牽引するのは人であり、ケア提供者はICTやDXの活用で新しいサービスのアイデアを創生する貴重なリソース（人的資源）である。時代に順応した柔軟な対処力で利用者の生活の質向上に寄与するサービスの流れを作り出していくことが、これからの在宅ケア専門職に期待されている。

引用文献

1 厚生労働省：地域共生社会のポータルサイト，地域共生社会とは.
https://www.mhlw.go.jp/kyouseisyakaiportal/ （2025.1.27アクセス）

2 厚生労働省：チーム医療の推進に関する検討会報告書.
https://www.mhlw.go.jp/shingi/2010/03/dl/s0319-9a.pdf，平成22年3月（2025.1.27アクセス）

3 総務省：「「ポストコロナ」時代におけるデジタル活用に関する懇談会」報告書.
https://www.soumu.go.jp/main_content/000757475.pdf （2025.1.27アクセス）

第 1 章

自分らしい生活を支える
ケアの基盤

尊厳ある生を支える
地域包括ケアシステム

河野 あゆみ

これからのわが国の人口構造

わが国では2050年は、1971～1974年に生まれたいわゆる団塊ジュニア（第2次ベビーブーム）世代が75歳以上に達する年であり、この時期を見据えた医療・介護・福祉をはじめとする社会保障制度の設計が重要である。

高度経済成長期であった1970年代のわが国では、65歳以上の高齢者1人に対し、20～64歳の現役世代の者の人数9.8人が支える「胴上げ型」の人口構造であった。しかし、少子高齢化と人口減少が進み、2025年には高齢者1人に対し、現役世代の者の人数2.0人が支える「騎馬戦型」の社会となっている。現在の少子化の流れに歯止めがかかるとは考えにくく、今後もその傾向が進み、2050年には高齢者1人を支える現役世代の者の人数は1.4人と「肩車型」の社会を迎えることが予測されている（**図1**）**【1】**。

2025年時点におけるわが国の人口に占める高齢化率は29.6％であるが、その増加は進む一方であり、2050年には37.1％となる。高齢化率が高い社会では、当然ながら死亡者数も増える。2025年の出生者数が77万4,000人（人口1,000対6.3）であるのに対し、死亡者数は152万5,000人（人口1,000対13.3）と、すでに死亡者数は出生者数の約2倍となっている。出生者数と死亡者数の開きは、今後も大きくなる一方であり、2050年の死亡者数（158万5,000人（人口1,000対15.1））は、出生者数（61万6,000人（人口1,000対6.2））の約2.5倍になることが推計されている（**図2**）**【1】**。

わが国の国民の医療費は、高齢化のほか経済発展や医療の技術革新などにより上がってきており、国民1人あたりの医療費は、1990年には約16万6,000円であったが、30年後の2020年には約34万円と倍以上になっている（**図3**）**【2】**。また、国内総生産（GDP：gross domestic product、一定期間内に国内で算出された付加価値であり、経済状況を示す指標）に対する国民医療費が占める割合も伸び続け、1990年は4.6％だったものが2020年は8.0％と約1.8倍となっている。

このように、わが国は多死社会にすでに突入しており、これからもその傾向は続く。したがって、加齢や疾病などによって健康状態が悪化し、死に至るまでの人々の尊厳ある生をどのように支えていくかは、社会全体の課題として重要なテーマである。同時に、現役世代が少ない社会において、持続可能であり、かつ質の高い医療・介護・福祉をどのように提供していくのか、という観点は見逃せない。

図1　2050年の人口構造：肩車型の社会

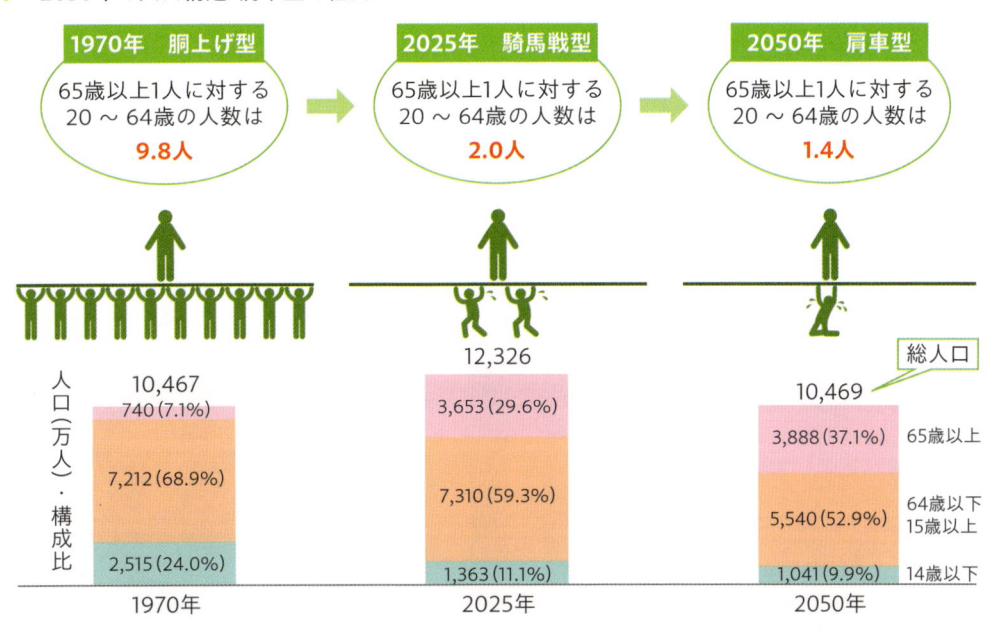

1970年　胴上げ型	2025年　騎馬戦型	2050年　肩車型
65歳以上1人に対する 20〜64歳の人数は **9.8人**	65歳以上1人に対する 20〜64歳の人数は **2.0人**	65歳以上1人に対する 20〜64歳の人数は **1.4人**

人口（万人）・構成比

10,467
- 740（7.1%）
- 7,212（68.9%）
- 2,515（24.0%）
1970年

12,326
- 3,653（29.6%）
- 7,310（59.3%）
- 1,363（11.1%）
2025年

総人口
10,469
- 3,888（37.1%）　65歳以上
- 5,540（52.9%）　64歳以下 15歳以上
- 1,041（9.9%）　14歳以下
2050年

内閣府：令和5年版高齢社会白書.
https://www8.cao.go.jp/kourei/whitepaper/w-2023/html/zenbun/s1_1_1.html（2024.8.18アクセス）より作成

図2　2050年の死亡数と出生数：死亡数は出生数の2.5倍

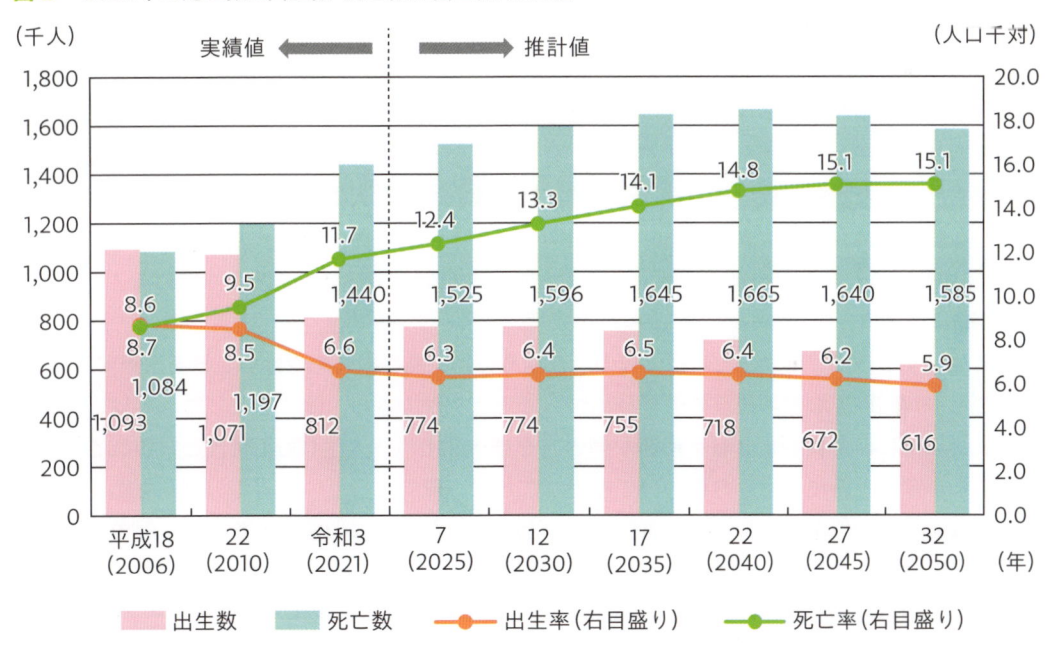

（千人）　　実績値 ← | → 推計値　　（人口千対）

年	出生数	死亡数	出生率	死亡率
平成18（2006）	1,093	1,084	8.7	8.6
22（2010）	1,071	1,197	8.5	9.5
令和3（2021）	812	1,440	6.6	11.7
7（2025）	774	1,525	6.3	12.4
12（2030）	774	1,596	6.4	13.3
17（2035）	755	1,645	6.5	14.1
22（2040）	718	1,665	6.4	14.8
27（2045）	672	1,640	6.2	15.1
32（2050）	616	1,585	5.9	15.1

凡例：■ 出生数　■ 死亡数　●— 出生率（右目盛り）　●— 死亡率（右目盛り）

内閣府：令和5年版高齢社会白書.
https://www8.cao.go.jp/kourei/whitepaper/w-2023/html/zenbun/s1_1_1.html（2024.8.18アクセス）より作成

図3　国民医療費と対国内総生産(GDP)比率の推移

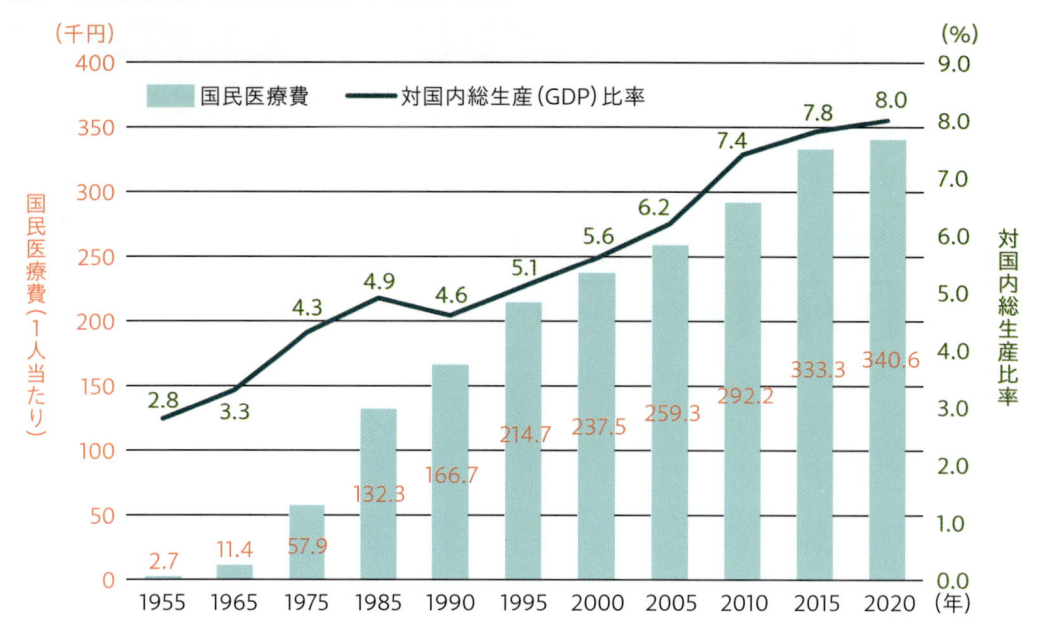

厚生労働省：令和3（2021）年度国民医療費の概況.
https://www.mhlw.go.jp/toukei/saikin/hw/k-iryohi/21/dl/data.pdf（2024.8.18アクセス）より作成

人々の多様なライフコース

　人々の生活の多様性（ダイバーシティ）は広がっている。社会全体が豊かでない場合は、人は、教育、職業、結婚などさまざまな人生における重要なライフイベントの際に、生まれた環境の範囲の限られた選択しかできないことが多い。しかし、わが国の経済状況は、この数十年間、比較的安定した豊かな状態が続いており、一般的には生まれてから人生を終えるまでの間、多様な選択ができる社会に変化してきている。人生の中で、人々は、どのように学ぶか、どのように働く（社会参加をする）か、どのように家庭を築くかを選ぶ際に、多様な選択肢から決めることができる（図4）【3】。

　図4に示すように、学ぶことには学校の所在地や種別、高等教育を受けることを選択するほか、習いごとや資格取得など学校以外の学びについても選択ができる。働くことについては、職種を選ぶこと以外に、さまざまな雇用形態や働き方を選べる上に、人生100年時代といわれる現代においては、定年退職後の働き方についても選ぶことが一般的になりつつある。家庭を築くことについては、人生の伴侶をどのように選び、いつどのような結婚の形態をとるのか、どのように子どもを産み育てていくのか、さらには人生の最終段階においてはどのような生活形態をとるのか、幅広い選択から選べる時代になった。

　このような1人ひとりがたどる多様な人生の道筋に着目した考え方は「ライフコース」と呼ばれる。これまで誰しもが夫婦家族制を原則とした家族ライフサイクルをたどるとされてきた。家族ライフサイクルは、伝統的な性別や年代による役割によって、人の人生の道筋をとらえる画一化した考え方であるのに対し、ライフコースは、人々の多様性をより重視した概念である。

図4　人々の多様なライフコース

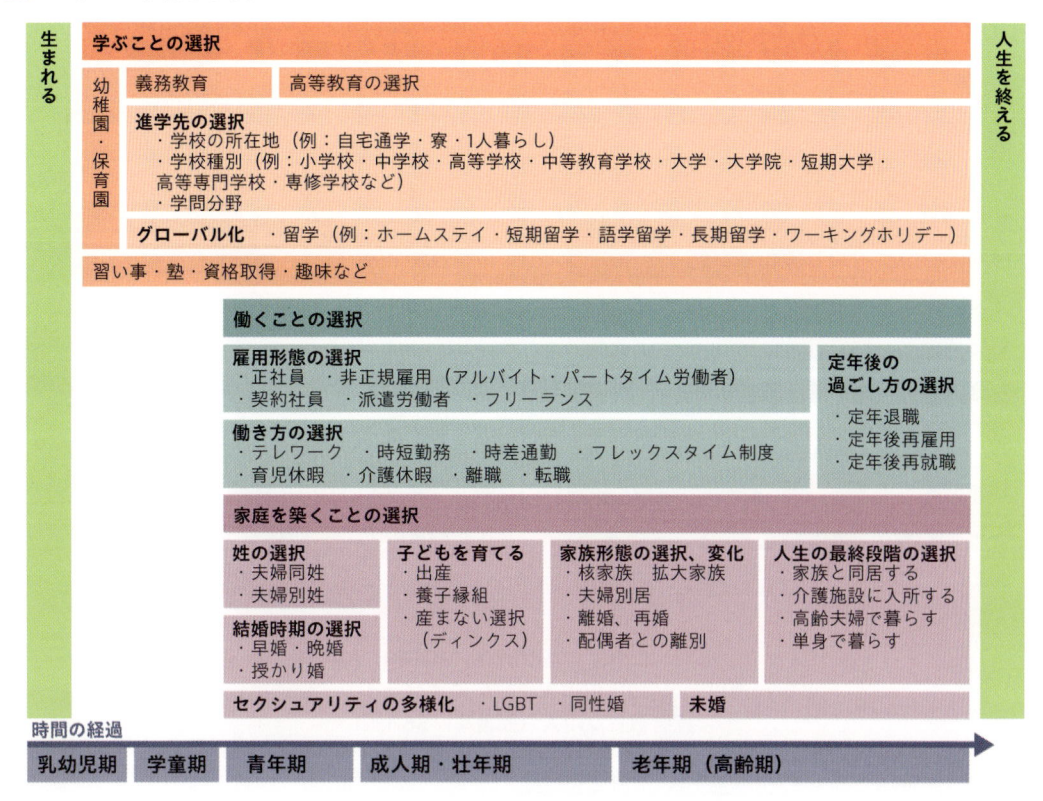

河野あゆみ：第1章 地域における生活と健康．新体系 看護学全書 地域・在宅看護論 第6版，メヂカルフレンド社，東京，2021：5．より引用

全世代型の社会保障

　わが国の高齢者に対する医療保険や介護保険の制度をはじめとする社会保障制度は、現役世代の支援のもとに成り立つ仕組みとなっている。しかし、これからの人口構造や人々の多様なライフコースのあり方を踏まえると、持続的な経済成長を実現しつつ、生涯にわたって人々の安心や安定を支えることが必要である。また、内閣官房が2022年に実施したあらゆる世代の国民11,218人が回答した孤独・孤立の実態把握に関する全国調査では、50歳代男性や20〜30歳代女性の7％以上が「孤独感が常にある・しばしばある」と回答している（図5）【4】。また、現役世代のほうが比較的孤独感を感じており、現役世代のケアニーズを考慮することが必要と考えられる。

　わが国の人口構造や社会背景から、全世代の社会保障を全世代で支える「全世代型の社会保障制度」の重要性が理解できる。日本政府は、2019年に全世代型社会保障検討会議を設置し、高齢者のみでなく子どもたちや子育て・現役世代など年代に関係なく安心して生活できるための年金、労働、少子化対策のほか、医療、介護など社会保障全般の持続可能な改革を検討してきている。

　在宅ケアを含むこれからの医療と介護のあり方を考える際には、社会保障全体のありようを捉えた複眼的な視点をもつことが必要不可欠である。

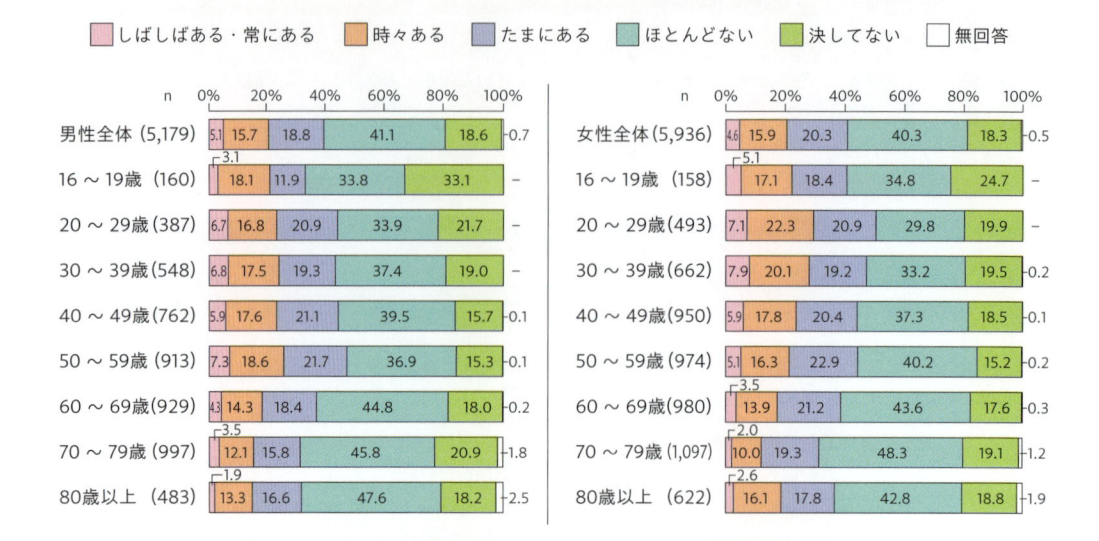

図5 日本人の孤独感：50歳代男性、20〜30歳代女性の７％以上が孤独感あり

設問：あなたはどの程度、孤独であると感じることがありますか？（直接質問）

内閣官房：令和4年孤独・孤立の実態把握に関する全国調査.
https://www.cao.go.jp/kodoku_koritsu/torikumi/zenkokuchousa/r4/pdf/tyosakekka_gaiyo.pdf（2024.8.8アクセス）
より作成

地域包括ケアシステムの考え方

　医療・介護に関する社会資源の量には限りがあり、必要な者に必要な資源を有効に配分することが大切である。フォーマルなケアサービス（医療・介護・保健・福祉などのサービス）やインフォーマルなサポート（住民同士の助け合いや見守り、ボランティアなど）の社会資源が有機的に切れ目なく連携するケアシステムは「地域包括ケアシステム」と定義される。

　地域包括ケアシステムの考え方には、社会保障の補完性原理（**図6**）が基本にある。ケアに関する課題の解決法には、「自助」（当事者の力で解決すること）、「互助」（周囲の人々の助けを得て解決すること）など制度化されていない主体的な手法と「共助」（制度化された支援を得て解決すること）、「公助」（公的支援を得て解決をすること）など制度化された手法がある。社会保障の補完性原理とは、課題の特徴に応じて、これらの異なる４種類の手法を組み合わせて使うことで、システム全体の効率や機能が向上するという考え方である。基本的に、自助→互助→共助→公助の順に補完性は大きくなり、逆に主体性は小さくなる。

　図6では、高齢者のエンド・オブ・ライフケア（EOL）を例に挙げながら、社会保障の補完性について説明しているが、このような自助、互助、共助、公助によるケアを組み合わせて、多面的に課題解決を行い、その地域の中で人々によりよいケアを包括的に提供できるシステムをつくることが重要である。

図6 社会保障の補完性原理：エンドオブライフケア（EOL）を例とした自助、互助、共助、公助

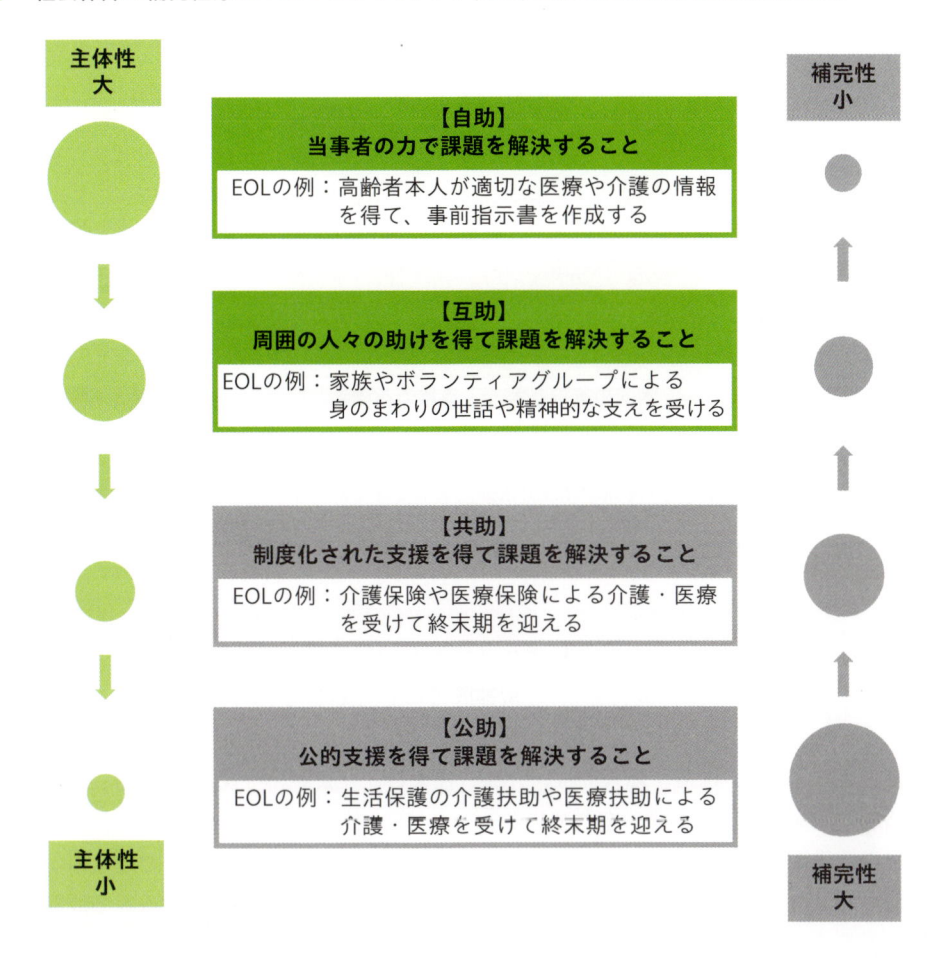

尊厳ある生を支える地域包括ケアシステム

　わが国では、これまで高齢者ケアを中心に地域包括ケアシステムの発展が提唱されてきた。地域包括ケアシステムという言葉は、2000年の介護保険法の施行により着目されるようになったが、2014年の医療介護総合確保推進法の改正によって、改めて明示された概念である。

　医療介護総合確保推進法では、地域包括ケアシステムは、「地域の実情に応じて、高齢者が可能な限り、住み慣れた地域でその有する能力に応じ自立した日常生活を営むことができるよう、医療、介護、介護予防、住まいおよび自立した日常生活の支援が包括的に確保される体制」（第2条）と定義されている。**図7**【**5**】に示す植木鉢の植物に例えた図は、高齢者ケアにおける地域包括ケアシステムの説明として有名なものである。例えば、図中の「すまいとすまい方」は、植木鉢に例えられ「高齢者本人の選択と本人・家族の心構え」の皿がその植木鉢を支えている。植木鉢には、養分（インフォーマルなサポート）を含む土である「介護予防・生活支援」があり、その土のあるところに専門職が提供する「医療・看護」「介護・リハビリテーション」「保健・福祉」の葉が育つというものであり、地域の特性によって、植木鉢の植物の成長度は異なることをイメージしている。

図7　高齢者ケアと地域包括ケアシステム：植木鉢の植物

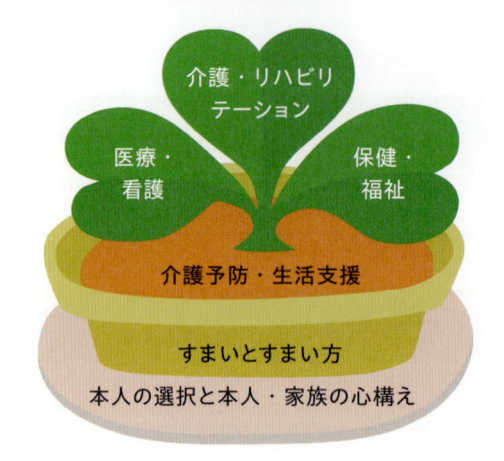

三菱UFJリサーチ＆コンサルティング：平成27年度老人保健事業推進費等補助金老人保健健康増進等事業，地域包括ケアシステムと地域マネジメント．2016.
https://www.murc.jp/uploads/2016/05/koukai_160518_c1.pdf（2024.12.10アクセス）より引用

　しかし、地域包括ケアシステムは、高齢者ケアにとどまらず、すべての人々のケアに適用できる概念である。2017年に厚生労働省より、「精神障害にも対応した地域包括ケアシステム」の構築を目指すことが明確にされた。ここでは精神障害の有無や程度にかかわらず誰もが安心して自分らしく暮らせるように、医療、障害福祉、介護、住まい、社会参加（就労）、教育、地域の助け合いを包括的に確保することが求められている。

　在宅ケアを提供する中では、長期間の生活困窮や虐待などの、複雑で支援が困難な事例に遭遇することがある。このような複雑困難事例の背景には、世代にわたって家族ぐるみで問題を抱えていることが多く、多職種連携や住民協働をしながら複数の制度・資源を活用し、新たな社会資源の開発や地域づくりなどを一体的に行うことが必要である。そのような取り組みが、同様の問題事例の発生予防につながる。そのためには、世代や障害の種類を超えた仕組み、全世代型の地域包括ケアシステムへの発展が重要である。

　全世代型地域包括ケアシステムのイメージを図8に示す【6】。地域包括ケアシステムの構成要素としては、①住まい、②さまざまな相談窓口、③医療、④介護・障害福祉、⑤生活支援・介護予防、⑥子育て・教育、就労・社会参加が挙げられる。人々は住まいを拠点としながら、困ったときには相談窓口を活用できることが大切である。病気になったときには医療を受け、介護や訓練等の支援が必要になったときには介護や障害福祉のサービスを利用する。また、生活支援や介護予防の支援を活用しながら、地域で自律して生活することが可能になる。さらに、自己実現を図りその人らしい人生を送るためには、子育て・教育、就労・社会参加などさまざまな活動ができる機会や場を地域社会全体で設けることが必要である。

　このような地域包括ケアシステムをつくることによって、その地域で暮らす人々が多様なライフコースをたどることができ、尊厳ある生を支えることにつながる。

図 8　全世代型地域包括ケアシステムの構成：世代や障害の種類を超えた仕組み

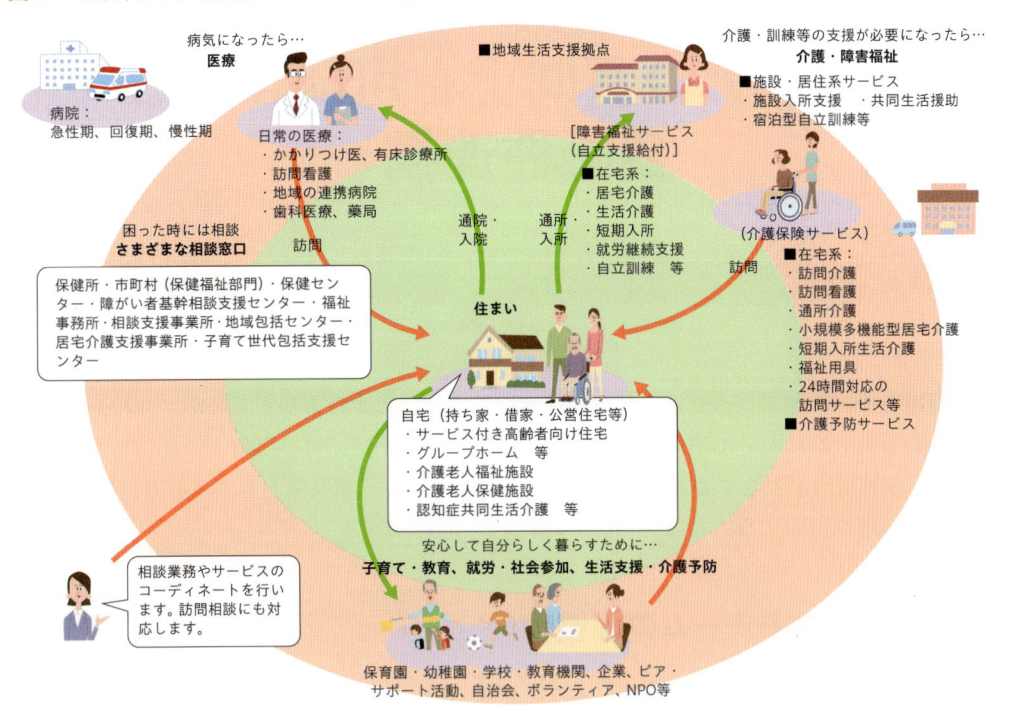

河野あゆみ：II 地域包括ケアシステム．新体系 看護学全書 地域・在宅看護論 第6版，メヂカルフレンド社，東京，2021：87．より引用

引用文献

1 内閣府：令和5年版高齢社会白書 第1章 高齢化の状況．
https://www8.cao.go.jp/kourei/whitepaper/w-2023/html/zenbun/s1_1_1.html（2024.8.8
アクセス）

2 厚生労働省：令和3（2021）年度国民医療費の概況．
https://www.mhlw.go.jp/toukei/saikin/hw/k-iryohi/21/dl/data.pdf（2024.8.8アクセス）

3 河野あゆみ編：新体系 看護学全書 地域・在宅看護論 第6版．メヂカルフレンド社，東京，
2021：15．

4 内閣官房：令和4年孤独・孤立の実態把握に関する全国調査．
https://www.cao.go.jp/kodoku_koritsu/torikumi/zenkokuchousa/r4/pdf/tyosakekka_
gaiyo.pdf（2024.8.8アクセス）

5 三菱UFJリサーチ＆コンサルティング：平成27年度老人保健事業推進費等補助金老人保健健
康増進等事業，地域包括ケアシステムと地域マネジメント．2016.
https://www.murc.jp/uploads/2016/05/koukai_160518_c1.pdf（2024.12.10アクセス）

6 河野あゆみ編：新体系 看護学全書 地域・在宅看護論 第6版．メヂカルフレンド社，東京，
2021：87．

在宅ケアの質向上を可能にする多職種連携

加瀬 裕子

医療におけるチームアプローチは、医療の安全性と質を向上する方法として広く認められ、さまざまな医療システムにおいて活用されている。特に、在宅ケアでは多職種との連携は不可欠である。本人と家族を中心としてまとまりのあるチームをつくり、相互協力して共通の目標を持ち、役割分担して目標を達成することは在宅ケアの向上につながる。

多職種が連携するチームの必要性

人口の急速な高齢化や高度医療の進歩により、医療におけるチームアプローチが注目されるようになった。高齢者や医療的ケアを要する障害児・者は、複数の病気や症状を抱えている。そのため、複数の診療科や多くの医療職がかかわることになり、連絡や報告は不可欠なものとなった【1】。在宅ケアでは、異なる組織で働く異なる臨床スタッフが複数の訪問を行う。そのような状況の下では、ケアコーディネーションをしないことは問題であると考えられるようになった。そこで、適切な医療チームの在り方が研究されるようになった。

ローゼンらは研究が蓄積した入院施設でのチームアプローチを中心に、多職種が連携するチームアプローチの効果について報告している【2】。その内容を以下に紹介する。

チームワークの質が患者、スタッフ、組織の成果に影響を与える

医療提供システムが複雑になると、院内感染、患者の転倒、診断ミス、手術ミスなどが増加する。病院内のチームワークが必要となり、そのチームワークの質がケアに及ぼす影響（アウトカム）が、明らかになってきた。

第一に、チームワークが不十分な状態で治療を受けている患者は、合併症や死亡を経験する可能性がほぼ5倍高くなる。

第二に、入院施設におけるチームワークの質がよいと、患者の自己申告によるケアに対する満足度が高くなった。

第三に、チームワークがよいと患者にとってよい結果を生じた。役割の明確さ、相互信頼および情報交換のレベルが高いチームからケアを受けている患者は、術後の痛みのレベルが低く、術後機能が高く、滞在期間が短い。英国の国民保健サービス（National Health Service：NHS）による大規模な調査では、効果的なチームで仕事をしていると回答した医療従事者においては、エラー率や患者の死亡率が少ない傾向にあることが明らかになった。

チーム全体が効果的に働くためには、メンバーは以下の点に注意するべきである【3】。

1. 価値観と倫理

　チームメンバーと協力して、相互尊重の雰囲気を維持する。それぞれの専門職は、それぞれにベースとなる価値観を持っている。医療職であれば、健康の維持・向上を第一に考えるが、生活の質（Quality of Life：QOL）やウエルビーング（図1）を最も大切であると考える専門職もいる。他の専門職の意見を聞くときには、そのメンバーの価値観や職業文化を考えながら理解する態度が必要である。特に、意見の違いが生じたときには他のメンバーの価値観や職業文化の違いに立ち返って、原因を考えることが必要である。

　また、チームは本人の要望やニーズを実現するために仕事をしており、本人や家族の価値観や文化を尊重することは当然である。そのときに、自分の思考でバイアスや思い込みを起こしていないか考えるべきである。倫理的な行動とは、各メンバーがこのような態度で接することであり、倫理的な行動をすることでチーム内の信頼関係を作り上げることができる。

図1　ウエルビーング（Well-being）とは？

ウエルビーングとは、人生を肯定的にとらえ気分よく暮らすこと

否定的な気分に陥らない

満足感、充実感
幸福感を感じている

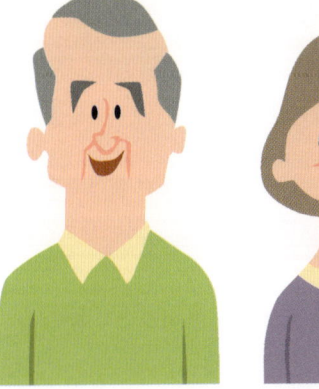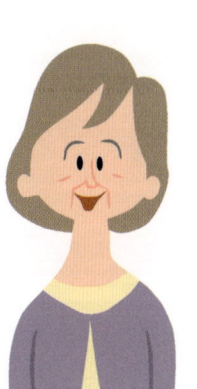

Interprofessional Education Collaborative : IPEC Core Competencies for Interprofessional Collaborative Practice: Version 3. 2023 Washington, DC: Interprofessional Education Collaborative. 37. より一部改変

2. 役割と責任

　在宅ケアチームでは、メンバーは自分の役割に関する知識と他のメンバーの専門知識を活用して、個人および集団のケア向上を目指す。しかし、知識、スキル、態度だけがチームワークを決定するわけではない。目標とチームが機能する作業過程を考えることは、チームワークを理解し、改善するために重要である。サッカーの選手が、個人技が優れていてもポジションとしての役割と責任を果たせなければ、ゲームに勝てないことに似ている。役割は常に一定ではなく、メンバーの不在など不慮の事態によっては、他のメンバーが代わって役割を果たして、チームとしての責任を果たすことも報告されている【1】。図2に在宅ケアチームのイメージを示す。

図2　在宅ケアチーム（イメージ図）

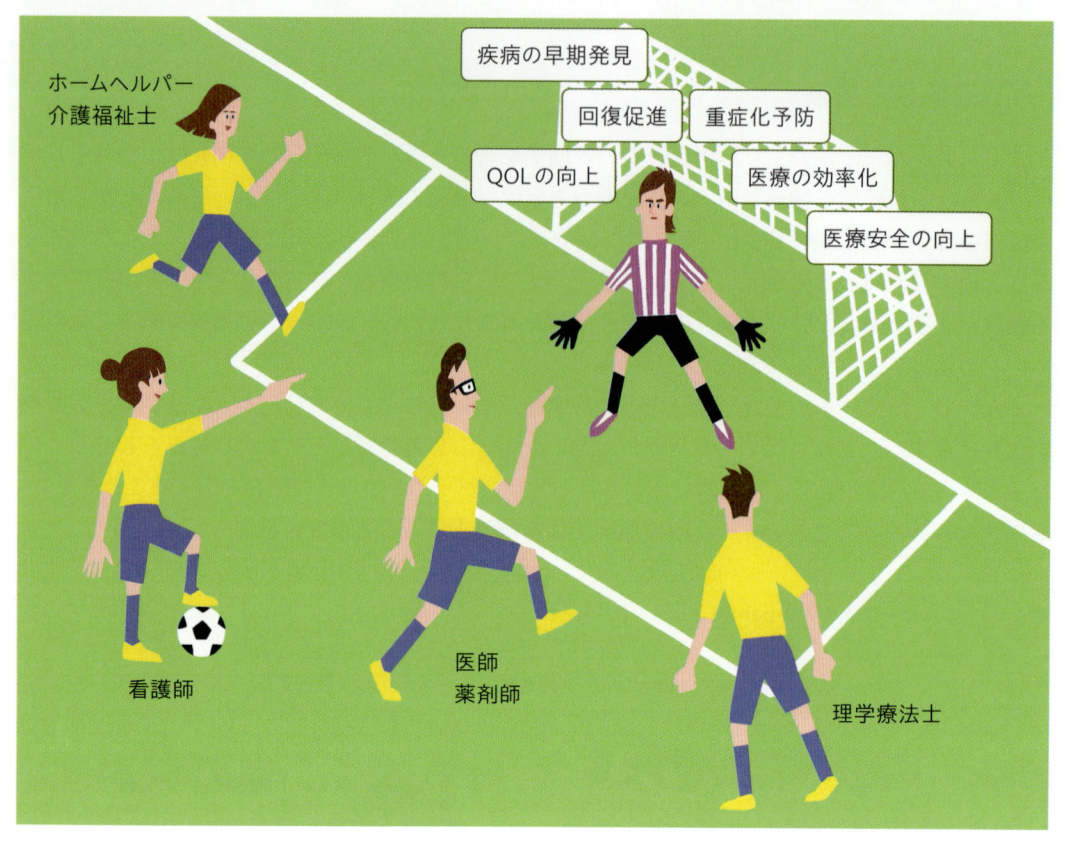

チーム医療の推進に関する検討会：チーム医療の推進について（チーム医療の推進に関する検討会 報告書），厚生労働省，2022年3月19日を参考に作成

3. コミュニケーション

　医療では医師、薬剤師、看護師、患者の間で、薬の名前、投与量、投与経路、投与タイミングのコミュニケーションが不十分であると、投薬ミスにつながることがあるが、在宅ケアも同様に、責任感、敬意、思いやりを持ってチーム内のコミュニケーションをとることが大切である。

　チームメンバーには、本人や家族、友人などの自然発生的な（インフォーマルな）支援者もいる。一方通行にならないコミュニケーション、意図的な傾聴、情報の翻訳、疾病や予後の見通しの説明、丁寧な確認など、意図的に発言が行われるチームはケアの質を向上させる。

4. チームワークの理論と原則の活用

　チームメンバーには、目標を達成するために必要な技術（看護師であれば看護の知識と技術）が十分にあることが求められる。それと同時に、チームワークする能力が重要である。ローゼンらによれば、チーム/集団の方向性、課題の分析と計画、相互のモニター、バックアップ行動、臨機応変な動き、およびリーダーシップが重要なチームワーク能力である【2】。

　チームワーク能力はInterprofessional Work（IPW）としてまとめられ、医学教育だけでなく

さまざまなチームワークを必要とする分野で活用されている[3]。

在宅ケアにおける多職種連携チームのあり方

1. 多職種連携チームによる在宅医療・介護サービス

　表1に、高齢者在宅医療・介護サービス ガイドラインに基づき、多職種連携チームによる在宅医療・介護サービスの重要課題を示す[5]。色文字になっているところは、多職種連携が強く推奨される領域である。在宅ケアについては、影響する要因が多すぎて入院医療のような治験や評価研究は困難である。また、目標がケアを必要とする人や家族のウエルビーング達成を含むので、弱いエビデンスしか確認できていない課題がほとんどであるが、在宅ケアチームがかかわるとケアの質が向上する重点課題を示している。

表1　在宅医療・介護サービスの重要課題

重要課題1：慢性期医療に対する在宅医療・介護サービス
- 認知機能障害
- うつ病
- 脳血管障害
- 神経変性疾患
- 運動器疾患

重要課題2：急性期医療に対する在宅医療・介護サービス
- 肺炎
- 急性疾患全般

重要課題3：摂食・排泄障害に対する在宅医療・介護サービス
- 摂食嚥下障害
- 排泄障害

重要課題4：臓器不全、悪性腫瘍に対する在宅医療・介護サービス
- 臓器不全
  ＊呼吸不全患者に対する在宅酸素療法
- 悪性腫瘍

重要課題5：エンド・オブ・ライフケアに対する在宅医療・介護サービス
- 緩和ケア
- エンド・オブ・ライフ

重要課題6：その他重要な事項に対する在宅医療・介護サービス
- 脱水
- 褥瘡
- 高齢者総合機能評価（CGA）
- 介護者関連
- 包括的ケア

色文字は多職種連携が強く推奨される領域

2. 在宅ケアの多様性と多職種連携の必要性

図3は、在宅ケアを必要とする人や集団が抱えるニーズと多職種のかかわる関係を例示したものである。疾病の早期発見と悪化予防は、在宅ケアの基本的課題であるが、社会や心理面でのニーズ、身体機能の障害による生活支援のニーズなどと複雑に影響しあう。疾病や健康上の問題を解決するためには、患者の多様なニーズへの対応は不可欠である。多職種が連携して問題解決に至る。

図3　在宅ケアを必要とする人のニーズと主な多職種連携

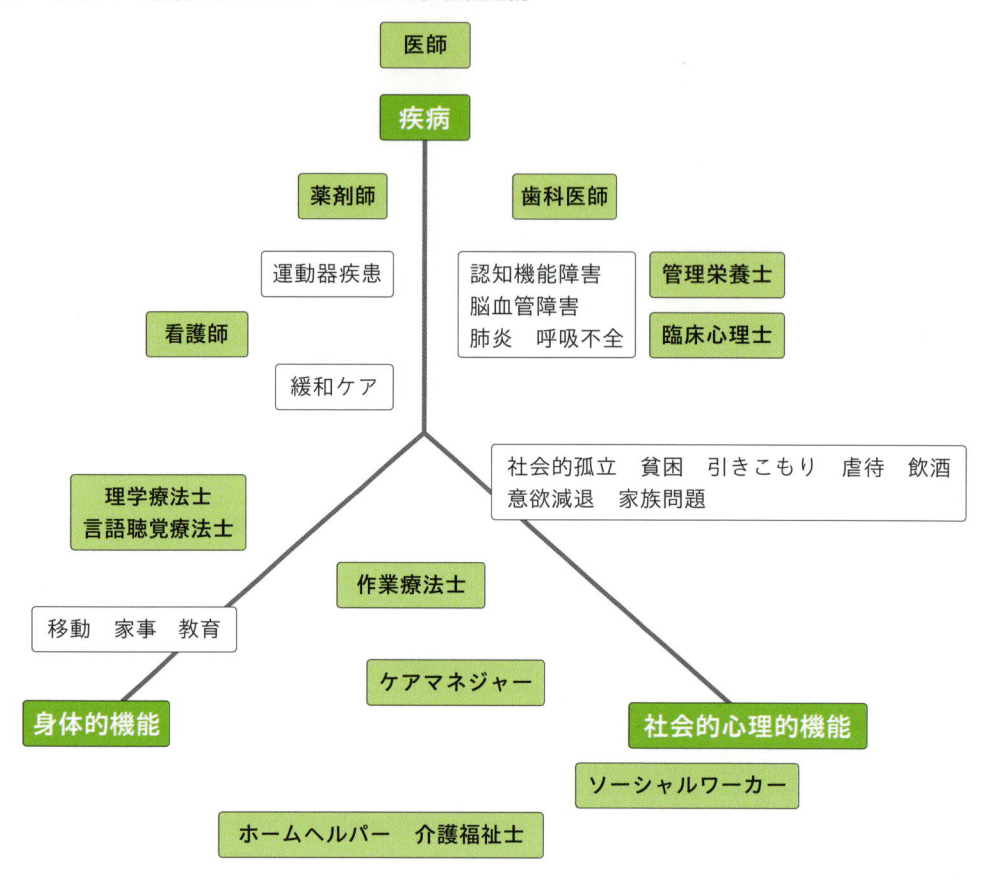

表1で強く推奨された疾病を中心に、予想されるニーズとかかわる多職種を筆者が図式化した

3. 多職種連携チームにおける看護師の役割

看護師は、在宅ケアにおける多職種連携チームにおける積極的な役割を果たすように期待されている。看護師が多職種連携のネットワークを作り上げることで、地域で暮らし続けること（aging in place）を実現する事例も報告されている（図4参照）【6】。事例では、特別養護老人ホームで働く看護師が入院する高齢者に付き添って、医師に病状について話す機会を持った。このようなことは、本人の日常生活や病状を把握している施設看護師に求められる仕事であり、在宅ケア現場ではよく見られる場面である。この事例の貴重なところは、入院中も施設看護師が

病院を訪ねて、退院後を見通した目標を病院スタッフと共有したところである。入退院の連絡だけでなく、「最期まで在宅（施設）で」という目標を持ち、病院スタッフの専門的かかわり（嚥下評価や栄養士による食品の工夫）を得て目標を実現したところが、在宅ケアと入院医療の連携として評価できる。多職種連携のネットワークを作ることは、多大な努力を必要とすると思われがちである。しかし、一人の看護師の創意が、高齢者や障害児・者の希望をかなえる地域包括ケアを実現するものであることを示している。

　各自治体で、多職種の顔の見える関係づくりが行われている。図5は、会議や勉強会で知り合った多職種とネットワークを形成する例である【6】。このような機会を利用すれば、多職種連携のネットワークを作り上げることも容易となる。

　最近では、地域包括ケアシステムの推進が強調され、退院支援が重要視されている。急性期の病院の多くには、退院支援のため医療ソーシャルワーカーと退院支援看護師の2職種が設置されている。このような専門職とコミュニケーションのできる関係を作り、在宅ケアと病院のネットワークを作っていくことも、地域で暮らし続けたいと願う人々のケアを向上させる鍵である。

図4　施設看護師が多職種と連携して在宅での看取りを実現した事例

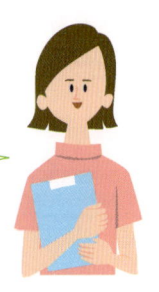

　特別養護老人ホームから入院する高齢者に対する医療提供のあり方を悩んでいた施設看護師が、退院支援看護師養成研修を受講したことがきっかけとなり、入院最初の医師からの病状説明場面に施設看護師も同席するようにしました。

　遠方に住む家族と相談員（施設ケアマネジャー）に加えて施設看護師が参加したことで、療養者や家族が望んでいた「施設（住まいの場）」での看取りをかなえる動きにつながりました。入院中に、経管栄養導入ではなく、最期まで口から食べながら、最期まで施設で過ごしてもらうことを目標に、嚥下評価や栄養士による食品の工夫を行い、退院後は、施設でも継続しながら、穏やかな看取りを迎えることができました。

図5　地域における看護師間の連携の作り方

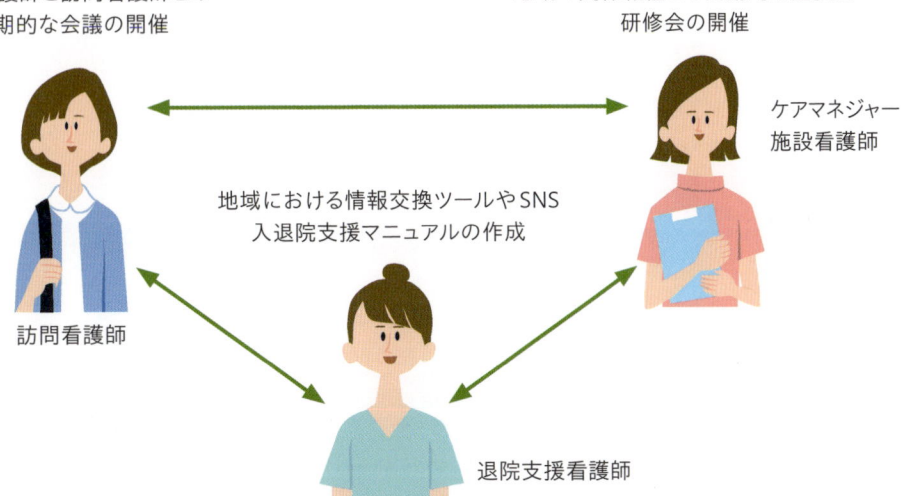

病院看護師と訪問看護師との
定期的な会議の開催

地域の関係職種との定期的な勉強会
研修会の開催

ケアマネジャー
施設看護師

地域における情報交換ツールやSNS
入退院支援マニュアルの作成

訪問看護師

退院支援看護師

図4、図5は、平成29年度厚生労働行政推進調査事業費補助金（地域医療基盤開発推進研究事業）地域包括ケアを支える看看連携を円滑にする体制の構築に関する研究 研究班：病院看護管理者のための 看看連携体制の構築に向けた手引き―地域包括ケアを実現．2019を参考に筆者が図式化した

引用文献

1. 日本在宅ケア学会編：在宅ケア学第3巻 在宅ケアとチームアプローチ．ワールドプランニング，東京，2015：3-6.

2. Rosen M, DiazGranados D, Dietz A, et al：Teamwork in healthcare: Key discoveries enabling safer, high-quality care. American Psychologist 2018；73（4）：433.

3. Interprofessional Education Collaborative：IPEC Core Competencies for Interprofessional Collaborative Practice: Version 3. 2023 Washington, DC. Interprofessional Education Collaborative.

4. チーム医療の推進に関する検討会：チーム医療の推進について（チーム医療の推進に関する検討会　報告書），厚生労働省，2022年3月19日.

5. 葛谷雅文：高齢者在宅医療・介護サービス ガイドライン2019，日本内科学会雑誌 2019；110（6）：1143-1147.

6. 平成29年度厚生労働行政推進調査事業費補助金（地域医療基盤開発推進研究事業）地域包括ケアを支える看看連携を円滑にする体制の構築に関する研究 研究班：病院看護管理者のための 看看連携体制の構築に向けた手引き—地域包括ケアを実現．2019. https://www.mhlw.go.jp/content/10800000/000538278.pdf（2024.12.14アクセス）

第 2 章

ケアを必要とする人（または、受け手）と家族の生活の質を向上させるケア

［食支援］
食支援の対象とケアの特徴とその根拠

大橋 由基　尾﨑 章子

食支援の対象

　食べるという営みは、療養者個々のライフヒストリーとともに形成される。在宅ケアにおける食支援を構造化すると、栄養サポート（nutritional support）と摂食嚥下障害（口腔衛生を含む）サポート（dysphagia support）の問題に大別され、買い物、保存、調理、移動、姿勢、摂食嚥下により細分される（図1、2）。

　具体的には、どのようなものが好きか、食べるか（嗜好、選択）、どのように買うか、保存するか（入手・保存方法、制約）、どのように調理するか［調理方法：味付け（塩分、加糖の程度など）、物性（凝集度、粘度、硬度など）、調理者］などがある【1】。

　在宅ケアの担い手は、これらの一つひとつを観察し、個別の生活形態に基づいた実践計画を立案する。食支援では、個を中心としながら、家族、集団、地域も対象にする。「家族で食べること」、「仲間と食べること」、「地域で食べること」といったように支援の対象が個から広がっていく。

図1　介入からみた食支援の構造①

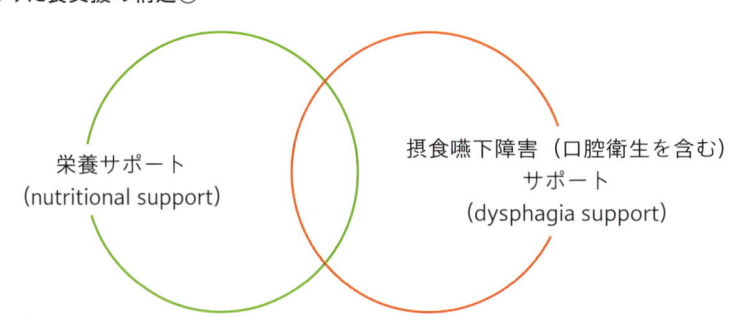

栄養サポート
（nutritional support）

摂食嚥下障害（口腔衛生を含む）
サポート
（dysphagia support）

図2　在宅における食支援の構造②

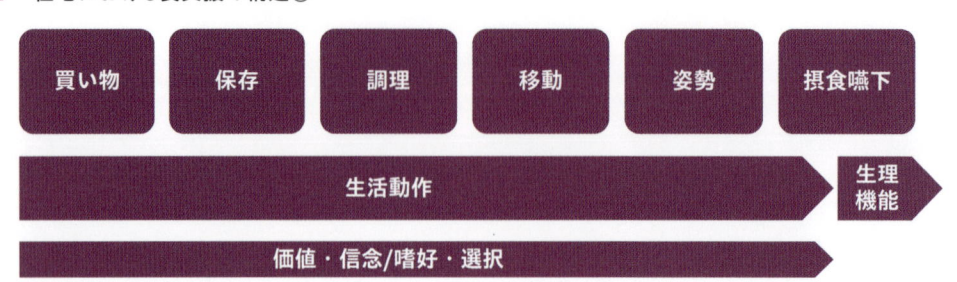

| 買い物 | 保存 | 調理 | 移動 | 姿勢 | 摂食嚥下 |

生活動作 → 生理機能

価値・信念/嗜好・選択

ケアの特徴とその根拠

1. 「食べること」の観察と理解

在宅では、療養者とケア実践者が望ましいと考える食事内容に乖離があることがある。しかし、その乖離の背景には、経済的状況により買える物が異なること、移動能力や地域環境によって買える物に違い（買い物難民、高齢による自家用車の運転が困難、バスやタクシーなどの移動手段がないこと）があること、冷蔵庫までの移動や取り出しが困難であり保存のきく食物に置き換わっていること（菓子パン、おにぎり化）、味付けの差（糖分や塩分の地域差や家庭差）などが存在する。

療養者の生活史の中で培われた「食べること」を単純に支援者側の価値基準で判断することは相手を脅かすことになる[2,3]。そのため、食事内容の見直しや経口摂取の継続中止の判断などには倫理的な側面からの検討も必要となる[4]。

2. 解剖生理学的な「食べること」の観察と理解

摂食嚥下モデルには、液体嚥下の4期モデルや咀嚼嚥下のプロセスモデルなどがある（図3）。固形物の咀嚼嚥下においては嚥下前の咀嚼中に食塊が咽頭に送られ、液体の嚥下時とは異なった動態で食道まで送られる[5]。

3. 食支援におけるアプローチのポイント

食支援は、低下した機能を取り戻すための「治療的アプローチ」、回復が望めない部分を別の方法で補うための「代償的アプローチ」、周囲の環境を調整する「環境改善的アプローチ」を組み合わせながら行う。

経口摂取では十分な栄養摂取が困難である場合には、代替栄養が検討される。経腸栄養や輸液管理などを用いる場合は、倫理調整や感染予防に留意する。加えて、在宅で経腸栄養や輸液管理を行う場合には、在宅患者訪問点滴注射指示書、診療報酬上の指導料や管理料について理解しておく。

図3　4期モデルとプロセスモデル

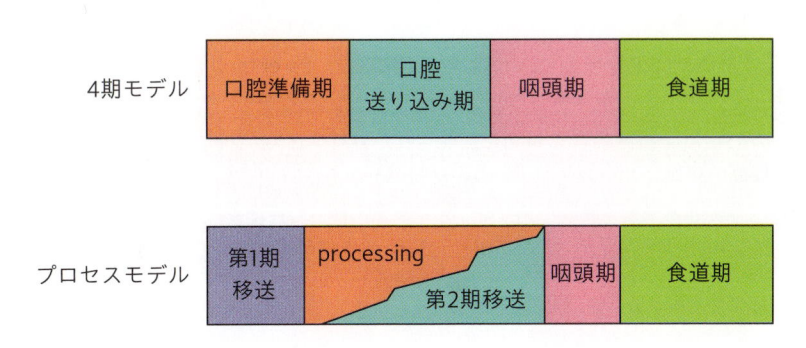

1) 栄養サポート スクリーニングとアセスメント

　世界の主要な臨床栄養学会が協力し、「Global Leadership Initiative on Malnutrition (GLIM)」という、新しい成人の低栄養診断基準を提唱した。GLIM基準は、従来の食物摂取不足による低栄養に加え、医療施設における疾患関連性低栄養も考慮されており、低栄養の診断および栄養治療における世界標準の基準となることが期待されている。初めに検証済みのスクリーニングツール（例：MUST、NRS-2002、MNA®-SFなど）を用いる（表1）。栄養スクリーニングとは、栄養リスクのある者をふるい分けること、栄養アセスメントはさらに詳しく栄養状態を評価することであるが、本邦では栄養評価の際にスクリーニングとアセスメントが明確には区別されていないことが多い。スクリーニングとアセスメントを区別して実践するには習熟が必要である[6,7]。

　実際の栄養状態を理解するため、基礎エネルギー消費量（basal energy expenditure：BEE）をHarris-Benedictの式などで算出し、全エネルギー消費量（total energy expenditure：TEE）を活動係数、ストレス係数をもとに算出する。続いて、療養者に必要なたんぱく質量、脂質量、糖質投与量等を把握し、ビタミン、微量元素、窒素負荷量などを考慮する[8]。これらのエネルギー消費量や栄養素の投与量と、血液検査から得られる指標や測定によって得られる身長と体重などの指標を統合しながら全体像を理解していく。在宅では、タイムリーに採血等の検査を行うことが難しい場合があるため、定性的な観察結果（るい痩の度合いなど）や定量的な測定データ（体重など）を加味して判断する場合もあり得る。

　一方、人体における水分のIntakeは、一般的に食事や飲水、代謝水で、Outputは、尿、不感蒸泄（呼気や皮膚呼吸によって排泄される水分）、便、発汗である。1日に必要な水分量は体重当たり30～40mL/日を基準とし、病態に応じて増減する[8]。体重からは必要水分量や尿量を簡易計算式にて推定することが可能である。ただし、起居や移乗が困難な場合には体重測定そのものが困難な場合もあり、変化を捉える観察力が頼りになる場合も考えられる。医療機関の受診、

表1　低栄養のスクリーニングツール一覧

SGA	Detskyらが外科入院患者を対象に開発した栄養アセスメントツール。簡便に実施できるため、本邦では栄養スクリーニングツールとして広く使用されている。急性期入院患者から介護施設入所患者、在宅患者まで使用可能である
MUST	英国静脈経腸栄養学会（British Association for Parenteral Enteral Nutrition：BAPEN）が成人の一般市民用に考案した栄養アセスメントツール。現在では入院患者にもその使用が拡大されている
NRS-2002	デンマーク静脈経腸栄養学会（Danish Association of Parenteral and Enteral Nutrition：DAPEN）が考案した、入院患者向けの栄養アセスメントツールである
MNA®-SF	入院中の65歳以上の高齢者を対象に開発された栄養アセスメントツール。認知機能など、精神心理面の評価が組み込まれているのが特徴である
CONUT	一般的な血液検査である血清アルブミン値、末梢血総リンパ球数（TLC）、総コレステロール値をスコア化して算出した値（CONUT値）で栄養状態を評価する方法である

日本静脈経腸栄養学会（日本栄養治療学会）編：静脈経腸栄養ガイドライン 第3版. 照林社，東京，2013：8. より引用

訪問入浴や通所介護事業所等を利用し、移乗した際に測定できるよう看護と介護の連携を行う。

2) 摂食嚥下障害サポート スクリーニングとアセスメント

　在宅において摂食嚥下障害のスクリーニングおよびアセスメントを行うには、日頃の訪問時に出現している所見、気になっている症状を聴取することから始まる。訪問時間が食事の時間に重なっていることは少ないため、訪問時に飲料と間食程度の食事を準備いただくか、食事の時間に合わせて訪問時間の調整を行う必要がある。また、ショートステイやデイサービス等を利用している場合は、自宅での食事内容に加え、事業所での様子も併せて確認する必要がある。

　摂食嚥下機能のスクリーニングには、質問紙法と実測法がある。質問紙法では、EAT-10や聖隷式嚥下質問紙などが用いられる。実測法では、代表的なものとして反復唾液嚥下テスト（repetitive saliva swallowing test：RSST）、改訂水飲みテスト（modified water swallowing test：MWST）、フードテスト（food test：FT）、頸部聴診法が挙げられる[5]。

　この他にもスクリーニング検査はあるが、単体で用いるのではなく複数組み合わせることによって評価の精度を上げることが可能となる。

　スクリーニングを実施することで、摂食嚥下障害の症状の有無、摂食嚥下プロセスのどこに問題があるかを推測することができるため、原因と問題に応じた個別の支援計画を考えることができる。しかし、質問紙や実測においては、療養者自ら返答してもらうことや指示に応じて協力動作をとってもらわないといけないため、スクリーニングに対応できるだけの認知機能が求められる。高齢化が進み、認知機能の低下をきたした療養者も多い中で、より日々の訪問時の観察や家族、多職種からの情報共有が重要となる。

　一方で、スクリーニング検査で異常があった場合に行う精密検査には嚥下内視鏡検査（videoendoscopic examination of swallowing：VE）と嚥下造影検査（video fluoroscopic examination of swallowing：VF）があるが、在宅での実施が困難な場合もある。在宅用のコンパクトな内視鏡機器を用いたVEやエコーを使用した嚥下評価が進められている。嚥下造影および嚥下内視鏡を用いない食形態判定のためのガイドラインも提示されており、参照されたい[9]。

4. 摂食嚥下リハビリテーション（直接訓練と間接訓練）

　直接訓練は、安全な条件で一連の摂食動作を通じて訓練を進めることで、総合的な機能向上を図る方法である。間接訓練は食物を用いないため基本的に安全であり、急性期あるいは重度の嚥下障害患者にも適応があり、直接訓練とも平行して行われる。日本摂食嚥下リハビリテーション学会の訓練法のまとめを参照されたい[10]。これらの実施には、専門的な知識と技能を必要とするため、専門家にコンサルテーションを行うことが望ましい。段階的摂食訓練*として、食事段階を引き上げる場合、2つ以上の条件を同時に上げないことに留意する。例えば、嚥下調整食のコードを上げ、さらにギャジアップの角度を上げると、どちらの条件が適していなかったのか

＊段階的摂食訓練：直接訓練の1つで、難易度の低い摂食から開始し、段階的に難易度を高めることによって、最終的に「座位で普通の食事を普通に経口摂食すること」を目指す訓練。

評価が難しくなる。

▍5. 嚥下調整食

　食物物性は、凝集性、付着性、固さの程度などによって表される。摂食嚥下障害がどのプロセスで生じているのかに応じて、適切な食物物性を決める必要がある。嚥下調整食およびとろみの濃度については日本摂食嚥下リハビリテーション学会の基準を参照されたい（p.46〜47参照）[11]。

引用文献

1　ポール・フィールドハウス著，和仁皓明翻訳：第一章生文化的視点から見た栄養．食と栄養の文化人類学：ヒトは何故それを食べるか．中央法規出版，東京，1991：25-74.

2　Richardson S, & Williams T：Why is cultural safety essential in health care?. Medicine and law 2017; 26（4）：699-707.

3　Levi A：The ethics of nursing student international clinical experiences. Journal of obstetric, gynecologic, and neonatal nursing：JOGNN 2009；38（1）：94-99.

4　箕岡真子：摂食嚥下障害の倫理．ワールドプランニング，東京，2014.

5　才藤栄一他：摂食嚥下リハビリテーション第3版．医歯薬出版，東京，2016：99.

6　Cederholm T, Jensen GL, Correia MITD, et al："GLIM criteria for the diagnosis of malnutrition - A consensus report from the global clinical nutrition community." Clinical nutrition (Edinburgh, Scotland) 2019；38（1）：1-9.

7　日本栄養治療学会：GLIM基準を使用するにあたってのSGAの取り扱いについて．
https://www.jspen.or.jp/glim/glim_sga（2025.1.21アクセス）

8　日本静脈経腸栄養学会（日本栄養治療学会）編：静脈経腸栄養ガイドライン 第3版．照林社，東京，2013：134-144.

9　藤谷順子：嚥下造影および嚥下内視鏡を用いない食形態判定のためのガイドライン．2020.
https://www.hosp.ncgm.go.jp/s027/100/R1_Report.pdf.（2024.11.12アクセス）

10　日本摂食嚥下リハビリテーション学会：訓練法のまとめ（2014版）．
https://www.jsdr.or.jp/wp-content/uploads/file/doc/18-1-p55-89.pdf（2024.11.12アクセス）

11　日本摂食嚥下リハビリテーション学会：日本摂食嚥下リハビリテーション学会嚥下調整食分類 2021.
https://www.jsdr.or.jp/wp-content/uploads/file/doc/classification2021-manual.pdf
（2024.11.12アクセス）

［食支援］
食支援における多職種チームの
役割と協働

大橋 由基　尾﨑 章子

栄養や摂食嚥下障害への支援には多くの専門家が役割を発揮、補完し合い、チームアプローチが展開される。多職種がチーム内で共有や議論することで、目標を設定、支援方法を創造、リスクマネジメントでき、機能の維持と改善につなげられる。

地域における栄養と摂食嚥下障害サポートチーム

在宅要介護高齢者を対象とした栄養士による自宅への個別訪問の実施は、体重増加に有用であるため、実施が推奨されている[1]。一方で、在宅における栄養サポートおよび摂食嚥下障害サポートは、サポートチームの基盤づくりが資本的（報酬やマンパワー）に脆弱である点が挙げられる。各事業所においてどのようなサポート提供体制の形が妥当か、単独診療所型、多事業所型、病院主導型などの形態を含めて検討が必要である。また、サポートチームとして、提供可能な支援の内容、実践がもたらし得るアウトカムを明確にする必要がある[2,3]。

多職種による食支援と役割発揮

1. 在宅医療が進む中で求められる医療・看看連携（医師・看護師）

在宅ケアにおいては病院外来や診療所、往診や訪問診療、介護保険施設等の医師・看護師などとの連携が期待される。病院外来や診療所の看護師、往診や訪問診療の医師・看護師とは、受診時に状態や生活状況を共有することで、診察と処方においてより重要な情報を提供可能となり、現状の是正につながる。介護保険施設等の医師・看護師とは、食事状況や身体状況（体重を含め体組成など）の情報を共有することで支援の質改善につながる。

栄養士に限らず、在宅ケアを担う摂食嚥下障害看護認定看護師、日本静脈経腸栄養学会（日本栄養治療学会）の認定士、特定行為研修修了者（栄養及び水分管理に係る薬剤投与関連など）である看護師によってより専門的な活動展開を推進することで食支援の質の底上げが可能になる。

2. 栄養ケア・ステーションを起点とした在宅NSTの拡充（栄養士）

日本栄養士会が栄養ケア・ステーションを創設し、地域の支援を展開している。栄養士との連携において互いにできることを明確にし、理解し合うことで、これまでの「栄養指導」という形

態からさらなる活動の発展が期待できる。在宅の場で可能な調理の工夫、栄養価の調整、レシピの共同開発などが可能である。また、市中のドラッグストアで容易に補助栄養食品やサプリメントを手にすることが可能になったが、何をどのように摂取すべきか、スクリーニングとアセスメントに基づいた活用方法の提案を受けることが可能になる。

3. 注目度が増している歯科連携（歯科医・歯科衛生士）

口腔衛生に対しては、歯科医師、歯科衛生士による齲歯や義歯トラブルなど、診療報酬改定において口腔連携強化加算が新設され、連携強化の契機をもつことが可能になった。また、OHAT-Jなどの評価ツールを導入することで、口腔環境を数値化でき、口の問題を多職種間で共通言語化できるため、医科歯科連携もしやすくなる[4,5,6]。

在宅では、義歯は作製したものの義歯が馴染むまでに装着をやめてしまい、義歯が不適合になる場合が散見される。また、低栄養や廃用とともに歯茎がやせ、すでに使用している義歯が適合していない場合がある。その結果、無歯顎で高度な食事内容を摂取しており、誤嚥や低栄養につながる事例も多い。療養者に合った義歯の装着、管理は食を支える上で重要なポイントとなる。口腔ケアを受けた者は発熱の発生率が低く、肺炎の発生率が低いエビデンスが明らかになっており[7,8]、専門家による器質的口腔ケアを取り入れることで、口腔衛生が強化される。その他、歯科往診で嚥下内視鏡検査に対応可能なところもあり、連携の幅を広げることができる。

4. 訪問サービスが進む薬剤調整（薬剤師）

内服管理においては、薬剤嚥下の状態観察と剤型の変更という連携強化が可能である。薬剤性嚥下障害のアセスメントを強化し、是正が可能になる。漢方薬が処方されることも多くなってきているが、苦みを伴ったり、粉末であるがゆえにばらついたりするために飲みにくいという訴えも聞かれる[9]。その他、大きな錠剤や散剤も含めて、粉砕や簡易懸濁法（錠剤やカプセル剤を粉砕したり脱カプセルしたりせずに、そのまま温湯（約55℃）に入れて崩壊・懸濁させる）[10]を含め、薬理学上の根拠に基づき、薬剤に適した内服方法を検討できる。

5. 訓練の強化とリハビリテーション栄養（理学療法士・作業療法士・言語聴覚士）

訪問看護ステーションのセラピストや、病院や診療所において訪問リハビリテーションを提供しているセラピストとの連携も欠かせない。在宅環境に応じたリハビリテーション訓練の提供、食べることに必要な身体機能の維持・改善、代償動作の獲得が可能となる。リハビリテーション栄養（リハ栄養）とは、国際生活機能分類（International Classification of Functioning, Disability and Health：ICF）による全人的評価と栄養障害・サルコペニア・栄養素摂取の過不足の有無と原因の評価、診断、ゴール設定を行ったうえで、障害者やフレイル高齢者の栄養状態・サルコペニア・栄養素摂取・フレイルを改善し、機能・活動・参加、QOLを最大限高める「リハからみた栄養管理」や「栄養からみたリハ」である。多職種で概念の理解を進め、リハビリテーション栄養ケアプロセスというマネジメントサイクルを活用することで、多職種によるリハビリテーションと栄養サポートの協働を強化することが可能である（図1）[11]。

図1 リハビリテーション栄養ケアプロセス

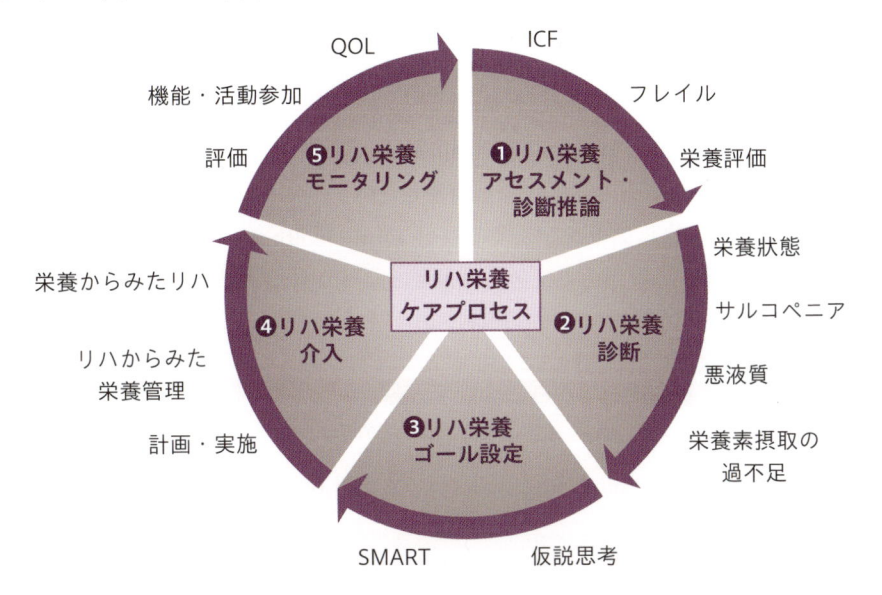

Wakabayashi H：Rehabilitation nutrition in general and family medicine. J Gen Fam Med 2017；18：153-154. より引用

6. 在宅ケアを実現する上で鍵となる看護と介護連携（介護士）

　介護職の観察によって巧みに収集された食事動作や嗜好、習慣などの生活情報を共有することで、食支援自体と療養者のニーズとの齟齬が生じることを防ぐことにつながる。介護職が買い物、調理を代行することで、より安全で適切な食事提供が可能になる。また、食事介助方法を共有し、統一した方法で実践することで、誤嚥や窒息などを軽減できる。

楽しく安全に食べるためのリスクマネジメント

　単に食べるではなく、楽しく安全に食べるために、明確な食事の中止基準を設ける。例として、肺炎を疑う症状が見られたとき、37.5℃以上の発熱、呼吸促拍、湿性咳嗽、痰の増加、食事中のむせの増加、肺雑音が聴取された場合などがある。特に食事中に、呼吸が荒くなる、声がかすれる、呼気時咽頭で湿性音が聴取される、SpO_2値の低下90％以下、あるいは初期値より３％低下があった場合も速やかに中止し、食支援方法を再検討する。その際、誤嚥時に吸引できる環境や窒息時の対処法を習得しておくことを検討する。療養者の希望実現に向けて多職種や多業種で協働することで食べることのケアを創造し、生活の質を豊かにすることができる【12】。

引用文献

1 日本在宅ケア学会監修，日本在宅ケア学会ガイドライン作成委員会編：第3章 食支援の臨床アウトカムへの有用性．エビデンスにもとづく在宅ケア実践ガイドライン2022，医歯薬出版，東京，2022：31-70.

2　茨木あづさ：訪問看護ステーションにおける在宅NST．日本静脈経腸栄養学会雑誌 2019；34（4）：255-260.

3　児玉佳之，他：在宅地域一体型NSTの現状と課題．日本静脈経腸栄養学会雑誌 2019；34（4）：261-265.

4　Chalmers JM, King PL, Spencer AJ, et al：The oral health assessment tool-validity and reliability. Australian dental journal 2005；50：191-199.

5　松尾浩一郎，中川量晴：口腔アセスメントシート Oral Health Assessment Tool 日本語版（OHAT-J）の作成と信頼性，妥当性の検討．障害者歯科 2016；37（1）：1-7.

6　東京科学大学：Oral Health Assessment Tool（OAHT）日本語版．https://www.ohcw-tmd.com/research（2024.12.10アクセス）

7　米山武義，他：要介護高齢者に対する口腔衛生の誤嚥性肺炎予防効果に関する研究．日本歯科医学会誌 2001；20：58-68.

8　Yoneyama T, Yoshida M, Matsui T, et al：Oral care and pneumonia. Lancet 1999；9177（354）：354-515.

9　ツムラ：知っておきたい！漢方薬のこと　飲みやすくする方法．https://medical.tsumura.co.jp/themes/custom/pharma/pdf/support/press/shidosen/material04.pdf（2024.11.12アクセス）

10　倉田なおみ，石田志朗：簡易懸濁法マニュアル 第2版．じほう，東京，2021：41.

11　若林秀隆，荒木暁子，森みさ子編：サルコペニアを防ぐ！　看護師によるリハビリテーション栄養．医学書院，東京，2017.

12　大橋由基：「自宅で家族と団らんし食事をすること」という希望を実現する，事例で見る希望実現モデル　高齢者のケース．訪問看護と介護 2024；29（5）：100-106.

［食支援］
在宅高齢者の食支援の実際：事例紹介

梶井 文子

［事例1］ 虚弱高齢者の食欲低下に伴うフレイルに対する食支援

[事例の概要] Aさん、88歳、男性、軽度認知機能低下のある妻83歳と同居している。自宅から車で1時間程度のところに娘が住んでおり、2週に1回、Aさん夫婦の様子を見に来ている。日頃は、Aさんが買い物や食事の準備を含む家事を行い、妻の身の回りの介護を行っている。なんとか夫婦で助け合いながら生活している。

8月中旬に、娘がAさんの次のような様子が心配になり、地域包括支援センターへ相談した。「食欲が低下し、食事摂取量が半分近く減っている。元気がなく、歩行速度も以前に比べて低下がみられている。妻の介護にも疲労感が増え、介護があまり行えていない様子である」

保健師がAさんと妻の様子を確認し、今後の食支援のプロセスとして、以下の1～3を計画した。

1. 栄養スクリーニング

主観的包括評価（subjective global assessment：SGA）（表1）【1】や簡易栄養状態評価法（mini nutritional assessment：MNA®）【2】を用いて評価する。

SGAは、客観的な栄養指標と相関し、中等度以上の低栄養状態を評価者の主観で評価でき、MNA®も問診を主体とし、簡便に65歳以上の高齢者の栄養状態を評価するツールとして、世界的に用いられている。

SGAでは、「A. 病歴」において、体重測定したところ、過去6か月間で3kgの減少で、体重減少率7.5%であった。食事摂取変化はこの1か月間で減少している。食事内容は固形食である、消化器症状として食欲不振があり、便秘もある。身体面では、ゆっくりと歩行はできる。疾患は、高血圧はあるが、それ以外に大きな疾患はない。「B. 身体所見」では、皮下脂肪の喪失1軽度、筋肉喪失2中等度、浮腫0なしであった「C. 主観的包括評価」は、「中等度の栄養不良」となった。

さらにMNAでは、「A. 食事摂取量」は、著しい食事量の減少（0点）、「B. 過去3か月間の体重減少あり」は3kg以上の減少（0点）、「C. 自分だけで歩けるか」では、外出はできる（2点）、「D. 過去3か月で精神的ストレスや急性疾患の経験はない」（2点）、「E. 神経・精神的問題」の有無は、なし（2点）、「F1. BMIは18.5（0点）」、「F2. ふくらはぎの周囲長29cm（0点）」からスクリーニング値は6点となり、低栄養と評価された。

表1　主観的包括評価（subjective global assessment：SGA）

A．患者の病歴から得られる状態

1．体重の変化

　　過去6か月間の体重減少　＿＿＿＿＿kg　減少率　＿＿＿＿＿％

　　過去2か月間の変化　　□増加　　□変化なし　　□減少kg

2．食物摂取の状態

　　□変化なし　　　□変化あり

　　変化の期間　　　週

　　摂取可能なもの　　□固形食　　□完全液体食　　□水分　　□食べられない

3．消化器症状

　　□なし　　□悪心　　□嘔吐　　□下痢　　□食欲不振　　□その他

4．機能状態

　　□あり　　□なし

　　持続期間　＿＿＿＿＿週

　　タイプ　　□日常生活可能　　□歩行可能　　□寝たきり

5．疾患および栄養必要量との関連（疾患による代謝ストレス）

　　初期診断

　　代謝需要（ストレス）　　□なし　　□軽度　　□中等度　　□高度

B．身体所見

　　皮下脂肪の減少（三頭筋、胸部）

　　骨格筋の減少（四頭筋、三角筋）

　　下腿浮腫

　　仙骨部浮腫

　　腹水

C．主観的包括評価

　　□栄養状態良好　　□中等度の栄養不良　　□高度の栄養不良

櫻井洋一：高齢者の栄養スクリーニングツール SGA，MUST，MNA® の特徴．雨海照祥，高齢者の栄養クリーニングツールMNAガイドブック．医歯薬出版，東京，2011：19-24．より引用

2. 栄養アセスメント

　栄養アセスメントでは、食物/栄養関連の履歴（食事内容、量、食形態、時間、回数、薬、栄養補助食品等）、身体計測（身長、体重、下腿周囲長、BMI等）、血液生化学検査値、栄養に焦点をあてた身体所見（やせ、肥満、浮腫、乾燥、麻痺の有無、咀嚼、嚥下、口腔機能、ADL、食欲等）、個人履歴（病歴、家族構成、社会サービスの利用等）を把握し、問題点を推定する。その後、問題を解決するための多職種における支援内容を検討し、実践する。

1）Aさんの場合の看護問題

　食欲が低下し、食事摂取量とともに水分摂取量も低下していた。脱水症診断のためのフィジカルアセスメント（図1）【3】では、四肢の冷感、舌の乾燥、皮膚の張りの低下、腋窩の乾燥の症状がみられた。そのため、低栄養と脱水症による便秘と診断された。フレイルの判定方法（J-CHS基準）（表2）【4】では、体重減少、疲労感、歩行速度の低下の3項目に該当したため、フレイルになっていることが考えられた。

図1 脱水症診断のためのフィジカルアセスメント

脱水症の発見方法①
握手してみてください
　➡冷たければ疑わしい

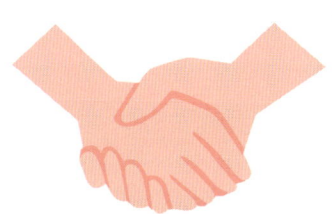

なぜなら
脱水症になると、血液は生きていく上で重要な臓器に集まります。そのため、手足などには血液が行かず冷たくなります

脱水症の発見方法②
ベロを見せてもらってください
　➡乾いていたら疑わしい

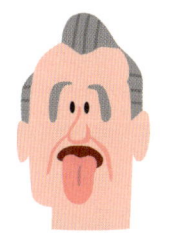

なぜなら
脱水症になると、口の中のつばが減少してきます。ベロの表面も乾いてきます

脱水症の発見方法③
親指の爪の先を押してみてください
　➡赤みが戻るのが遅ければ疑わしい

なぜなら
指先は血管が細い（毛細血管）ので、変化が出やすい部分です

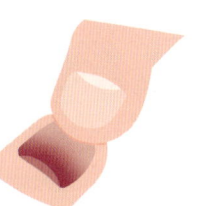

2秒以内に戻ればOK！

脱水症の発見方法④
皮膚をつまんでみてください
　➡皮膚がつままれた形から3秒以上戻らなかったら疑わしい

なぜなら
皮膚には、水分がたくさん含まれていて弾力性がありますが、脱水症では水分が減り、弾力性もなくなります

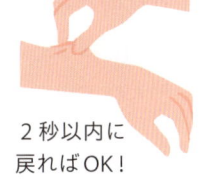
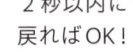

2秒以内に戻ればOK！

脱水症の発見方法⑤
高齢者の脇の下を確認してください
　➡乾いていたら疑わしい

なぜなら
通常、高齢者の脇の下は、汗による潤いがあります。脱水症になると、汗が出なくなり脇の下が乾燥しています

谷口英喜：総論 栄養管理における体液状態の評価. 日本静脈経腸栄養学会雑誌 2017；32（3）：1126-1130. より引用

表2 フレイルの判定方法（J-CHS基準）

項目	評価基準
体重減少	6か月で、2〜3kg以上の体重減少（基本チェックリスト♯11）
筋力低下	握力：男性<26kg、女性<18kg
疲労感	（ここ2週間）わけもなく疲れたような感じがする（基本チェックリスト♯25）
歩行速度	通常歩行速度<1.0m/秒
身体活動	①軽い運動・体操をしていますか？ ②定期的な運動・スポーツをしていますか？ 上記の2つのいずれにも「週に1度もしていない」と回答

Satake S, Shimada H, Yamada M, et al：Prevalence of frailty among community-dwellers and outpatients in Japan as defined by the Japanese version of the Cardiovascular Health Study criteria. Geriatr Gerontol Int 2017；17（12）：2629-2634. より引用

2）食支援としての目標

目標としては、１．脱水症と便秘の改善と今後の発症予防、２．低栄養状態の改善のためのタンパク質摂取強化、３．フレイルの改善が挙げられた。

3. 食支援の実践

1）脱水症の改善

水分だけでなく電解質を効率的に速やかに補う必要があり、その補給方法として、経口補水液の摂取（経口補水療法）がある。食事摂取量と水分量の低下が脱水症を引き起こし、それによって便秘が生じ、便秘によって下腹部の不快感や腹痛や吐き気なども生じることがある。そのため、食欲低下、食事摂取量の低下の悪循環となるため、脱水症ならびに便秘の予防的な食支援が必要である。

水分摂取の場合には、普段の食事（固形食）から約1,000mL/日、お茶などの飲み物から約1,000～1,500mL/日を摂取するように促していく必要がある。一度に多量の摂取は難しいことから、起床時、朝食、10時、昼食、15時、夕食、就寝前に各150mLを飲むと1,050mL/日となる。水分補給に適しているものは、お茶、紅茶、コーヒー、ジュース、イオン飲料、牛乳、ゼリー、ゼリー飲料などアルコール以外の飲料であるため、嗜好に合ったものを選択するようにする。時間や飲む量、内容を簡単に記録していくようにするとよい。また、いざというときに早急な対応が必要となるため、経口補水液を常時買い置きし、水分摂取量の不足を感じたときに、予防的に摂取するようにするとよい。

2）高齢者の便秘予防のための食支援 [5]

便秘予防のためには、３食同じ時間帯に規則正しい食事を心がけること、食物繊維を積極的に摂取すること、こまめに水分補給すること、発酵食品を食べること、良質な油を摂取すること、偏食をしないこと、暴飲暴食は控えることである。食物繊維には、水分を保持し便を柔らかくし排便を促す働きがある水溶性食物繊維と、腸の蠕動運動を活性化させ、便の体積を増やす働きのある不溶性食物繊維があるが、両方をバランスよく摂取するとよい。

■便秘予防の食材

腸内環境を整えるために必要な善玉菌となる乳酸菌やビフィズス菌が含まれているヨーグルトを毎日摂取するようにする。発酵食品に含まれる植物性乳酸菌は、生きたまま腸に届きやすい特徴がある。キムチ、納豆、みそ、甘酒などの発酵食品を毎日摂取するようにする。オクラやめかぶ、納豆などのねばねばした食材には、水溶性食物繊維が多く、便に粘性を与えるため、積極的に摂取する。オリゴ糖は腸内細菌の善玉菌のエサとなるため、悪玉菌の増殖を抑え、腸内環境を整える。オリゴ糖を含む食材としては、ごぼう、玉ねぎ、アスパラガスなども有用である。腸内の活性酸素を除去する働きのある抗酸化作用のある食材として、緑黄色野菜、果物、緑茶、玄米、全粒小麦なども積極的に摂取していくことが望ましい。多くの野菜や食物繊維を摂取するためには、野菜の容量を減らすと摂りやすいため、味噌汁やあえ物、煮物などの加熱調理を勧める。

3）低栄養状態の改善のためのタンパク質摂取強化

　Aさんに必要な栄養量を把握し、そのうちのタンパク質量を知ることが大事である。Aさんの身長は164cm、体重50kg、BMIは18.5である。ハリス・ベネディクト式から基礎代謝量（basal energy expenditure：BEE）は、男性「66.47＋体重（kg）×13.75＋身長（cm）×5.0－年齢×6.75」を用いると、979kcalとなる。

　必要エネルギー量は、「基礎代謝量（BEE）×活動係数×ストレス係数」である。活動係数はベッド以外の活動や時々外出では1.3〜1.4、ストレス係数1.0であるため、必要エネルギー量は1,273〜1,370kcal/日となる。6か月前に比べ3kg減少しているため、今後、必要エネルギー量を増やしていく必要がある。体重を53kgで算出すると基礎代謝量（BEE）は1,223kcal/日、必要エネルギー量は1,590〜1,712kcal/日となる。

　必要タンパク質量の1日のエネルギーの比率は、食事摂取基準2020では、1日のエネルギー量の15〜20％とされている。そのため238〜342kcal/日とされ、タンパク質量は1g＝4kcalであることから59〜85g/日と算出される。1食に必要なタンパク質量は19〜28gとされることから、1食あたり約20gのタンパク質量の摂取を目指すようにする。食品中のタンパク質含有量（表3）[6]をもとに、主食、副菜で、タンパク質摂取を意識した献立にしていくように心がける。

　必須アミノ酸の中でもロイシン、イソロイシン、バリンの分岐アミノ酸（BCAA）は、筋肉のタンパク質の生成を促進するといわれているアミノ酸であり、肉類や乳製品、魚類、豆類、卵に多く含まれている。これらのBCAAなどのタンパク質を強化した栄養補助食品が販売されているため、適宜活用していくことも勧める。

表3　食品のタンパク質含有量

肉・魚・卵・大豆製品のタンパク質含有量

食品名	タンパク質量（g）
ささみ（1枚）	7.9
豚もも肉（薄切り1枚）	4.8
鮭（1切れ）	18.9
マグロ（刺身1人前）	11.2
卵（1個）	6.8
納豆（1パック）	5.8
絹豆腐（1丁）	15.9

ごはん・パン・麺のタンパク質含有量

食品名	タンパク質量（g）
ごはん（茶碗中盛り1杯）	3
食パン（1枚）	4.4
うどん（1人前）	7.3
そば（1人前）	10.7

乳製品のタンパク質含有量

食品名	タンパク質量（g）
牛乳（1杯）	6.3
ヨーグルト（200g）	6.6
チーズ（1切れ）	4.3

鈴廣グループ：魚肉たんぱく研究所，食品ごとのタンパク質含有量．より引用
https://www.kamaboko.com/fishprotein/articles/protein100g（2025.1.26アクセス）

　筋力を増やしていくことが大切である。そのため、散歩やワーキングの他に筋力運動やストレッチ・体操を組み合わせていく必要がある。Aさんは、歩行速度が低下している状況があるため、介護予防教室へ参加し、筋力をつける運動や体操を勧めるとよい。

［事例2］ 脳血管疾患の既往があり、誤嚥性肺炎のため入退院を繰り返し、徐々に嚥下障害が悪化し、全身の筋力低下がみられる高齢者の食支援

［事例の概要］ Bさん、86歳、女性、夫90歳と同居している。81歳のときに脳出血で左半身麻痺と軽度嚥下障害が残存し、自宅で療養していたが、過去2年間で3回の誤嚥性肺炎で入院を経験している。3週間前に発熱があり、咳の喀出が著明で呼吸困難があり、4回目の誤嚥性肺炎の入院となった。

　軽度の認知機能低下がみられるが、会話は可能である。長男家族が近くに住んで、時どき夫婦の様子を見にいっている。現在、肺炎の治療が終了し、今後の退院に向けて、夫と長男と方針の検討をするところである。夫や長男からは胃瘻をつくることについて、苦痛を伴うのではないかなどやや否定的な発言もみられた。3週間の入院によって、さらに虚弱化が進み、下肢筋力の低下が進んだため、リハビリテーションで回復を促していくところである。しかし、経口摂取が困難であり、今後の食支援の検討が必要であることから、以下の1〜4までの食支援のプロセスを実施した。

1. Bさん・家族と今後の医療に関する方針を決めるための対話を進める前の、医療者間での検討

　検討する内容として、病院内でBさんにかかわる医師、看護師、リハビリテーション職種、管理栄養士、薬剤師、医療ソーシャルワーカー間で、Bさんの今後について本人と家族にどのように説明し、意思を確認していくかを検討するための話し合いを行った。その際に、「高齢者ケアの意思決定プロセスに関するガイドライン（人工的水分・栄養補給の導入を中心として）」のフローチャート（図2）【7】や「ジョンセンらの4分割表」（図3）【8】に沿って考えていく必要性があることを確認した。

　チャートでは、3.1の「人工的水分・栄養補給法（AHN）を導入しないことを含め、候補となる選択肢を検討する」ことが重要であることが確認され、AHNによる延命の見込みとBさんのQOLの達成について、具体的に確認をしていく必要があった。そこで、ジョンセンらの4分割表で情報を整理した。

　「医学的適応」では、医師から、現在のBさんの嚥下障害は不可逆的な状態であり、今後は改善・治癒することは難しいが、経口摂取はごく少量なら可能であること、胃瘻等のAHNの選択をすることによって、まだ健康状態を維持し、在宅医療・介護サービスを得ながら、在宅生活を継続することは可能であるが、胃瘻等のAHNを実施しても誤嚥性肺炎の再発がまったくないわけではないことの説明があった。

　「患者の意向（選好）」については、Bさんに十分に病状の説明がされていないことや、軽度の

図2　人工的水分・栄養補給の導入に関する意思決定プロセスのフローチャート

以下の意思決定プロセスは、「1．医療・介護における意思決定プロセス」と「2．いのちについてどう考えるか」に従い、本人・家族や医療・介護・福祉従事者のあいだのコミュニケーションを通じて、皆が納得できる合意形成とそれに基づく選択・決定を目指して、個別事例ごとに進めてください。

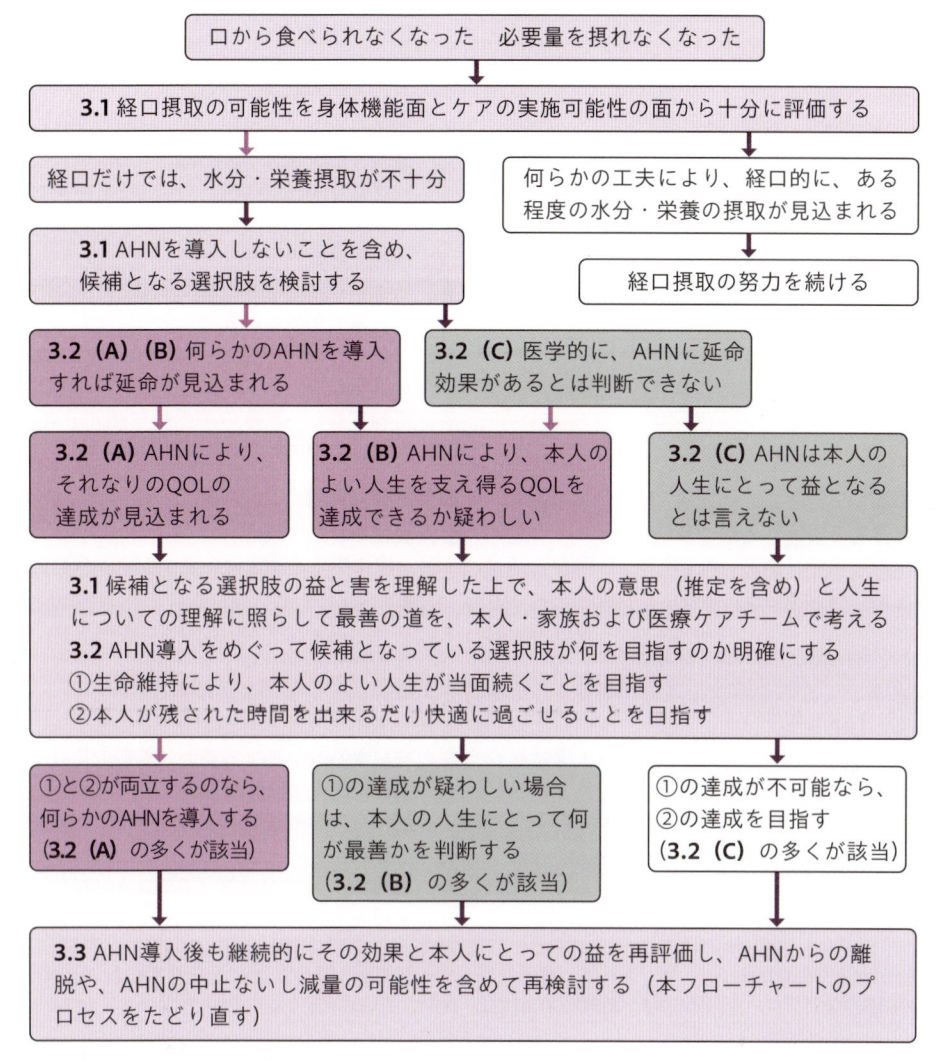

日本老年医学会編：高齢者ケアの意思決定プロセスに関するガイドライン 人工的水分・栄養補給の導入を中心として（2012年版）．医学と看護社，東京，2012：6．より転載

認知機能の低下のあるBさん自身の意向や、意思決定能力の有無や程度も含めて、慎重に確認していく必要性が話し合われた。

　「QOL」については、AHNが選択された場合とされなかった場合の、Bさんが望む生活、自由さ、苦痛の大きさ、Bさんらしさや尊厳の保持の点から評価をしていく必要があることが確認された。夫や長男の胃瘻に対する不安や否定的な発言からもメリット・デメリットを丁寧に説明する必要があることが確認された。「周囲の状況」では、Bさんには家族として夫と長男がおり、Bさんの今後について、医療者らとともに真剣に考えようとしてくれている状況であった。

図3　ジョンセンらの4分割表

●医学的適応	●患者の意向
善行と無危害の原則	**自律性尊重の原則**
1．患者の医学的問題は何か？　病歴は？　診断は？　予後は？	1．患者には精神的判断能力と法的対応能力があるか？　能力がないという証拠はあるか？
2．急性か、慢性か、重体か、救急か？　可逆的か？	2．対応能力がある場合、患者は治療への移行についてどう言っているか？
3．治療の目的は何か？	3．患者は利益とリスクについて知らされ、それを理解し、同意しているか？
4．治療が成功する確率は？	4．対応能力がない場合、適切な代理人は誰か？その代理人は意思決定に関して適切な基準を用いているか？
5．治療が奏功しない場合の計画は何か？	5．患者は以前に意向を示したことがあるか？　患者の事前指示はあるか？
6．要約すると、この患者が医学的および看護的ケアからどのくらいの利益を得られるか？　また、どのように害を避けることができるか？	6．患者は治療に非協力的か、または協力できない状態か？　その場合、なぜか？
	7．要約すると、患者の選択権は倫理・法律上最大限に尊重されているか？
●QOL	●周囲の状況
善行と無危害と自律性尊重の原則	**忠実義務と公正の原則**
1．治療した場合、あるいはしなかった場合に通常の生活に復帰できる見込みはどの程度か？	1．治療に関する決定に影響する家族の要因はあるか？
2．治療が成功した場合、患者にとって身体的、精神的、社会的に失うものは何か？	2．治療に関する決定に影響する医療者側（医師・看護師）の要因はあるか？
3．医療者による患者のQOL評価に偏見を抱かせる要因はあるか？	3．財政的・経済的要因はあるか？
4．患者の現在の状態と予想される将来像は延命が望ましくないと判断されるかもしれない状態か？	4．宗教的・文化的要因はあるか？
5．治療をやめる計画やその理論的根拠はあるか？	5．守秘義務を制限する要因はあるか？
6．緩和ケアの計画はあるか？	6．資源配分の問題はあるか？
	7．治療に関する決定に法律はどのように影響するか？
	8．臨床研究や教育は関係しているか？
	9．医療者や施設側で利害対立はあるか？

Jonsen A, Siegler M, Winslade W著，赤林朗，蔵田伸雄，児玉聡監訳：臨床倫理学 臨床医学における倫理的決定のための実践的なアプローチ（第5版）．新興医学出版社，東京，2006：13．より引用

2. Bさん・家族と医療者らとの対話

　医師からBさんと家族へ現在の嚥下障害の状況について説明があった。Bさん自身が今後どのような楽しみを持っているのか、どのように過ごしたいか、夫や家族はどのように過ごしてもらいたいのかを尋ねた。夫は、Bさんが誤嚥性肺炎などを繰り返すことが少ない状態で、夫婦で穏やかに生活していきたいと話した。昔からアイスクリームなどの甘い嗜好品が大好物なので、時々は食べさせたいし、一緒に車椅子での散歩や旅行もしながら家族での思い出をつくりたいという希望も長男からは聴かれた。それを聞いていたBさんからは、夫や長男の発言を否定する様子はなかったものの、自らの発言はなかった。

　さらに医師からは、胃瘻をつくった場合とつくらなかった場合のメリットとデメリットの説明があった。Bさんにとっては、胃瘻からの安定的な栄養摂取と大好きな甘いものを少量経口摂取

しつつ在宅医療や介護サービスを入れながら、在宅での日常生活を送ることができる可能性についても説明があった。夫や長男とともにBさんもうなずきながら穏やかに聞いていた。このような話し合い後、胃瘻をつくることへのBさん自身の意思確認を何度か行った結果、否定的な発言がなかったことから、Bさん、夫、長男と医療者ら全員が合意して胃瘻の造設を選択するに至った。

3. 胃瘻造設から退院に向けての食支援

　胃瘻造設24時間後から5％ブドウ糖液を開始し、1週間後には1日の栄養量の80％の濃厚流動食1,000kcal（mL）に、10日後には全量の1,250kcal（mL）の量になった。瘻孔の状態もトラブルなく固定された。自宅では夫がBさんの食事管理を行うため、面会時に胃瘻の管理について、数回説明した。退院支援カンファレンスで、在宅での訪問看護サービスによる経腸栄養の管理上の留意点や口腔ケア方法について定期的に指導を受けることや、訪問栄養士による経口からの楽しみを生かすための嗜好食品の食形態についての指導を受けることとなった。

4. 退院後の食支援

　在宅診療医の指示のもと、訪問栄養士からは、Bさんの嚥下障害の状況から、「嚥下調整食分類2021（食事）早見表」（表4）（日本摂食嚥下リハビリテーション学会）[9]によるコード0に該当することから、均質で付着性・凝集性があり、離水が少ないゼリーを選択することや、アイスクリームは、室温で溶けないようにして、小さなティスプーンでスライス状にすくってゆっくりと食べさせ、誤嚥しないことを確認しながら、数口にすることなどの指導がされた。

　訪問看護師からは、胃瘻管理として、栄養剤の注入速度、注入中の観察や、注入後の水分注入、上半身の挙上の体位の保持、瘻孔部の観察や清潔操作や栄養カテーテルの管理方法、毎食後の口腔ケア方法について説明をし、訪問のたびに夫に確認し、修正が必要な場合には丁寧に指導した。また、便の性状や量を確認し、下痢があった場合や持続するようであればすぐに報告するように指導した。

　その後Bさんは、2年間は安定して過ごし、家族との旅行なども楽しむことができた。徐々に筋力が低下し、車椅子への移乗が困難となり、寝たきりの状態になった。発語は少なく、傾眠傾向が続くようになってきた。医師他の在宅医療・介護チーム内で検討しながら水分・栄養量の減量を調整しながら、大きな合併症を起こさず療養をすることができている。

表4　日本摂食嚥下リハビリテーション学会嚥下調整食分類2021（食事）早見表

コード【 I-8 項】		名称	形態	目的・特色	主食の例	必要な咀嚼能力【 I-10項】	他の分類との対応【 I-7 項】
0	j	嚥下訓練食品0j	均質で、付着性・凝集性・かたさに配慮したゼリー 離水が少なく、スライス状にすくうことが可能なもの	重度の症例に対する評価・訓練用 少量をすくってそのまま丸呑み可能 残留した場合にも吸引が容易 タンパク質含有量が少ない		（若干の送り込み能力）	嚥下食ピラミッドL0 えん下困難者用食品許可基準I
	t	嚥下訓練食品0t	均質で、付着性・凝集性・かたさに配慮したとろみ水 （原則的には、中間のとろみあるいは濃いとろみ*のどちらかが適している）	重度の症例に対する評価・訓練用少量ずつ飲むことを想定 ゼリー丸呑みで誤嚥したりゼリーが口中で溶けてしまう場合 タンパク質含有量が少ない		（若干の送り込み能力）	嚥下食ピラミッドL3の一部 （とろみ水）
1	j	嚥下調整食1j	均質で、付着性、凝集性、かたさ、離水に配慮したゼリー・プリン・ムース状のもの	口腔外ですでに適切な食塊状となっている（少量をすくってそのまま丸呑み可能） 送り込む際に多少意識して口蓋に舌を押しつける必要がある 0jに比し表面のざらつきあり	おもゆゼリー、ミキサー粥のゼリーなど	（若干の食塊保持と送り込み能力）	嚥下食ピラミッドL1・L2 えん下困難者用食品許可基準II UDF区分　かまなくてもよい（ゼリー状） （UDF：ユニバーサルデザインフード）
2	1	嚥下調整食2-1	ピューレ・ペースト・ミキサー食など、均質でなめらかで、べたつかず、まとまりやすいもの スプーンですくって食べることが可能なもの	口腔内の簡単な操作で食塊状となるもの（咽頭では残留、誤嚥をしにくいように配慮したもの）	粒がなく、付着性の低いペースト状のおもゆや粥	（下顎と舌の運動による食塊形成能力および食塊保持能力）	嚥下食ピラミッドL3 えん下困難者用食品許可基準III UDF区分　かまなくてもよい
	2	嚥下調整食2-2	ピューレ・ペースト・ミキサー食などで、べたつかず、まとまりやすいもので不均質なものも含む スプーンですくって食べることが可能なもの		やや不均質（粒がある）でもやわらかく、離水もなく付着性も低い粥類	（下顎と舌の運動による食塊形成能力および食塊保持能力）	嚥下食ピラミッドL3 えん下困難者用食品許可基準III UDF区分　かまなくてよい

コード 【I−8項】	名称	形態	目的・特色	主食の例	必要な咀嚼能力 【I−10項】	他の分類との対応 【I−7項】
3	嚥下調整食3	形はあるが、押しつぶしが容易、食塊形成や移送が容易、咽頭でばらけず嚥下しやすいように配慮されたもの 多量の離水がない	舌と口蓋間で押しつぶしが可能なもの 押しつぶしや送り込みの口腔操作を要し（あるいはそれらの機能を賦活し）、かつ誤嚥のリスク軽減に配慮がなされているもの	離水に配慮した粥など	舌と口蓋間の押しつぶし能力以上	嚥下食ピラミッドL4 UDF区分 舌でつぶせる
4	嚥下調整食4	かたさ・ばらけやすさ・貼りつきやすさなどのないもの 箸やスプーンで切れるやわらかさ	誤嚥と窒息のリスクを配慮して素材と調理方法を選んだもの 歯がなくても対応可能だが、上下の歯槽堤間で押しつぶすあるいはすりつぶすことが必要で舌と口蓋間で押しつぶすことは困難	軟飯・全粥など	上下の歯槽堤間の押しつぶし能力以上	嚥下食ピラミッドL4 UDF区分 舌でつぶせるおよびUDF区分 歯ぐきでつぶせるおよびUDF区分 容易にかめるの一部

分類2021は、概説・総論、学会分類2021（食事）、学会分類2021（とろみ）から成り、それぞれの分類には早見表を作成した。

本表は学会分類2021（食事）の早見表である。本表を使用するにあたっては必ず「嚥下調整食学会分類2021」の本文を熟読されたい。なお、本表中の【　】表示は、本文中の該当箇所を指す。

＊上記0tの「中間のとろみ・濃いとろみ」については、学会分類2021（とろみ）を参照されたい。

本表に該当する食事において、汁物を含む水分には原則とろみを付ける。【I−9項】

ただし、個別に水分の嚥下評価を行ってとろみ付けが不要と判断された場合には、その原則は解除できる。

他の分類との対応については、学会分類2021との整合性や相互の対応が完全に一致するわけではない。【I−7】

『日摂食嚥下リハ会誌25（2）：135–149，2021』または、日本摂食嚥下リハ学会ホームページ：https://www.jsdr.or.jp/wp-content/uploads/file/doc/classification2021-manual.pdf 『嚥下調整食学会分類2021』を必ずご参照ください。

引用文献

1 櫻井洋一：高齢者の栄養スクリーニングツールSGA，MUST，MNA® の特徴．雨海照祥，高齢者の栄養クリーニングツールMNAガイドブック．医歯薬出版，東京，2011：19-24．

2 Nestle Nutrition Institute：簡易栄養状態評価表 Mini Nutritional Assessment-Short Form MNA®．
https://www.mna-elderly.com/sites/default/files/2021-10/mna-mini-japanese.pdf
（2024.8.9アクセス）

3 谷口英喜：総論 栄養管理における体液状態の評価．日本静脈経腸栄養学会雑誌 2017；32（3）：1126-1130．

4 Satake S, Shimada H, Yamada M, et al：Prevalence of frailty among community-dwellers and outpatients in Japan as defined by the Japanese version of the Cardiovascular Health

Study criteria. Geriatr Gerontol Int 2017；17（12）：2629-2634.

5　長寿科学振興財団：健康長寿ネット，便秘予防の食事レシピ.
　　https://www.tyojyu.or.jp/net/kenkou-tyoju/eiyou-shippei/hint-benpi.html（2024.8.9アクセス）

6　鈴廣グループ：魚肉たんぱく研究所，食品ごとのタンパク質含有量.
　　https://www.kamaboko.com/fishprotein/articles/protein100g（2024.8.9アクセス）

7　日本老年医学会：高齢者ケアの意思決定プロセスに関するガイドライン 人工的水分・栄養補給の導入を中心として（2012年版）. 医学と看護社，東京，2012：6.

8　Jonsen A, Siegler M, Winslade W著，赤林朗，蔵田伸雄，児玉聡監訳：臨床倫理学 臨床医学における倫理的決定のための実践的なアプローチ（第5版）. 新興医学出版社，東京，2006：13.

9　ヘルシーネットワーク：栄養指導Navi，学会分類2021.
　　https://healthy-food-navi.jp/?post_type=search&p=75（2024.8.9アクセス）

［リハビリテーション］
訪問リハビリテーションの対象と生活の場における
ケアの特徴とその根拠

下田 信明

リハビリテーションとは

リハビリテーションの本来の意義は「権利・資格・名誉の回復」である。障害者を対象とする場合、単なる失った機能の回復が問題なのではなく、障害者の「人間らしく生きる権利の回復」（全人間的復権）こそがリハビリテーションである[1]。

したがって、リハビリテーションは、一般的に使用されているような、単に機能回復訓練を指す用語ではないことに留意する必要がある。

リハビリテーションは医学的リハビリテーション、教育的リハビリテーション、職業的リハビリテーション、社会的リハビリテーションに大別される。

医学的リハビリテーションに携わる医療職の中でリハビリテーション3職種と呼ばれるのは、理学療法士（PT）、作業療法士（OT）、言語聴覚士（ST）である。本稿で解説するリハビリテーションは、この3職種が関与する活動に限定する。

生活の場におけるリハビリテーション（以下、リハビリ）とは

わが国では、第2次世界大戦後に急速にリハビリ医療が浸透した。しかし、しばらくの間、入院患者のみが対象の中心であった。対象者の年齢層は今に比べればかなり若く、70歳代以上のリハビリ対象者は珍しかった。

対象疾患は、身体障害領域では整形外科的疾患（骨折や脊髄損傷など）や脳卒中、発達障害領域では脳性麻痺が中心であった。また、精神科病院への隔離収容主義が強いわが国では、長期入院中の統合失調症患者などにOTが院内作業を提供する時代が長く続いた。

その後、高齢社会の急速な進展を背景として在宅医療が発展することになり、それに伴い、在宅生活者を対象としたリハビリが開始・浸透することとなった。精神障害領域においても、隔離収容主義からの脱却を目指し、精神障害者を地域で支える仕組み作りへの流れがあり、そこに貢献しているOTも増えつつある。

地域リハビリテーションの定義を表1[2]に示す。

以前に比べれば地域リハビリが充実してきたといっても、それは、在宅で生活する対象者に個別の訓練的アプローチを提供するPT・OT・STが増えてきたにすぎない。表1における推進課題3の地域づくりの支援などは、まだまだ発展途上中である。

地域に根差したリハビリテーション（community-based rehabilitation：CBR）という考え

表1　地域リハビリテーションの定義

定義

地域リハビリテーションとは、障害のある子どもや成人・高齢者とその家族が、住み慣れたところで、一生安全に、その人らしくいきいきとした生活ができるよう、保健・医療・福祉・介護および地域住民を含め生活にかかわるあらゆる人々や機関・組織がリハビリテーションの立場から協力し合って行う活動のすべてを言う

推進課題

１．リハビリテーションサービスの整備と充実

　①介護予防、障害の発生・進行予防の推進
　②急性期・回復期・生活期リハビリテーションの質の向上と切れ目のない体制整備
　③ライフステージに沿った適切な総合的リハビリテーションサービスの提供

２．連携活動の強化とネットワークの構築

　①医療介護・施設間連携の強化
　②多職種協働体制の強化
　③発症からの時期やライフステージに沿った多領域を含むネットワークの構築

３．リハビリテーションの啓発と地域づくりの支援

　①市民や関係者へのリハビリテーションに関する啓発活動の推進
　②介護予防にかかわる諸活動を通した支えあいづくりの強化
　③地域住民も含めた地域ぐるみの支援体制づくりの推進

日本リハビリテーション病院・施設協会：地域リハビリテーション 定義・推進課題・活動指針 2016年版より引用．
https://www.rehakyoh.jp/images/pdf/2016110402.pdf（2024.8.9アクセス）

方がある。CBRとは障害児・者の地域生活支援の枠組みとして、WHO（世界保健機関）が1970年代から提唱している障害インクルーシブな地域づくりを実現するための一手法のことである【3】。つまり、中心は地域づくりであり、個々の対象者にPT・OT・STが訓練的アプローチを提供することではないことに留意する必要がある。

　生活の場におけるリハビリテーションの具体例は、訪問リハビリ、通所リハビリ、就労移行・継続支援、発達相談、就学支援、余暇活動支援など多岐にわたる。

訪問リハビリテーションの対象

　訪問リハビリテーション（以下、訪問リハビリ）とは、PT・OT・STが対象者の自宅に行き、対象者の状況に合わせ、それぞれの専門性に基づいたリハビリサービスを提供するものである。
　訪問リハビリの対象を表2に示す。
　近年では、自閉スペクトラム症、注意欠如・多動症などの発達障害や認知症、また、さまざまな精神疾患に対する訪問リハビリの需要が増えている。

表2 訪問リハビリの対象

主な年齢層	障害領域	疾患名
成人期・高齢期	身体障害・高齢期障害	脳卒中、パーキンソン病、変形性膝関節症、骨折、脊髄損傷、慢性閉塞性肺疾患、心疾患、がん、認知症、フレイルなど
乳幼児期・学齢期・成人期・高齢期	発達障害	脳性麻痺、重症心身障害、神経筋疾患、知的障害、自閉スペクトラム症、注意欠如・多動症など
学齢期・成人期・高齢期	精神障害	統合失調症、躁うつ病、うつ病、不安症、強迫症、摂食障害、パーソナリティ症など

生活の場におけるリハビリテーションの特徴とその根拠

1. リハビリ3職種の役割（詳しくはp.55、56）

　PTは、主に身体障害・発達障害をもつ者に対し、基本的動作能力（寝返り、起き上がり、立位保持、歩行など）の維持・向上を目指し、運動療法や物理療法を行う。

　OTは、主に身体障害や精神障害・発達障害をもつ者に対し、応用的動作能力（食事、排泄、更衣、料理、買い物など）や社会的適応能力（仕事、学業、自治会活動、趣味的活動など）の維持・向上を目指し、その対象者にとって意味のある作業・活動を療法として行う。

　STは、主に言語障害や摂食嚥下障害をもつ者に対し、言語機能やコミュニケーション能力、摂食嚥下機能の維持・向上を目指し、言語聴覚療法や摂食嚥下療法を行う。

2. 機能の回復には限度があるが、活動・参加の能力回復は長く続く

　ICF（国際生活機能分類）では、人の生活機能の障害を、機能障害・活動制限・参加制約の3つのレベルに分類している。脳卒中を例にすると、機能障害は手や足の運動麻痺、活動制限はその運動麻痺によって引き起こされた、歩けない、右手で食事ができないなどの活動レベルの制限、参加制約は失職した上に趣味の集まりにも参加できなくなること、などと、生活機能の障害をレベル分けして考える。

　その中で、機能障害の回復には限度があるが、活動制限・参加制約については長い期間にわたって変化しうる。

　障害された機能が改善しないでも他の機能がそれを代償することで日常生活活動能力が向上することもある [4]。

　在宅脳卒中高齢者に対して日常生活活動指導を行ったところ、2年後の自立度に有意な改善を認めたという報告 [5] がある。そのため、脳卒中の人に対する訪問リハビリでは、運動麻痺の回復にこだわらず、その運動麻痺を持ちながら、PT、OT、STの訪問時間以外の時間をいかに活動的に過ごすことができるかについて、指導・工夫する。

　この基本的考え方は、脳卒中だけでなく、他の疾患にもあてはまる。例えば、パーキンソン病は進行性の疾患であり、中核的な機能障害である筋強剛や平衡機能障害などを訪問リハビリで十分に改善することは難しい。しかし、適切な福祉用具を導入することで活動性が上がる可能性が

ある。筆者は在宅で過ごすパーキンソン病者に電動椅子を導入することで活動能力が向上した事例を経験している（図1）。

図1　パーキンソン病者への電動椅子の導入

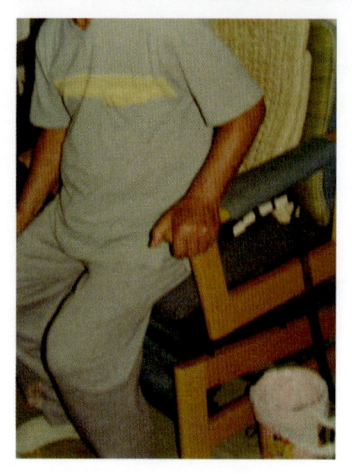

3. 対象者の興味・関心・価値観・その人らしさを重視した介入を行う

　入院における急性期・回復期リハビリは、機能回復を最大限に引き出すために、ある程度画一的なプログラムになる。しかし、生活期に行われる訪問リハビリでは、対象者の興味・関心・価値観・その人らしさを重視した介入を行うことが、より活動レベルを引き上げることにつながる。入院時と同じような機能回復訓練を漫然と続けることは避ける。

　在宅認知症高齢者に対し対象者が重視する活動への介入を行ったところ、活動遂行能力[6]や日常生活活動自立度[7]が、通常プログラム介入群に比べ有意に改善したという報告がある。

　90歳代の末期がん患者に対し、「娘が作った大好物であるお味噌汁を朝食に食べる」「排便をポータブルトイレで行う」「亡くなった息子の仏壇に座位で手を合わせる」という対象者にとって大事な活動の能力維持・向上を中心に介入し、亡くなった後に娘さんに感謝の言葉をいただいたという報告がある[8]。

　両親と同居し、家庭内暴力が頻発していた40歳代の女性統合失調症者に対し、自宅でのピアノレッスンを導入することで、リカバリー尺度の得点が向上し、1日頓服薬服用回数が有意に減少したという報告がある[9]。

4. 失った機能、できない活動ばかりに焦点を当てるのではなく、できる活動を探す

　脳卒中による運動麻痺のような大きな機能障害に、突然、しかもはじめて直面した対象者や家族は、リハビリに非現実的な期待を抱くことが多い。例えば、リハビリをすれば病前に戻ると期待する。しかし、それは期待できない。認知症による認知機能低下も元に戻すことはできない。

　その中で、本人や家族とPT、OT、STが協力し、できる活動を探すことが本人や家族の意欲向上や心理的安定につながり、結果として活動レベルを向上させる可能性がある。

　筆者は、1日のほとんどをベッド上で過ごし、何もしていなかった対象者と、試しに塗り絵を

行ってみたことがある。それなりに行ってくれて、家族も「こんなにできるとは」と驚いていた。以降、家族は、塗り絵・書字（図2）やいろいろな活動を試した。その結果、車椅子座位時間も増えた。

図2　塗り絵と書字

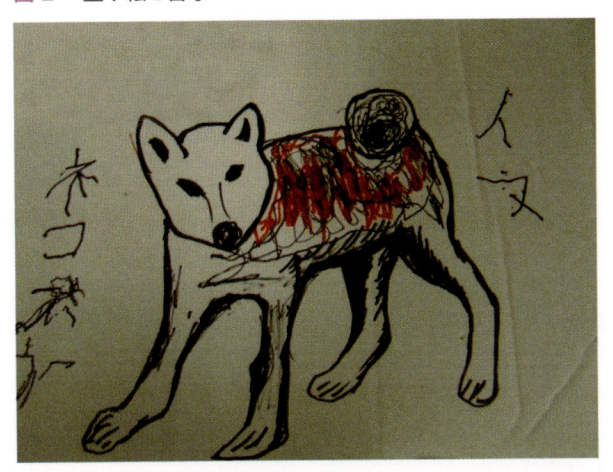

5. 本人の能力、家族介護力に合った福祉用具、自助具を導入する。また住宅改造を行う

　車椅子、ベッド、移動用リフト、歩行器、食事用自助具、コミュニケーション機器など、本人の能力、家族介護力に合った適切で有用な福祉用具、自助具などを積極的に導入・使用する。

　前項2で述べたパーキンソン病者に電動椅子を導入した例は、福祉用具をうまく活用できた好例である。

　手すり設置、段差解消など適切な住宅改造も積極的に行う。

　近年は3Dプリンタを用いて自助具を作成することが行われている[10]。

　ICT（情報通信技術）をリハビリテーションに活用することを推進するための研究会もある[11]。今後は在宅におけるロボットの活用なども期待される[12]。

6. 家族介護者への介入は対象者本人への介入と同等に重要である

　対象者が重視する活動やできないと思っていた活動ができたことによる自信の回復や、自らの活動を自らの意思で展開できることが、主体的な姿勢・行動・生活につながる。この主体性の獲得には、中途障害を持ってから3～5年かかることも珍しくない[13]。

　家族介護者も家族の突然の障害に大きくとまどう。しかし、3年程度をめどに、なんとか落ち着いてくる方が多い。その間、PT、OT、STは、対象者に必要な訪問リハビリを提供するとともに、家族の健康状態、介護負担感、心理状態などをきちんと評価し、多職種と評価結果を共有する。

　脳卒中の介護者98名のうち、抑うつ症状がある者は30～33％にもなったとの報告がある[14]。

在宅認知症高齢者の興味・関心に合わせた日常生活活動に介入することで、抑うつが改善するとともに介護者の抑うつも改善されたとの報告 [15] がある。

家族会を紹介したり、介護体験談が書かれた本を貸したりすることなども重要である。筆者は、ある脳卒中者の介護者に、本人や介護者のインタビューが数多く記載されている本 [13] を貸したところ、非常に参考になり何度も読み返した、と感謝された経験がある。

引用文献

1 上田敏，大川弥生：リハビリテーション医学大辞典．医歯薬出版，東京，1996：611.

2 日本リハビリテーション病院・施設協会：地域リハビリテーション 定義・推進課題・活動指針 2016 年版．
https://www.rehakyoh.jp/images/pdf/2016110402.pdf（2024.8.9アクセス）

3 河野眞：ライフステージから学ぶ 地域リハビリテーション実践マニュアル．羊土社，東京，2018：17.

4 日本脳卒中学会 脳卒中ガイドライン委員会：脳卒中治療ガイドライン2021．協和企画，東京，2021：260.

5 Pakaratee C, Kongkiat K：Randomized controlled trial of home rehabilitation for patients with ischemic stroke：impact upon disability and elderly depression．https://doi.org/10.1111/j.1479-8301.2012.00412.x

6 Maud J, Myrra J, Marjolein T, et al：Community based occupational therapy for patients with dementia and their care givers：a randomized controlled trial. https://pubmed.ncbi.nlm.nih.gov/17114212/

7 Laura N, Paul A, Catherine P, et al：Targeting Behavioral Symptoms and Functional Decline in Dementia：a randomized controlled trial. https://pubmed.ncbi.nlm.nih.gov/29192967/

8 中森清孝，関本充史：訪問の作業療法における家族支援—本人・家族の双方を支える作業療法．作業療法ジャーナル 2023；57（5）.

9 真下いずみ，酒井浩：家庭内暴力が頻発し頓服薬を多用していた在宅統合失調症患者が訪問支援によって"リカバリー"に向かった一例．作業療法ジャーナル 2020；34（1）：42-49.

10 林園子：はじめてでも簡単！3Dプリンタで自助具を作ろう．三輪書店，東京，2019.

11 ICT リハビリテーション研究会．
https://www.ictrehab.com/（2024.8.12アクセス）

12 平田泰久，渡部達也：AI ロボットによる在宅ケア：テクノロジーが変える介護の未来．日本在宅ケア学会誌 2023；27（1）：14-17.

13 長谷川幹：主体性をひきだすリハビリテーション 教科書をぬりかえた障害の人々．日本医事新報社，東京，2009：12-13.

14 Berg A, Palomäki H, Lönnqvist J, et al：Depression among caregivers of stroke survivors. Stroke. 2005；36（3）：639-643.

15 Maud J, Myrra J, Marjolein T：Effects of community occupational therapy on quality of life, mood, and health status in dementia patients and their caregivers：a randomized controlled trial. https://pubmed.ncbi.nlm.nih.gov/17895439/

［リハビリテーション］
生活の場でのリハビリテーションにおける
多職種チームの役割と協働

下田 信明

多職種連携の概念を図1【1】に示す。

本稿では、脳卒中者への訪問リハビリを例として、多職種チームの役割と協働について、PT・OT・STとの関連において述べる。

1. PT・OT・ST

PT（理学療法士）は主に、寝返り、起き上がり、立位、移乗、歩行、車椅子操作などの基本的動作能力の現状を評価し、運動麻痺や感覚障害、認知機能、意欲や抑うつなどの心理機能などを勘案して、運動機能や基本的動作能力の回復見通しを立てる。その評価結果に基づき、理学療法実施計画を立て実行する。

OT（作業療法士）は主に、上肢運動麻痺や認知・心理機能、および食事・排泄・更衣・入浴・整容などの日常生活活動、料理・掃除・買い物などの生活関連活動、趣味や大事にしている活動

図1 地域生活支援における多職種連携

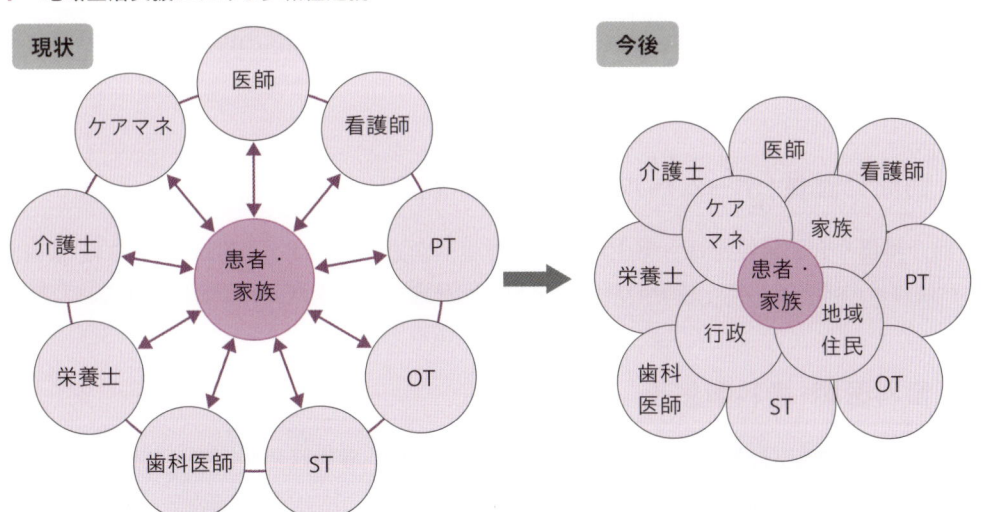

他職種がそれぞれの専門を生かし、患者や家族に個別に対応する多職種連携

行政・地域住民を巻き込み、多職種が互いの領域を補いあいながら患者や家族にかかわる多職種連携

下田信明：地域で出会う他職種．河野眞編，ライフステージから学ぶ 地域包括リハビリテーション実践マニュアル，羊土社，東京，2018：38．より引用

に関する能力を評価し、それらの機能・活動能力の回復見通しを立てる。その評価結果に基づき、作業療法実施計画を立て実行する。

　ST（言語聴覚士）は主に、言語機能やコミュニケーション能力、摂食嚥下機能を評価し、それらの機能・活動能力の回復見通しを立てる。その評価結果に基づき、言語聴覚療法実施計画を立て実行する。

　PT・OT・STの評価や実施計画は重なり合う部分が大きく、お互いが影響し合う。例えば、立位・歩行能力は排泄・入浴・買い物などあらゆる他の活動能力に大きく影響する。また、言語機能はもちろんであるが、言語機能以外の認知機能や心理機能もコミュニケーション能力に大きく影響する。そのため、PT・OT・STはお互いの評価結果や実施計画を熟知し合う必要がある。

　訪問リハビリでは、PT・OT・ST のうち 1 つの職種のみがかかわることも多い。訪問リハビリを行うPT・OT・STは、その 3 つの領域に関して最低限の知識と技術を持つ必要がある。

　PT・OT・STは、多職種チームの構成メンバーに、自分の評価結果や見通し、実施計画、実施の経過などを常に伝え、共有する。

　活動量の増加、外出の機会を得る、他者との交流、介護者の休息などにつながるため、通所リハビリテーションへの移行や併用を目指す。

2. 介護支援専門員（ケアマネジャー）

　ケアプランを作成する。PT・OT・STは、ケアプラン作成において、介護支援専門員と相談できるよう関係づくりをしておく。

3. 医師・看護師

　医師・看護師から、PT・OT・STは次の情報を得る。

　疾病や生命の予後、機能障害の予後・見通し、禁忌事項、薬物療法の作用・副作用、急変の可能性とそのときの対応など。

4. 訪問介護員（ホームヘルパー）・介護福祉士

　訪問介護員や介護福祉士は、実生活上の日常生活活動能力をよく把握しているので、PT・OT・STはその情報を得て、自分の評価結果や実施計画との乖離がないかを確認する。

5. 歯科医師・歯科衛生士

　STやOTが摂食嚥下機能や食事活動能力を評価する中で、義歯適合や口腔ケアに問題を感じた場合、歯科医師や歯科衛生士に相談できることが望ましい。

6. 薬剤師

　脳卒中者における降圧薬などの断薬は、再発のリスクを高める。また、抗うつ薬や睡眠導入薬

が処方されている場合も多い。それらの薬の断薬は精神症状の悪化につながる。PT・OT・STが対象者の服薬状況に疑問を感じた場合、薬剤師に相談できることが望ましい。

7. 管理栄養士・栄養士

脳卒中者の低栄養は活動能力低下に大きく影響する。訪問を行う管理栄養士・栄養士も増えてきているので、対象者が十分に食べることができていない場合、対象者に合った食形態などを相談する。

8. 義肢装具士

脳卒中者は在宅生活が可能でも、外出時には短下肢装具などが必要なことも多い。訪問時、装具に不具合などを見つけたとき、義肢装具士に相談する。

9. 当事者組織・自助グループメンバー・ボランティア・旅行支援業者

在宅生活が落ち着いてきたら、外出するための社会資源を活用する。当事者組織・自助グループメンバー・ボランティア・旅行支援業者などは、対象者の生活範囲を広げることに役立つ。

引用文献

[1] 河野眞：ライフステージから学ぶ 地域リハビリテーション実践マニュアル．羊土社，東京，2018：38．

生活の場で実践する
訪問リハビリテーションの実際:事例紹介

原田 祐輔

　意欲が低下した脳梗塞軽度左片麻痺者に、掃除・洗濯や料理などの活動を用いてアプローチした事例を紹介する。

事例の概要

1）PT・OT・ST視点での一般情報

Aさん、70歳代前半、女性、次女夫婦と同居。
・利き手：右
・家屋状況：一戸建て

2）医学的情報

・**診断名**：脳梗塞後左片麻痺（右中大脳動脈領域）
・**現病歴**：X年Y月Z日、自宅の庭で草刈りをしていたところ、気分不快と左手足の脱力を感じた。座り込んだのちに立ち上がれなくなっていたところを家族が発見し、救急車にて近隣の大学病院に搬送された。診察の結果、右中大脳動脈領域の脳梗塞であることが確認され同日緊急入院となった。同病院で急性期リハビリテーションを受けたのち、さらなるリハビリテーションを目的として、25病日に回復期リハビリテーション病棟のある病院に転院し、理学療法、作業療法、言語聴覚療法を実施した。その後、130病日に自宅退院となった。
・**既往歴**：高血圧、高脂血症

3）他部門情報

❶ 医師

　運動麻痺はごく軽度残存しているが、生活に支障はなさそうである。日常生活活動（Activities of daily living：ADL）を遂行するにあたり、特別な医学的制限はない。高血圧、高脂血症は内服にて対応している。

❷ 看護師

バイタルサインは安定している。内服は自己管理できているが、飲み忘れがないか家族が念のために確認をしてくれている。

❸ ケアマネジャー

食事や着替え、トイレなど身の回りのことは自分でできているものの、基本的には無為に日々を過ごしている様子である。もともとは社交的で友人も多く、積極的に外出するような方であり、家族は現在の状況を心配している。通所サービスを提案したが、本人は「外出はしたくない」と頑なに拒否している。

┃ 4）能力概要

❶ 基本的能力

意欲の低下はあるが、認知機能は年齢相応に保たれている（Minimental State Examination：MMSE 28/30点）。

左片麻痺はごく軽度である（Brunnstrom stage Ⅵ-Ⅵ-Ⅵ）。体幹と右上下肢に軽度の筋力低下がある。

❷ 応用的能力

屋内の移動やセルフケアはおおむね自立しているが、意欲低下の影響で時どき促しや見守りを必要とすることがある。

病前は次女の家族を含めたすべての家事を担っていたが、現在は同居家族である次女が一切の家事を担っており、Aさんは手伝おうとする様子もない。

❸ 社会的能力

人と会うことを避ける傾向にあり、家族以外とはほとんど会話を交わしていない。

外出を過度に嫌がる様子があり、退院後は友人との交流や日課であった庭の手入れ、自宅周辺の清掃も行っていない。

❹ 環境資源

自宅は戸建てで持ち家である。退院時に自宅には手すりを設置し、浴室内にはシャワーチェアや滑り止めマットが導入された。

同居している次女夫婦は近隣で自営業を営んでおり、次女は仕事の時間調整が可能な状況であったため、食事の準備などで適宜自宅に戻ることが可能である。また、長女宅も車で20分ほどのところにあり、必要時にはサポートが可能な状況である。

訪問リハビリテーション開始の理由

Aさんは自宅退院後、家族が想定していたよりも非活動的であり、次女からケアマネジャーに相談があった。入院中の退院調整の段階からAさんは通所サービスの導入には拒否的であり、退

院後にケアマネジャーが面談した際に改めて通所サービスの利用を提案するが、「行きたくない」との意思に変わりはなかった。次女が「動かないことで体力がなくなることを心配している」という旨を伝えたところ、本人から渋々「自宅にきてもらって身体を動かすことくらい（訪問サービス）ならばよい」との発言があり、訪問リハビリテーションを導入することが検討された。

ケアマネジャーの情報から、「身の回りのことを行う身体機能は有しているが、動かないことによる廃用性の筋力低下が進行する可能性があること」、「ADLや外出に対して意欲が持てていない様子があること」、「生活空間の拡大が今後の課題になりそうなこと」が推察されたため、心身機能の状態確認と生活空間の拡大を目的に作業療法士による訪問リハビリテーション（1回/週）が160病日より開始された。

訪問リハビリテーション開始時の評価

初回訪問時、リビングの椅子に座っているところで作業療法士が挨拶をすると、無表情でうなずいた。作業療法士が行う心身機能評価には協力的であり、黙々と課題をこなしていた。初回評価では、知的機能は年齢相応に保たれており、口数は少ないが、話によるコミュニケーションに問題はなかった。左上下肢の運動麻痺はごく軽度で、右上下肢と体幹に筋力低下が認められるものの、自宅内の身の回りの動作は自立できるレベルであった。

家族によると、「動作はある程度自分でできるが、時どき促さないと動かない」、「動くことが億劫そうである」とのことであった。今後のことに関して、「何かやりたいことはありますか」というオープンクエスチョンの質問をすると、「やりたいことはない」という返答であった。高齢者版興味チェックリストの実施を提案したが、「疲れてしまった」と目線を落とした。Aさんは、自分のことに関して過度に聞かれることを嫌がる雰囲気があったため、まずは関係性の構築を目指し、やりたいことの確認に関しては、以後の訪問時に時間をかけて聴取することとした。また、リハビリテーションの目標は本人が合意できるものとし、少し頑張れば達成できそうな短期目標を積み重ねる方針とした。

1. 基本的能力

1）精神・心理機能

・MMSE：28/30点：年齢相応の知的機能は保たれていた。
・高齢者向け生きがい感スケール（K-I式）：3/32点：生きがい感はかなり低かった（表1）。

2）身体機能

・運動麻痺：Brunnstrom stage（左）：VI-VI-VI：ごく軽度の運動麻痺であった。
・筋力：Manual Muscle Test（MMT）：
　　（右）上肢4レベル、下肢4レベル
　　（体幹）3レベル
　　：健側上下肢、体幹ともに軽度の筋力低下がみられた。

表1　高齢者向け生きがい感スケール（K-I式）

1．私には家庭の内または外で役割がある
2．毎日を何となく惰性（だせい）※で過ごしている
3．私には心のよりどころ、励みとするものがある
4．なにもかもむなしいと思うことがある
5．私にはまだやりたいことがある
6．自分が向上したと思えることがある
7．私がいなければ駄目だと思うことがある
8．いまの生活に張り合いを感じている
9．何のために生きているのかわからないと思うことがある
10．私は世のなかや家族のためになることをしていると思う
11．世のなかがどうなっていくのか、もっと見ていきたいと思う
12．今日はなにをして過ごそうかと困ることがある
13．まだ死ぬわけにはいかないと思っている
14．他人から認められ評価されたと思えることがある
15．なにかなしとげたと思えることがある
16．私は家族や他人から期待され頼りにされている

上記の質問に対し、はい（2点）、どちらでもない（1点）、いいえ（0点）で回答を求め、合計点を生きがい感得点とする。ただし、2、4、9、12番は逆転項目となるため、配点が逆となる。
※惰性とは、毎日何となくだらだらと過ごすこと

近藤勉, 鎌田次郎：高齢者の生きがい感に影響する性別と年代からみた要因—都市の老人福祉センター高齢者を対象として—. 老年精神医学雑誌 2004；15（11）：1282. より引用

・握力：19kg：年齢平均よりやや低かった。
・バランス能力：Functional Reach Test（FRT）16cm：脳卒中片麻痺患者のカットオフ値よりも高かった。

2. 応用的能力、社会的能力

・Functional Independence Measure（FIM）：98/126点：
ADLはところどころに軽介助を要した。
・Frenchay Activity Index（FAI、表2）：0/45点：
日常生活関連活動（Instrumental Activities of Daily Living：IADL）においては非活動的であった。
・Life Space Assessment（LSA、表3）：8/120点：生活空間は屋内活動にとどまっており、狭小化していた。
・高齢者版興味チェックリスト（表4）：実施不可。

3. リハビリテーションの目標

・週に1回の訪問リハビリテーションが継続できる。
・ADL遂行に必要な身体機能が維持できる。
・身の回りのこと（食事・整容・更衣・排泄・入浴）は、家族が促すことなく自分で実施することができる。

表2 Frenchay Activity Index（FAI）

付録1 日本語版FAI（Frenchay Activities Index）自己評価表

※普段の生活の様子に関する15の質問に対して、最も近い回答を選びその番号（0、1、2、3）を〔 〕内に記入してください。

合計得点〔　　　　　　〕

◎最近の3か月間の状態（問1〜10）

> 0：していない　1：週1回未満であるがしている　2：週1〜2回程度している
> 3：ほとんど毎日している

1.〔 〕食事の用意：実際に献立、準備、調理をすること
2.〔 〕食事の片づけ：食器類を運び、洗い、拭き、しまう

> 0：していない　1：月1回未満であるがしている　2：月1〜3回程度している
> 3：週1回以上している

3.〔 〕洗濯：手洗い、コインランドリーなど洗濯方法は問わないが、洗い乾かすこと
4.〔 〕掃除や整頓：モップや掃除器を使った清掃、衣類や身の回りの整理・整頓など
5.〔 〕力仕事：布団の上げ下ろし、雑巾で床を拭く、家具の移動や荷物の運搬など
6.〔 〕買い物：品物の数や金額を問わないが、自分で選んだり購入したりすること
7.〔 〕外出：映画、観劇、食事、酒飲み、会合などで出かけること
8.〔 〕屋外歩行：散歩、買い物、外出などのために、少なくとも15分以上歩くこと
9.〔 〕趣味：園芸、編物、スポーツなどを行う。テレビで見るだけでは趣味に含めない。自分で何かをすることが必要である
10.〔 〕交通手段の利用：自転車、車、バス、電車、飛行機などを利用する

> 0：していない　1：週1回未満であるがしている　2：月1〜3回程度している
> 3：少なくとも毎週している

11.〔 〕旅行：車、バス、電車、飛行機などに乗って楽しみのために旅行をすること。出張など仕事のための旅行は含まない

> 0：していない　1：ときどき、草抜き、芝刈り、水まき、庭掃除などをしている　2：定期的にしている　3：定期的にしている。必要があれば、掘り起こし、植え替えなどもしている

12.〔 〕庭仕事：

> 0：していない　1：電球その他の部品の取り換え、ネジ止めなどをしている　2：ペンキ塗り、室内の模様替え、車の点検・洗車などをしている　3：家の修理や車の整備をしている

13.〔 〕家や車の手入れ：

> 0：していない　1：半年に1回程度読んでいる　2：月1回程度読んでいる
> 3：月2回以上読んでいる

14.〔 〕読書：通常の本を対象とし、新聞、週刊誌、パンフレット類はこれに含まない

> 0：していない　1：週に10時間未満働いている　2：週に10〜30時間働いている
> 3：週に30時間以上働いている

15.〔 〕勤労：常勤、非常勤、パートを問わないが、収入を得るもの。ボランティア活動は仕事に含めない

> ※備考欄

（Holbrook. M. et al :An Activities Index For Use with Stroke Patients. Age and Ageing.,12:116-170. 1983）

日本リハビリテーション病院・施設協会：付録1. 日本語版FAI（Frenchay Activity Index）自己評価表. より引用
https://rehakyoh.jp/wp/images/pdf/2016100704.pdf（2024.8.11アクセス）

表3　Life Space Assessment（LSA）

付録2 LSA（Life Space Assessment）評価シート・得点計算方法

LSA（Life Space Assessment）評価シート

この4週間の活動範囲について、項目ごとにそれぞれ1つだけ選んでください。

生活空間レベル1	a.	この4週間、あなたは自宅で寝ている場所以外の部屋に行きましたか。	①はい　②いいえ
	b.	この4週間で、上記生活空間に何回行きましたか。	①週1回未満　②週1～3回　③週4～6回　④毎日
	c.	上記生活空間に行くのに、補助具または特別な器具を使いましたか。	①はい　②いいえ
	d.	上記生活空間に行くのに、他者の助けが必要でしたか。	①はい　②いいえ
生活空間レベル2	a.	この4週間、玄関外、ベランダ、中庭、（マンションの）廊下、車庫、庭または敷地内の通路などの屋外に出ましたか。	①はい　②いいえ
	b.	この4週間で、上記生活空間に何回行きましたか。	①週1回未満　②週1～3回　③週4～6回　④毎日
	c.	上記生活空間に行くのに、補助具または特別な器具を使いましたか。	①はい　②いいえ
	d.	上記生活空間に行くのに、他者の助けが必要でしたか。	①はい　②いいえ
生活空間レベル3	a.	この4週間、自宅の庭またはマンションの建物以外の近隣の場所に外出しましたか。	①はい　②いいえ
	b.	この4週間で、上記生活空間に何回行きましたか。	①週1回未満　②週1～3回　③週4～6回　④毎日
	c.	上記生活空間に行くのに、補助具または特別な器具を使いましたか。	①はい　②いいえ
	d.	上記生活空間に行くのに、他者の助けが必要でしたか。	①はい　②いいえ
生活空間レベル4	a.	この4週間、近隣よりも離れた場所（ただし町内）に外出しましたか。	①はい　②いいえ
	b.	この4週間で、上記生活空間に何回行きましたか。	①週1回未満　②週1～3回　③週4～6回　④毎日
	c.	上記生活空間に行くのに、補助具または特別な器具を使いましたか。	①はい　②いいえ
	d.	上記生活空間に行くのに、他者の助けが必要でしたか。	①はい　②いいえ
生活空間レベル5	a.	この4週間、町外に外出しましたか。	①はい　②いいえ
	b.	この4週間で、上記生活空間に何回行きましたか。	①週1回未満　②週1～3回　③週4～6回　④毎日
	c.	上記生活空間に行くのに、補助具または特別な器具を使いましたか。	①はい　②いいえ
	d.	上記生活空間に行くのに、他者の助けが必要でしたか。	①はい　②いいえ

LSA（Life Space Assessment）得点計算方法

a	①はい（※）　②いいえ（0点） ※レベル1（1点）　レベル2（2点）　レベル3（3点）　レベル4（4点）　レベル5（5点）
b	①週1回未満（1点）　②週1～3回（2点）　③週4～6回（3点）　④毎日（4点）
c　d	cd両方「②いいえ」→（2点） cのみ「①はい」→（1.5点） dのみ「①はい」、またはcd両方「①はい」→（1点）

レベルごとにa、b、cdの点数を掛け合わせ、レベル1～5の合計点で0～120点の範囲
　　　レベル1（a×b×cd）＋レベル2（a×b×cd）＋レベル3（a×b×cd）
　　　＋レベル4（a×b×cd）＋レベル5（a×b×cd）＝LSA合計点数（0～120点）

日本リハビリテーション病院・施設協会：付録2．LSA（Life Space Assessment）評価シート．より引用
https://rehakyoh.jp/wp/images/pdf/2016100704.pdf（2024.8.11アクセス）

表4 高齢者版興味チェックリスト

特定の活動への興味（高齢者版）

氏名 ＿＿＿＿＿＿＿＿＿＿＿＿＿ 　男・女　　年齢 ＿＿＿＿　　以前の職業 ＿＿＿＿＿＿＿＿＿＿

日付 ＿＿＿＿年 ＿＿＿＿月 ＿＿＿＿日

やり方：以下に書かれている活動について、あなたがその活動に興味がある場合は空欄に〇をつけて
　　　　ください。

活動名	興味あり		興味なし
	強い	少し	
1．園芸・野菜作り			
2．裁縫			
3．ラジオ			
4．散歩			
5．俳句・川柳			
6．踊り			
7．歌を聴く			
8．歌を歌う			
9．ペットや家畜			
10．講演会			
11．テレビ・映画			
12．知人を訪問			
13．読書			
14．旅行			
15．宴会			

活動名	興味あり		興味なし
	強い	少し	
16．相撲			
17．掃除・洗濯			
18．政治			
19．婦人会・老人会			
20．服装・髪型・化粧			
21．山菜・キノコとり			
22．異性とのつき合い			
23．ドライブ			
24．ゲートボール			
25．料理			
26．収集			
27．釣り			
28．買い物			
29．グランドゴルフ			

上に書かれていること以外のことで興味があることを下の欄に記入してください。

1.		6.	
2.		7.	
3.		8.	
4.		9.	
5.		10.	

秋田大学医療技術短期大学部作業療法学科　山田研究室

山田孝：高齢者版興味チェックリストの作成．作業行動研究 2002；6（1）：32．より引用

4. リハビリテーションプログラム

・筋力増強練習。
・ADL練習。
・コミュニケーション。

訪問リハビリテーション経過時の様子

1. 開始時（160病日）〜3か月（244病日）

　週に1回の訪問時は、右上下肢の筋力増強練習と自宅内ADLの確認を中心に実施した。2か月経過したあたりから、「今日は寒い？」、「自分でも毎日運動したほうがいいのかしら？」と自ら療法士に話しかける様子が増えてきた。

　また、「食事の準備や洗濯などの家事をすべて家族に任せていることが申し訳ない」との発言があった。このタイミングで、改めて高齢者版興味チェックリストを実施すると、掃除・洗濯、料理の項目に少し興味ありとチェックがついた。そこで、3か月時点から掃除・洗濯、料理を少しずつリハビリテーションプログラムに入れることとした（図1、図2）。

図1　洗濯の練習

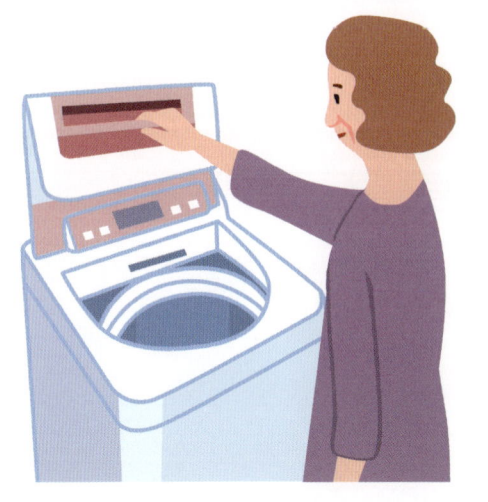

実際の生活空間にて、手順理解や安全性を確認しながら直接的な洗濯の練習を実施した。

図2　料理の練習

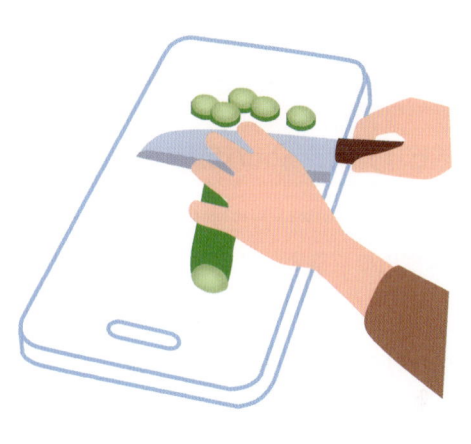

包丁操作：さまざまな食材を切ることに関して問題がないかを確認した。

2. 3〜6か月（244〜328病日）

1）リハビリテーションの目標

・ADL遂行に必要な身体機能が維持できる。
・IADLを部分的に実施することができる。

2）リハビリテーションプログラム

・筋力増強練習。
・ADL練習。
・IADL練習（掃除・洗濯、料理）。

3）経過

　掃除・洗濯の練習を数回実施すると、「思ったよりできそうね」と少し安心した様子であった。料理の練習には少し消極的な様子を見せるが、1品だけ作ってみようと提案したところ了承が得られたため、ほうれん草のおひたしを作ることにした（家族に聴取した本人の好きなもの）。

　料理を実施するにあたり、レシピの確認（必要物品の確認も含む）、包丁操作、火の取り扱いなど、各工程を1週間ごとに確認・練習した。料理の提案から1か月後（訪問リハビリテーション開始5か月時点）にほうれん草のおひたしを見守り下で作り、「久々に作ったけど、上手にできたわね」と満足そうであった。

　この頃から、セルフケアを中心としたADLは家族の促しなしで安定して実施できるようになった。訪問リハビリテーション時に実施していた筋力増強練習などの身体機能の練習は自主練習に移行し、翌週の訪問時に身体状況をチェックするのみとなった。

　6か月時点での興味チェックリストでは、掃除・洗濯、料理の項目が「強い興味あり」となり、新たに園芸・野菜作りの項目に「少し興味あり」のチェックがついた。

3. 6〜12か月（328〜496病日）

1）リハビリテーションの目標

・身体機能に関する自主練習を実施できる。
・IADLを家庭内の役割として部分的に実施することができる。

2）リハビリテーションプログラム

・ADL練習。
・IADL練習（料理）。
・庭の手入れの練習。

3）経過

　自身の身の回りのことに関しては安定して遂行できており、訪問リハビリテーションでは1週間の過ごし方やリハビリテーション（自主練習）のプランニングを本人と相談し、1週間後の訪問時に実施状況および心身機能をチェックするというかかわりに移行した。

　家族に聞くと、掃除・洗濯に関しては自分のものだけではなく、家族と共有している場所の掃

除や洗濯を実施するようになったとのことであった。訪問時は料理の話をすることが増え、1品だけではなく1食分の料理が作れることを目標として料理の練習を繰り返した。

料理に関連して買い物（外出）の実施を提案するが、「あまり出かけたくないの…」と乗り気ではなかった。会話の中で高齢者版興味チェックリストにチェックがついた園芸・野菜作りのことに関して触れると、「庭をきれいにしたい」との想いを表出した。玄関の上がり框や庭への出入りに自信がなさそうであったため、段差昇降の練習から始めることを本人と相談し、訪問リハビリテーション時に実施することとなった。

11か月時点では、朝食の準備を自分で実施するようになり、訪問リハビリテーションの時間には庭に出て歩き、花への水やりを行うようになった。12か月時点での高齢者版興味チェックリストでは、買い物の項目にチェックがつくようになった。

時間的な評価の経過を表5に示す。

まとめ

在宅生活を遂行する上で、身体機能よりも意欲の低下が応用的能力・社会的能力に影響し、ADLや病前に実施していたIADLが自ら遂行できないAさんに対して訪問リハビリテーションを実施した。開始時は在宅サービスへの利用に消極的であったことから、まずはAさんとの関係性を構築し、Aさんが今後の生活や訪問リハビリテーションにどのようなことを望むかを確認することに重点を置いてかかわりを持つようにした。

筋力増強練習やADL練習などの身体を動かすような練習を行いながら、オープンクエスチョンを用いて、コミュニケーションを図っていく中で、徐々にAさんが自ら話す時間が増えていった。

表5 訪問リハビリテーション経過時の評価

	3か月 （250病日）	6か月 （340病日）	12か月 （520病日）
精神・心理機能			
MMSE	28/30点	28/30点	28/30点
K-I式	7 /32点	11/32点	19/32点
身体機能			
運動麻痺	左 VI-VI-VI	左 VI-VI-VI	左 VI-VI-VI
筋力（MMT）	右 上肢 4 レベル 　下肢 4 レベル 体幹 3 レベル	右 上肢 4 レベル 　下肢 4 レベル 体幹 3 レベル	右 上肢 5 レベル 　下肢 5 レベル 体幹 3 レベル
握力	右 19kg	右 21kg	右 24kg
FRT	16cm	17cm	20cm
応用的能力・社会的能力			
FIM	102/126点	107/126点	110/126点
FAI	0 /45点	8 /45点	15/45点
LSA	8 /120点	8 /120点	12/120点

このタイミングで高齢者版興味チェックリストを用いて、本人が興味を抱いている項目である「掃除・洗濯」、「料理」に着目して、これらの項目をリハビリテーションプログラムに導入した。

　掃除・洗濯や料理をリハビリテーションプログラムに導入してからは、家族が促さなくてもADLが遂行できるようになり、IADLも習慣として部分的に実施できるようになっていった。

　また、生活空間は屋内から屋外に目が向き始め、病前に実施していた庭の手入れも行えるようになった。訪問リハビリテーション以外の活動的な時間が増えたことで、療法士が直接かかわる訪問の時間は、1週間の過ごし方やリハビリテーション（自主練習）のプランニングの相談、心身機能のチェック、直接確認が必要なIADL練習といったかかわり方に移行していった。

　訪問リハビリテーションでは、患者の個性や生活背景、人的・物的・経済的環境等の強みを生かし、ニーズに合った個別性の高い生活目標を立てるよう留意する。それにより意欲や生きがいが引き出され、日常生活や社会での活動が活性化するといわれている[1]。本事例においても、本人の生活背景を捉えながら、本人の望むことやニーズに焦点を当ててリハビリテーションを提供したことが、本人の活動的な生活や在宅生活を遂行するために必要な心身機能の維持に結びつくきっかけになったと考えられた。

　今後は、Aさんが病前に好んでいた友人との交流や買い物などが実施できるよう訪問リハビリテーションを継続する予定である。

引用文献

1 坪井麻里佳，安保雅博：訪問リハビリテーション．久保俊一，水間正澄総編，生活期のリハビリテーション医学・医療テキスト．医学書院，東京，2020：48-52.

睡眠への支援の特徴とその根拠

尾﨑 章子

「眠れる」「眠れない」というのは単に睡眠に関する情報を指すのではない。身体面や心理面、環境面などその人の状態を表す重要な情報である。しかし、在宅では24時間継続してかかわることはできない。とりわけ独居で認知機能が低下している療養者では実際にどのような睡眠状態であるのか把握することは難しい。日中の様子も含め、関係する多職種で情報を共有し、支援することが求められる。

加齢による睡眠の変化

高齢者では、総睡眠時間の減少、浅い睡眠の増加、中途覚醒回数および時間の増加が認められる。睡眠と覚醒を調節する体内時計の加齢変化に伴って、睡眠をとる時間帯も朝型（早寝早起き）に移行する。また、昼夜のリズムのメリハリも低下し（図1）【1】、夜間の不眠、日中の活動量減少、昼寝・居眠りの増加がみられるようになる。

在宅高齢者の睡眠支援

1. 非薬物療法

1）体内時計の同調因子を強化する

●朝の光を浴びる

光、規則的な食事、社会的因子（始業時刻、日中の対人交流など）は体内時計の同調因子である。最も強力なのが光で、同調に必要な光の照度は角膜レベルで1,000ルクス以上である【2】。室内の照明は400〜500ルクス程度であるため、体内時計の同調には不十分である（表1）【3】。生活環境において朝の自然光を取り入れることが望ましい。

一方で、もともと朝型傾向の高齢者では、早朝からの光曝露でさらに早寝早起きが助長されてしまう恐れがある。そのため、早朝覚醒で困っている高齢者の早朝の散歩や庭いじりには注意が必要である。

●日中の光を浴び、対人交流や身体活動を行う

日中に光を浴びると、メラトニン（体内時計の調節作用や催眠作用をもつホルモン）の夜間分泌量が増加する【1】。天気のよい日は散歩や日光浴など日あたりのよい場所で過ごすことが望ま

図1 加齢に伴う睡眠・覚醒(昼夜)のメリハリの変化

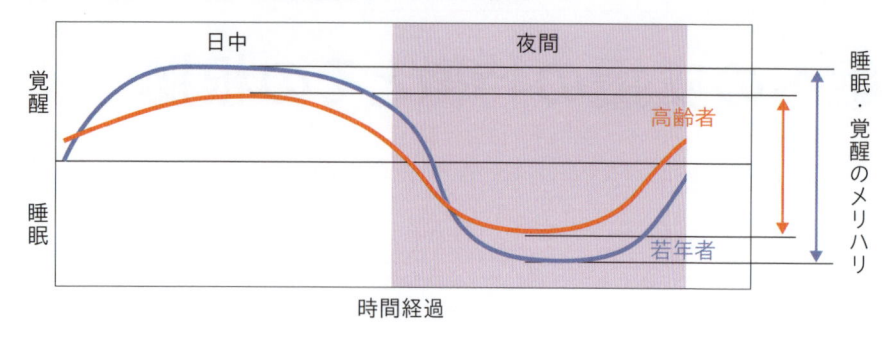

表1 光の照度(明るさ)の目安

場所	照明：ルクス
晴天昼太陽光	100,000
曇天昼太陽光	32,000
曇天日出1時間後太陽光	2,000
パチンコ店内	1,000
百貨店売場	500〜700
蛍光灯照明事務所	400〜500
日出入り時	300
街灯下	50〜100
月明り	0.5〜1

しい。

　認知症高齢者に、日中、明るい照明（おおむね1,000ルクス以上）のもとで過ごしてもらうと、日中の居眠りや昼寝が低減することがわかっている**[4]**。また、適度に身体を動かし、適度に疲れが得られるようにする。

　独居の在宅高齢者の中には、外部支援者の訪問がある日は昼夜のメリハリが保たれるが、1日中誰も訪問しない日は日中の居眠りが頻発し、夜間は不眠となる人もいる。人間にとって対人接触などの社会的因子も重要な体内時計の同調因子である。

●夜の光への曝露を避ける

　夜間に照度の高い光を長時間浴びると、入眠できる時刻が遅くなる。また、青色光（一般家庭の蛍光灯やLEDランプに含まれている）も体内時計のリズムの夜型化を助長させる。就寝時刻の2〜3時間前から、無理のない範囲で（転倒に注意）、照度を落とし、暗めでオレンジ色の照明にするとよい。

2）睡眠環境を整える

●光

　低照度の光であっても中途覚醒時間が増加するため、寝室はできるだけ暗くして眠ることが推奨されている[1]。高齢者ではトイレに行く際に転倒しないよう、間接照明や足元灯などを使用して眼に入る光を減らす工夫をする。

●音

　静かな寝室環境が望ましい。WHOは睡眠障害や健康被害をもたらさない夜間の屋外騒音レベルとして40dB未満を推奨している[1]。

●室温

　冬季の低温環境では夜間トイレ覚醒時や起床時に急激な自律神経活動の変化が起こり、心疾患や脳卒中のリスクが高くなる。このため、WHOは冬の室温を18℃以上に保つよう推奨している[1]。高温多湿の夏季は、寝具や寝衣による調節には限界があるため、エアコンによる調節が必要となる。

3）生活習慣を整える

●睡眠習慣

　ヒトは生理的に必要とする以上に眠ることはできない。無理に長い時間床に就いていると、健康な人でも中途覚醒が増加し、熟眠感が損なわれる。つまり、過剰な臥床は睡眠持続性を低下させ、睡眠休養感が減弱する。多くの高齢者施設では消灯が21時、点灯は翌朝6時が多い。すなわち、床についている時間（臥床時間）が9時間と長く、ほとんどの高齢者にとって不眠を呈しやすい環境にある。「健康づくりのための睡眠ガイド2023」（厚生労働省）では、高齢者では臥床時間が8時間以上にならないことをめやすに、消灯時刻、起床時刻を調整して必要な睡眠時間を確保することが推奨されている[1]。

●生活習慣

　運動習慣、カフェインやタバコ、アルコールの摂取、食事や入浴の時刻などは睡眠に影響を与える。詳細は「健康づくりのための睡眠ガイド2023」[1]をご参照いただきたい。

4）眠れない苦痛を緩和する

　眠れない不安に対して、精神疾患用に処方されていた抗不安薬を使用していた高齢者もいる。眠れない苦痛は本人しかわからず、家族であってもなかなか理解してもらえないことがある。このため、苦しさや孤独感を一人で抱えていることがある。日中の訪問時や夜間の連絡体制を整え、不安を傾聴することも高齢者の安心につながる。

5）高齢者の生活スタイルに沿った入眠儀式を提案する

　不眠の際に深夜ラジオを聴くなどを提案し、睡眠薬を追加服用しなくても入眠できるようになった在宅高齢者もいる。

2. 薬物療法

1）高齢者における睡眠薬使用

　不眠への対応は、これまで述べた非薬物療法が基本となる。高齢者の睡眠薬使用に際しては、安易な使用は避け、服薬期間と服薬量を最小限にとどめる。特に、在宅要介護高齢者ではサルコペニアやフレイルを有する割合も高く、安全性を重視した慎重さが求められる。

　ベンゾジアゼピン受容体作動薬・非ベンゾジアゼピン受容体作動薬の使用は高齢者では推奨されていない。高齢者では筋弛緩作用や依存性が少ないメラトニン受容体作動薬やオレキシン受容体拮抗薬が推奨されている。しかし、筋弛緩作用は少ないものの、服用時のふらつきに十分な注意を払う必要がある。

　さらに高齢者では、睡眠薬の効果が翌朝まで残り、起床時のふらつきや日中の傾眠が生じることもある（持ち越し効果という）。睡眠薬を中止したところ、認知機能が改善したという例も散見される。このことは認知機能が低下していると見受けられる高齢者において、睡眠薬による過鎮静や持ち越し効果による眠気がある（眠気でマスキングされている）ことを示すものと考えられる。

2）在宅高齢者における睡眠薬使用

　在宅では不眠を訴えた際に看護師がタイムリーに睡眠薬を調整することは困難であり、服用の実際は本人や家族に委ねられている。在宅において睡眠薬の関連が推測される有害事象として、夜間トイレ時に転倒・骨折する、服用したこと自体を忘れ睡眠薬を追加服用したり、不安や疼痛のために追加服用して翌日も傾眠が続く、大量服薬による意識レベル低下などが指摘されている【5】。在宅での転倒は、病院や施設と違い早期に発見されない事例がほとんどである。また、第一発見者は、家族やヘルパーなどの非医療職が多い。

　睡眠薬の使用についても、認知機能低下や老々介護による服薬アドヒアランスの低下、同居家族との関係が希薄で薬物管理を依頼できない、転倒リスクと家族の夜間の介護負担軽減との折り合いの難しさなどから、睡眠薬の減量・中止の見直しに取り組みにくいといった在宅特有の要因がある【5】。

家族介護者の睡眠支援

　介護による睡眠障害が長期間続くと家族の介護負担は著しく大きくなる。家族介護者の睡眠障害は在宅療養の継続を断念させる要因の1つとなっている。

　家族介護者の不眠への対応には、①在宅療養者のケアを通した間接的支援と、②家族介護者の睡眠マネジメント支援がある【6】。前者は、在宅療養者の健康状態が不安定であると、家族は昼夜の対応に追われることになる。在宅療養者の病状の安定化を図ることは、家族が睡眠を確保することにつながる。レスパイト・ケアも介護負担の軽減という点で前者に含まれる。後者では、環境介入（睡眠環境や光療法など）、身体的介入（運動、タッチセラピーなど）、認知的介入（マインドフルネスなど）、複合的介入（専門家へのオンラインでの相談、不眠の認知行動療法など）

などがある [7]。光療法、マインドフルネス、運動介入は睡眠の改善効果が報告されている。

引用文献

1 厚生労働省 健康づくりのための睡眠指針の改訂に関する検討会：健康づくりのための睡眠ガイド2023.
https://www.mhlw.go.jp/content/10904750/001181265.pdf（2024.9.11アクセス）

2 Fong K, et al：The Effects of Light Therapy on Sleep, Agitation and Depression in People With Dementia: A Systematic Review and Meta-analysis of Randomized Controlled Trials, Am J Alzheimers Dis Other Demen 2023. doi: 10.1177/15333175231160682.

3 大阪市立科学館：照度と明るさの目安．こよみハンドブック2006年〜2008年.
http://photon.sci-museum.kita.osaka.jp/publish/text/koyomi/66.html.（2024.9.11アクセス）

4 日本在宅ケア学会：エビデンスにもとづく在宅ケア実践ガイドライン2025．医歯薬出版，東京，2025（予定）.

5 大橋由基，柏崎信子，尾﨑章子：在宅要介護高齢者における睡眠薬の関与が推察される有害事象と訪問看護師のケアに関する質的事例研究，日本在宅看護学会誌 2020；9（1）：2-11,

6 尾﨑章子，大橋由基：認知症高齢者の家族の介護負担を軽減するための不眠対策，Geriat Med 2018；56（1）：61-64.

7 Pignatiello GA, et al：Sleep Interventions for Informal Caregivers of Persons with Dementia: A Systematic Review. West J Nurs Res 2022；44（9）：886-898.

睡眠支援における
多職種チームの役割と協働

尾﨑 章子

多職種協働で在宅高齢者の生活をアセスメント

　睡眠と覚醒は表裏一体であり、夜間だけでなく、24時間を通して生活をアセスメントすることが重要である。特に独居高齢者（日中独居も含む）では、多職種による協力が不可欠である。また、家族から情報を得る際にも注意が必要である。昼寝は家族にとって負担になりにくいため困りごととして語られにくく、夜間の睡眠障害に関するエピソードに偏りがちである。可能であれば1週間程度の生活日誌をつけると、睡眠時間、食事の時刻、身体活動や太陽光を浴びる時間帯、昼寝や居眠り、睡眠薬の服用時刻など生活行動全般が把握できる。

在宅支援チームにおける役割と協働

　睡眠薬を服用している場合、睡眠薬の服用時刻、追加服用の有無、就床時刻と起床時刻、睡眠時間、日中は覚醒しているか等について情報を得て、睡眠の何が問題になっているのかを判断し、睡眠時間帯と睡眠薬内服のタイミングを調整することも重要である。

　睡眠薬を内服している場合、起床時や午前中の訪問で持ち越し効果が出現していないかを観察する。特に、朝食の際にも眠っている場合、無理に食事を促したり、介助すると誤嚥のリスクが高まる。医師や薬剤師と相談して睡眠薬内服のタイミングや睡眠薬の種類を調整する必要がある。

　サルコペニアやフレイル、パーキンソン病などがある高齢者では、睡眠薬の服用は転倒リスクをさらに高める。抗血栓症薬や抗凝固薬を内服中で頭部打撲した場合には、硬膜下血腫のリスクが生じる。医師や薬剤師と相談して、睡眠薬の中止・変更を検討する必要がある。ただし、急激な減量や中止は、反跳性不眠や離脱症状を引き起こす可能性があるため、医師の指示のもと睡眠薬の性質に応じて時間をかけて行う。

在宅高齢者における医療機関との連携

　在宅では、睡眠薬によって昼夜のリズムが維持できていないなどの有害事象があり、医師が減量・中止を提案しても、高齢者と家族が中止に不安や抵抗を示し、なかなか進まないことがある。

　一方で、入院は減薬・中止を試みる機会ともなる。急性期病院では在院日数が短く、入院中の睡眠薬の中止や見直しは困難なのが現状であるが、特に、転倒・骨折で入院した場合には、入院時持参薬の中に睡眠薬が含まれていないかを確認する必要がある。また、手術を受ける場合には、

経口摂取禁止・内服薬中止の指示とともに睡眠薬も中止となる。退院の際に睡眠薬を再開する必要があるのかをチームでアセスメントすることが重要である。

睡眠支援の実際：事例紹介

尾﨑 章子

事例の概要

　Aさん（75歳、女性、要介護2）は、半年前に大動脈弁狭窄症により経カテーテル大動脈弁植え込み術（TAVI）を受け、在宅で療養している。室内はなんとか自力で歩行、外出は付き添いが必要である。息子と同居しているが、生活は別々で普段から交流はない。訪問看護、訪問介護を利用している。

　治療薬は、抗凝固薬、血管拡張薬（抗高血圧薬）の他に、抑うつ気分があり、入眠困難のためにゾピクロン（アモバン）7.5mgを就寝前の19時半頃に内服していた。看護師は1週間分の内服薬をセットし、訪問時に残薬の確認を行っていた。しかし、本人はセットされた薬以外の薬剤の保管場所を把握しており、中途覚醒した際に「時どき、考えごとをして眠れなくなる」と、自己判断でアモバン1/2錠を追加で服用することがあった。

　ある日、ヘルパーが訪問すると室内で転倒しているAさんを発見した。訪問看護師が緊急訪問してAさんに確認したところ、午前2時頃トイレに起きた後再入眠できなかったため、追加内服したとのことであった。

アセスメント

1. Aさんの転倒について

　Aさんは加齢に加えて、大動脈弁狭窄症の自覚症状もあったため、家の中で静かに過ごしていた期間が長かった。加えてもともと食事量も少なく、筋力低下の傾向にあった。

　高齢者では、ベンゾジアゼピン系睡眠薬など中枢神経抑制薬に対する感受性が亢進し、また薬物代謝機能の低下から血中濃度が上昇しやすい。高齢者に対してはゾピクロンを臨床用量（7.5〜10mg）の1/2（3.75mg）の低用量から投与するように添付文書に注意喚起されているが、7.5mgで処方されていることも多い。Aさんは追加服用したことでさらに高用量になった。すなわち、フレイル傾向であったところに睡眠薬を追加服用したことで、転倒リスクがさらに高まったと考えられる。Aさんは抗血栓症薬を内服しているため、転倒の際の出血リスクは高く、特に頭部の打撲は注意を要する状態であった。

2. Aさんの睡眠について

1）就床時刻と睡眠薬の内服時刻が極端に早い

　Aさんは19時半に睡眠薬を内服し就寝しているが、早く入眠すれば覚醒する時刻も当然早くなる。高齢者では加齢とともに睡眠時間が短くなるため、夜中に目が覚めてしまうのは当然である。

　加えて、「横になっているだけでも休息できている」などと誤った考えに基づいて、必要以上に床の中で過ごす高齢者は多い。前述したように、必要以上に臥床すると、中途覚醒が増加し、熟眠感が損なわれる。その結果、睡眠休養感を得ようとして、過剰に床の中で過ごすという悪循環を形成しやすい。

2）床の中で考えごとをする

　Aさんは睡眠が夜中に終了した後、床の中でいろいろ考えごとをして眠れなくなり、睡眠薬を追加服用している。静まり返った夜間は眠りや悩みごとに注意が向きがちであり、心理的苦痛のために目が覚め、入眠しにくくなる。限られた訪問時間ではあるが、日中にAさんが心情を吐露できれば気持ちが安定するのではないかと考えられた。

3）睡眠薬の変更を検討する必要がある

　薬物管理については、同居家族がいても外部支援者が転倒の第一発見者であることを鑑みると、これまでの家族関係からAさんの家族に服薬支援や見守りへの協力を依頼することは難しいと考えられた。医師、薬剤師と相談し、非ベンゾジアゼピン系睡眠薬のゾピクロンからオレキシン受容体拮抗薬への変更を検討してはどうかと考えられた。

4）日中、活動して過ごせるよう工夫する必要がある

　自宅に閉じこもりがちのAさんにとって、体内時計のメリハリをつけることは重要である。日中は活動して適度な疲労を得ること、窓辺の明るい場所で過ごすことが夜間睡眠の改善につながると考えられた。

3. 支援

1）睡眠習慣の見直しと睡眠薬の変更

　Aさんに加齢による睡眠の変化について説明し、就床時刻ならびに睡眠薬の服用時刻を少しずつ21時半に遅らせること、夜間はあまり眠れなくても起床時刻は一定にすることを提案した。あわせて、医師、薬剤師と相談し、安全性の高いオレキシン受容体拮抗薬レンボレキサント（デエビゴ）5 mgに変更した。

2）夜間不眠時に深夜ラジオの聴取を提案

　床の中での悩みごとや心配ごとは寝つきを悪化させることを説明し、眠れないときはいったん床から離れ、眠気が出るまで居間などでリラックスして過ごすことが望ましいが、難しい場合は床の中で深夜ラジオを聴いて過ごすことを提案した。

3）日中訪問時に不安に寄り添う

　日中訪問時に「眠れない」と述べた際に、「目が覚めて眠れないとき、どのようなことを考えるのですか」と問いかけ、Aさんが話したいときに話しやすい雰囲気を整えた。

4）体内時計のリズムのメリハリをつける

　日中は自然光を十分に取り入れた室内で過ごすよう勧めた。家に閉じこもりがちなAさんに、生活リズムを作りながら機能を維持することを目的にデイサービス利用を提案した。

4. 支援の結果

　就床時刻と睡眠薬の内服時刻を遅らせたことで、睡眠時間帯は後退した。また、レンボレキサントの影響で普段より長く眠れる日もあり、本人の満足感につながった。不安に対しては、Aさんから返答がなくてもそっとしておくかかわりを続けたところ、ある日、たくさんの思いを漏らしてくれた。睡眠時間が延長したことと心理的なかかわりで、睡眠薬の追加服用の回数は減少した。デイサービスの利用については、もともと1人で過ごすことを好むため実現しなかった。

心身と生活の安定を支援する薬物療法の特徴とその根拠

辻 彼南雄

心身の安全と生活の支援を目標とする在宅ケアでは、薬物管理は重要な役割を果たしている。在宅ケアでは、医療機関と患者との物理的距離が遠く、病院のような医師や看護師による24時間の直接的な管理が難しく、医療者の管理体制に限界がある。そのため、服薬に関する問題が発生するリスクが高い。また、患者の生活環境や介護状況、経済状況、認知機能の低下など、多様な要因が適切な薬物管理を困難にしている。

在宅ケアにおける薬物管理：ポリファーマシーの弊害

在宅ケアにおける薬物管理の具体的問題点としては、表1のようなものが挙げられる。

特にポリファーマシー（多剤服用）に関する弊害についての研究（エビデンス）は多く、日本在宅ケア学会『在宅ケア実践ガイドライン』でもCQ-3「地域在住高齢者を対象とした多職種による薬物管理の介入は、ポリファーマシーの改善、フレイルの改善などに有用か？」で取り上げている[1]。

ポリファーマシーとは、高齢者や慢性疾患を抱える患者において、必要な薬の数が適正よりも多く、薬物有害事象や服薬過誤、服薬アドヒアランス（遵守）の低下などの問題を引き起こす状態を指す。何剤からポリファーマシーとするかについての厳密な定義はないが、わが国では、高齢者では6剤以上、若年者では8剤以上をポリファーマシーと定義することが多い。

ポリファーマシーの主な弊害は、表2のとおりである。

ポリファーマシーへの対応

訪問看護師は、ポリファーマシーの弊害を把握し、適切な対策を行うことが重要である。具体的には、以下のことに取り組むことが求められる。

1. 患者の服用薬を正確に把握する

患者が服用している薬の種類や量、服用方法などを正確に把握することが、ポリファーマシー対策の第一歩である。そのためには、患者や家族に服用薬についてヒアリングするとともに、お薬手帳や薬剤管理サマリーなどの情報を十分に収集する必要がある。

表1 在宅ケアにおける薬物管理の問題点

患者や家族の薬物管理能力が十分ではない	高齢者や認知症患者の場合、薬物管理能力が十分ではないことがある。また、家族が介護を担っている場合も、薬物管理に十分な知識やスキルを持っていないことがある
患者の服薬状況の把握が難しい	在宅ケアでは、医療者が患者宅を定期的に訪問するが、その頻度は週1回程度が一般的である。そのため、患者の服薬状況を継続的に完璧に把握することは困難である
服薬に関する情報が共有されていない	医師、看護師、薬剤師、ケアマネジャー、介護職など、在宅ケアに携わる多職種間で、服薬に関する情報が共有されていないことがある。そのため、患者の服薬状況を正確に把握することができず、服薬ミスや副作用などのリスクが高まる

表2 ポリファーマシーの主な弊害

薬物有害事象のリスク上昇	薬物相互作用、薬物過量、薬剤耐性などにより、薬物有害事象が発生するリスクが高まる。薬物有害事象の症状は、軽度なものから重篤なものまでさまざまであり、特に転倒、腎機能低下によって入院するリスクが高まる
服薬過誤のリスク上昇	薬の種類や服用方法が複雑になることで、服薬過誤が発生しやすくなる。ときに服薬過誤の症状は死亡に至るケースもある
服薬アドヒアランスの低下	服薬の種類や量が増えることで、患者の服薬負担が増加し、服薬アドヒアランスが低下する可能性がある。服薬アドヒアランスの低下は、結果的に治療効果の低下や再入院率の増加につながる

2. 医療機関と連携する

　患者が複数の医療機関を受診している場合は、それぞれの医療機関から処方された薬の情報を収集し、重複や相互作用の有無を確認する必要がある。そのためには、医療機関と連携して情報共有を行うことが重要である。

3. 患者や家族への情報提供・指導を行う

　患者や家族に、薬の種類や量、服用方法、副作用などの情報をわかりやすく伝え、服薬アドヒアランスの向上を図ることが重要である。そのためには、患者や家族の理解度や生活状況に合わせた指導を行う必要がある。

　訪問看護師は、患者の生活の場に密着した立場から、ポリファーマシー対策に積極的に取り組むことで、患者の健康の維持・向上に貢献することができる。

引用文献

1 日本在宅ケア学会監修，日本在宅ケア学会ガイドライン作成委員会編：エビデンスにもとづく 在宅ケア実践ガイドライン2022，医歯薬出版，2022.

在宅療養高齢者の薬物管理に携わる
多職種チームの役割と協働

辻 彼南雄

在宅ケアにおける薬物管理の課題を解決するためには、医師、看護師、薬剤師、介護職など、複数の職種が連携して患者の薬物療法を評価することが重要である。特にポリファーマシーの高齢者患者には必須である。そのため、多職種が定期的に会議やカンファレンスや綿密な情報交換を行い、患者の薬物療法について共有し、評価を行う必要がある（図1、2）。

薬物療法の多職種連携による取り組み

多職種連携の具体的な取り組みとしては、表1のようなものが挙げられる。

多職種連携により、患者の服薬状況を適切に把握し、安全で効果的な薬物治療を実現することが可能になる。

特に、訪問看護師は多職種連携の中心的な役割を担う。患者の生活環境や介護状況、経済状況、患者の認知機能の低下など、患者の多様な状況を把握し、医師や薬剤師、ケアマネジャーと連携しながら、患者の薬物管理を支援することが求められる。具体的には、表2に提示したことに取り組む必要がある。

表1 薬物管理に携わる多職種連携の取り組み

服薬指導の共同実施	医師、看護師、薬剤師が共同で服薬指導を行い、患者の理解度や服薬状況を確認する
服薬情報の共有	医師、看護師、薬剤師、介護職が服薬情報を共有し、患者の服薬状況を継続的に把握する
地域連携の推進	地域の医療機関や介護サービス事業者などと連携し、患者の薬物管理を支援する

表2 訪問看護師の取り組み

患者の服薬状況の把握	患者の服薬状況を定期的に確認し、問題点を把握する
患者への服薬指導	患者の理解度や服薬状況に合わせて、適切な服薬指導を行う
医師や薬剤師との連携	患者の服薬状況について、医師や薬剤師と定期的に情報共有を行う
ケアマネジャーとの連携	患者の生活環境や経済状況などについて、ケアマネジャー、介護職と連携しながら、薬物管理を支援する

多職種連携による薬物療法の評価のメリット

多職種連携による薬物療法の評価には、以下のメリットがある。

1. 患者の全容を把握できる

看護師は、患者の日常生活や服薬状況を把握している。薬剤師は、薬剤の専門知識を持っている。介護職は、患者の生活状況を把握している。医師は、患者の病状や治療方針を把握している。これらの職種が連携することで、患者の全容を把握し、適切な薬物療法を行うことができる。

2. 患者のニーズに応じた薬物療法が可能

多職種が連携することで、患者の生活状況やニーズを踏まえた薬物療法が可能になる。例えば、高齢者の場合は、服薬回数や用量を減らす、服用しやすい薬剤に変更するなどの対応が必要になる。多職種が連携することで、患者の生活の質を維持しながら、適切な薬物療法を行うことができる。

*

在宅ケアに携わる医療介護専門職は、生活の基盤となる患者の安全と健康を守るために、薬物管理に積極的に取り組むことが重要である。特に看護師はチームの中心となり多職種連携を推進することで、在宅ケアにおける薬物管理の質を向上させることができる。多職種連携の推進には積極的に取り組んでいきたい。

なお、高齢者の処方薬を見直すための詳細でより具体的な方法としては、厚生労働省「高齢者の医薬品適正使用の指針（総論編）」【1】「各論編（療養環境別）」【2】日本老年医学会「高齢者の安全な薬物療法ガイドライン2015」【3】があるので参照してほしい（図1、2）。

図1 処方見直しのプロセス

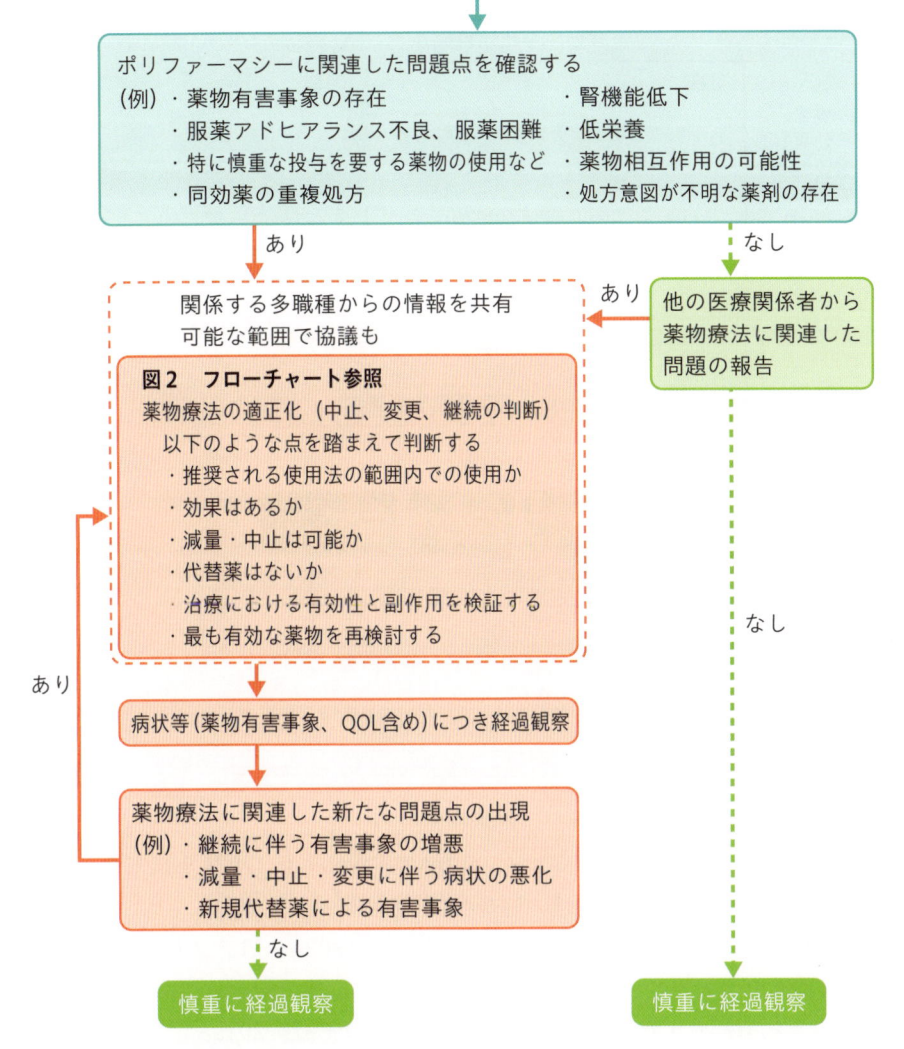

厚生労働省：高齢者の医薬品適正使用の指針（総論編）より引用

図2　薬物療法適正化のためのフローチャート

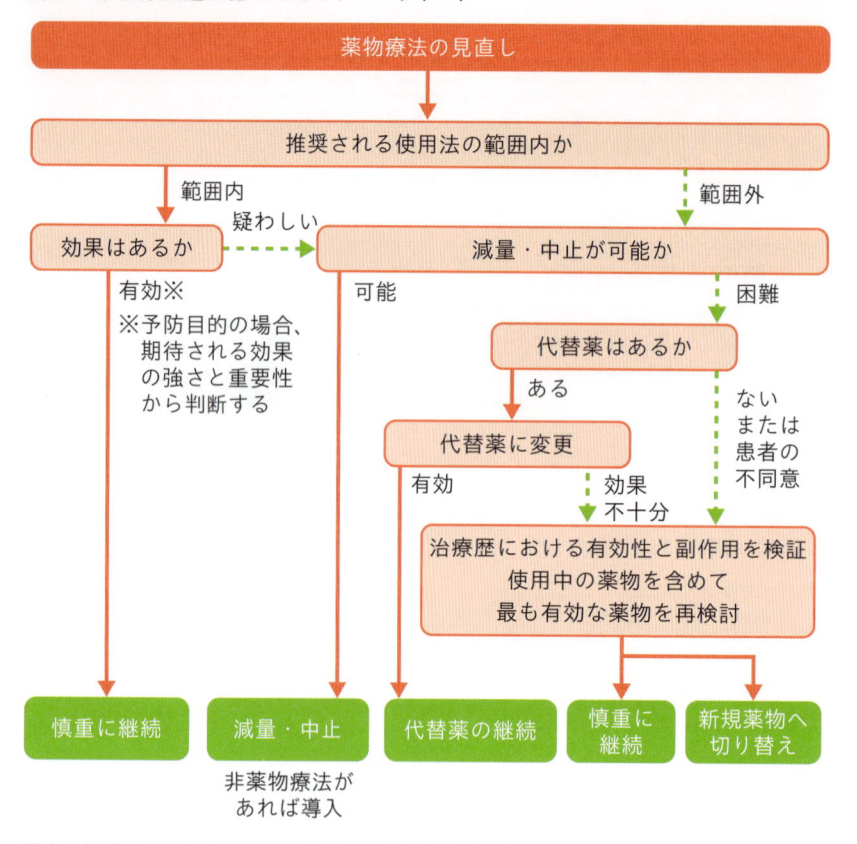

厚生労働省：高齢者の医薬品適正使用の指針（総論編）．より引用

引用文献

1 厚生労働省：高齢者の医薬品適正使用の指針（総論編）．
https://www.mhlw.go.jp/content/11121000/kourei-tekisei_web.pdf（2024.9.11アクセス）
2 厚生労働省：高齢者の医薬品適正使用の指針 各論編（療養環境別）．
https://www.mhlw.go.jp/content/11120000/000568037.pdf（2024.9.11アクセス）
3 日本老年医学会 日本医療研究開発機構研究費・高齢者の薬物治療の安全性に関する研究班
編：高齢者の安全な薬物療法ガイドライン2015．メジカルビュー社，2015．
https://www.jpn-geriat-soc.or.jp/publications/other/pdf/20170808_01.pdf（2024.8.11アクセス）

在宅での多職種協働による薬物療法の実際：
在宅医療・老年内科医からの事例紹介

服部 ゆかり

　在宅医療を受ける高齢者の多くは要介護度が高く、外来通院することが難しいため、在宅医療導入時に、複数の医療機関で処方されていた薬剤を在宅医療の主治医が一元的に管理するケースが多い。在宅医療では、在宅主治医、訪問薬剤師、訪問看護師、ヘルパー、ケアマネジャー等の多職種連携を積極的に行っており、処方の見直し、薬物療法の効果や副作用の継続的なモニタリングも行いやすい環境である。

　一方で、処方の見直しを行う際には、薬物療法ガイドラインを参考に、本人と家族の価値観も尊重しながら、多職種、多施設間との協働での介入が必須で、非常に複雑なプロセスである。在宅医療現場では、どのように処方の見直しが行われているのだろうか。本稿では事例を紹介しながら、在宅での多職種協働による薬物療法について考えていきたい。

事例① 移行期の処方の見直し

【事例の概要】

85歳、女性。

主訴：食欲不振、嗅覚・味覚障害。

同世代の親戚と同居している。高血圧、脂質異常症、脊柱管狭窄症で複数の医療機関を受診していたが、ADL低下したため通院が困難となり、訪問診療を開始した。初診の際に、患者から食欲不振、嘔気、嗅覚・味覚障害の訴えがあった。

在宅医療導入時の処方内容

- プレガバリン（リリカカプセル錠25mg）2錠　朝、夕食後
- トラマドール塩酸塩（ワントラム錠100mg）1錠　朝食後
- 大建中湯 2.5g 3包　朝、昼、夕食前
- イコサペント酸エチル（エパデールS）600mg　朝食後
- セレコキシブ（セレコックス100mg）2錠　朝夕食後
- 酸化マグネシウム330mg 3錠　朝、昼、夕食後
- ビフィズス菌（ラックビー錠）3錠　朝、昼、夕食後
- アムロジピンベシル酸塩（ノルバスク5mg）1錠　朝食後

- アゼルニジピン（カルブロック錠16mg）1錠　朝食後
- 硝酸イソソルビド（ニトロール錠5mg）3錠　朝、昼、夕食後
- メトクロプラミド（プリンペラン錠5mg）2錠　朝、夕食後
- シンバスタチン（リポバス5mg）1錠　朝食後

処方の見直しの経緯

①同居家族からは、リリカとワントラムを開始してから嘔気の訴えが出てきたと話があり、ワントラムを中止。

②住宅改修に伴い部屋の移動をした。この頃から、ささいなことで怒ってしまうことが増え、親戚にも暴言を吐いたり、ステッキを振り回してしまう等のエピソードがあった。HDS-R18点、経過からも背景に認知症があり、認知症の行動・心理症状（BPSD）の可能性があると考えた。

③訪問看護師が介入。本人の訴えはないが、本人の様子や腹部所見から便秘が続いていると考えた。便秘による腹部の違和感が不安を惹起し、BPSDを悪化させていると考えた。看護師による便通ケアを行い、内服、浣腸で規則的な排便リズムを整えた。

④便秘が改善されると、徐々に暴言が減っていき、穏やかになっていった。嘔気の訴えはなくなった。プリンペラン、リリカを中止。

⑤親戚へのかかわり方の指導や、ケアマネジャーや訪問看護師とも話し合い、デイサービスやショートステイなどの介護資源の活用を開始。

⑥さらに薬剤の見直しを行い、最終的に以下の処方内容となった。

- アムロジピンベシル酸塩（ノルバスク5mg）1錠　朝食後
- 酸化マグネシウム330mg 3錠　朝、昼、夕食後
- ビフィズス菌（ラックビー錠）3錠　朝、昼、夕食後

⑦その後、嗅覚障害の訴えはなくなり、食事摂取も良好。

⑧両側の変形性膝関節症のため、歩行が難しい状況であったが、本人はステッキを使いながら歩行し、転倒を繰り返していた。家の中の転倒しやすい場所を評価し、段差、家具の配置、歩行補助具等を家族、ケアマネジャーと話し合い、環境を整備した。また、訪問リハビリも導入した。

　この患者には、多職種協働で処方の見直しを行った結果、約2か月程度で減薬に成功し、患者を再び安定した状態に戻すことができた。一方で、処方薬を一元管理とし、多職種連携を密に行っていても、患者の病状や患者・家族の価値観等のさまざまな要因でポリファーマシーの改善が難しい場合も多く、処方の見直しは非常に複雑なプロセスと感じている。

　この症例では、患者がさまざまな症状を訴え、在宅医療の導入直後から積極的に処方の見直しを行ったが、通常は、ある程度時間をかけて患者と家族との信頼関係を築き、その後に処方の見直しを行うことが望ましい（図1）。

図1 処方の見直しは各ステージ、多職種協働で行う

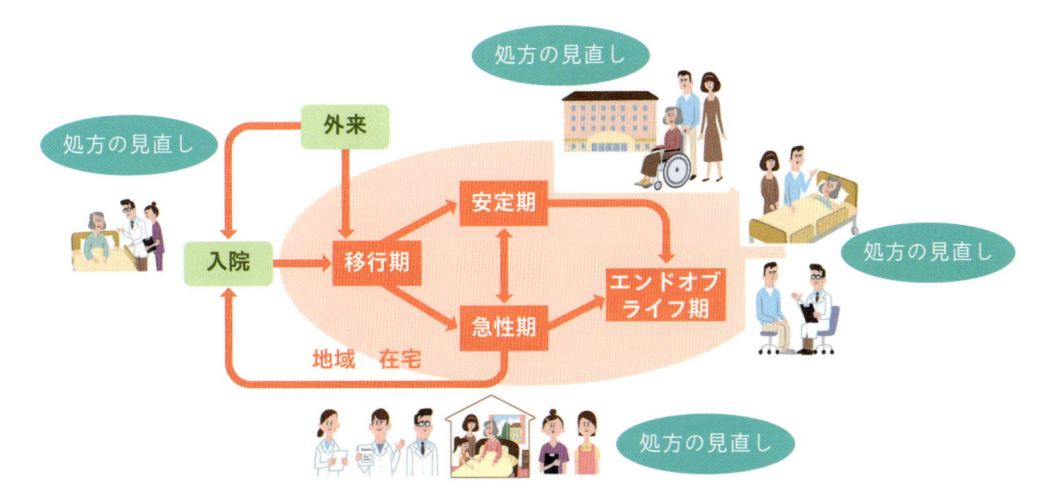

事例② 安定期からエンドオブライフにかけて

【事例の概要】

94歳、女性。

娘家族と同居している。

高血圧、脂質異常症、アルツハイマー型認知症があり、ADL低下したため通院が困難となり、訪問診療を開始した。

在宅医療の導入時の処方内容

- ・アムロジピンベシル酸塩（ノルバスク5mg）1錠 朝食後
- ・アトルバスタチンカルシウム水和物（リピトール5mg）1錠 朝食後
- ・ドネペジル塩酸塩（アリセプト5mg）1錠 朝食後
- ・ファモチジン（ガスターD 10mg）1錠 朝食後
- ・センノシドA・B（プルゼニド12mg）1錠 朝食後

処方の見直しの経緯

①在宅医療の導入時：脂質異常症に対して、加齢に伴い食事摂取量が低下しており、血液検査上もLDL-Cho等も基準値内であり、薬剤が不要と判断し中止。

②訪問看護師の介入があり、血圧は100台/60台であったため降圧薬を中止。

在宅医療開始3か月後の処方内容
- ・ドネペジル塩酸塩（アリセプト5mg）1錠 朝食後
- ・センノシドA・B（プルゼニド12mg）1錠 朝食後

その後、約2年間は安定した状態が続いていたが、緑内障進行のため視力低下を認め、その頃から、夜間に自宅内を歩き回りいろいろなものを確認する、突然興奮したり怒ってしまうことが出てきた。

　また、興奮もみられるなかで、「薄暗く見えるの。あなたのことも見えなくなっている、怖い」といった不安、「このまま生きているなんて。どうかこんな私を許してください」などの自責・希死願望の訴えが出てくるようになり、家族や介護ヘルパー、ケアマネジャーも、患者への対応に困惑し、疲弊するようになった。

③多職種カンファレンス（当院医師、看護師、MSW、ケアマネジャー、ヘルパー、訪問看護師、家族）を行い、患者の状況、今後の方針について話し合った。全盲となった状況での不安や悲観は、認知症の有無にかかわらず出てくる自然な感情であり、上記の言動や行動は認知症のBPSD増悪ではないのではないか、視力低下を受け入れていくようになれば再び穏やかに過ごせるのではないかと参加者の意見が一致した。

　一方で、ケアを行っている家族らは疲弊しており、抑肝散を頓服で試してみることとなった。抑肝散はBPSDの中でも易怒、興奮、暴言などといった陽性症状に有効と報告されている [1,2]。

　また、抗認知症薬に関しても、認知機能低下は進行しており（MMSE10点）、現時点では効果は限定的と判断し、アリセプトは終了となった。

処方内容

・ツムラ抑肝散2.5g 3包　朝、昼、夕食

---

④抑肝散を開始して1週間後より、上記の訴えが減るようになったと、訪問看護師から報告があり、その後頓服へ変更。月1回訪問するボランティアがライフレビューを行いながら、自身の本を作成してくれた。話す際はにこやかに、いろいろとお話するようになった。その後も、症状は改善し、約7か月後には抑肝散を中止することができた。

　その後1年が経ち、現在は97歳でほぼ寝たきりの状態で、最近では食事摂取量も低下してきている。エンドオブライフ時期に入ってきているが、穏やかな日々を過ごしている。

現在の処方内容

なし

引用文献

1 Iwasaki K, Satoh-Nakagawa T, Maruyama M, Monma Y, et al：A randomized, observer-blind, controlled trial of the traditional Chinese medicine Yi-Gan San for improvement of behavioral and psychological symptoms and activities of daily living in dementia patients. J Clin Psychiatry 2005；66（2）：248-252.

2 Matsunaga S, Kishi T, Iwata N：Yokukansan in the Treatment of Behavioral and Psychological Symptoms of Dementia：An Updated Meta-Analysis of Randomized Controlled Trials. J Alzheimers Dis 2016；54（2）：635-643.

コラム1

服薬アドヒアランス低下に要注意：老年病科病棟から

高齢者が「ふらふらする」「息苦しい」「体がだるい」などさまざまな症状の訴えで老年内科の初診を受診し、精査入院の結果、服薬アドヒアランス低下が原因であった例も少なくない。内服薬の飲み過ぎ（服薬回数を間違え多く内服していた。認知症で、内服したことを忘れて過剰に内服していた等。例えば、バセドウ病に対するメルカゾールを内服過剰し、甲状腺機能低下、高カリウム血症に対するカリメート内服過剰による低カリウム血症など）や中断（自己判断で利尿薬を中止し心不全が悪化）などアドヒアランスが遵守できないことによる有害事象が多い。

高齢者では、難聴により内服用法を誤解していた、認知症が背景にあって過剰に内服していた等、さまざまな理由で服薬アドヒアランスが低下する。入院を契機に、在宅医療へ切り替える患者も多くいるが、退院後に、訪問看護師や訪問薬剤師の導入で、服薬アドヒアランスが改善し、患者の安定した状況を目の当たりにすると、「事前に、在宅でのサポートを整え、薬剤の情報を把握し、薬剤管理を多職種連携できちんと行っていれば、この患者さんの入院も未然に防げたかもしれない」と感じることがある。

外来で、患者のアドヒアランス低下を把握することが難しく、日々のケアを行っている身近な存在でもあるヘルパー、訪問看護師やかかりつけ薬局の薬剤師などの多職種と連携し、患者や家族が理解できているか、自己中断していないか等を評価し、情報を共有することが重要である。

薬剤が必ずしも「不要な処方」と言い切れない事情

　在宅医療では、要介護度が高い寝たきりの高齢者など、ある程度生命予後が限られている時期の高齢者を診察することが多い。このような時期の高齢者の薬物療法のエビデンスはまだ乏しく、ADLへの大きな影響があり（例：抗凝固薬の中止による脳梗塞のリスク、骨粗鬆症治療薬の中止による大腿骨頸部骨折のリスクなど）、場合によっては死に直結する可能性もあり、これらの薬剤が必ずしも「不要な処方」と言い切れず、判断に迷う医療従事者が多いことが考えられる。

　実際のデータでみてみよう。匿名レセプト情報・匿名特定健診等情報データベース（NDB）の特別抽出データを用いて、在宅医療を受ける高齢者の死亡前1年間における薬剤処方実態を調査した研究では、この時期においても多剤併用の頻度は高いことが示された。心血管疾患の予防薬では、最も減少した薬剤はスタチンである一方、減少しなかった薬剤は抗凝固薬であり、医療従事者が抗凝固薬に対して慎重になっている可能性が示唆された。また、症状緩和目的の薬剤として、鎮痛薬や去痰薬等の処方頻度が増加していた。

参考文献

1. Hattori Y, Hamada S, Yamanaka T, et al：Drug prescribing changes in the last year of life among homebound older adults：national retrospective cohort study. BMJ Support Palliat Care 2024. Jul 13：bmjspcare-2022-003639. doi：10.1136/spcare-2022-003639. Epub ahead of print. PMID：35831182.

遠隔医療・遠隔看護の
背景・定義・法的根拠

亀井 智子

健康増進・疾病予防、医療（一次予防から三次予防）としての遠隔支援

　近年の高速インターネット通信網の発展により、情報通信機器を活用した在宅における健康増進、疾病予防、遠隔医療、遠隔診療、遠隔モニタリングなどの支援が広がっている。

　健康増進（一次予防）を目的とした支援では、モノがインターネットに直接つながるIoT（Internet of Things）機器や体重計、血圧計、ウェアラブル機器と連動したスマートフォンアプリケーションによる脈拍、睡眠、歩数、歩行距離など健康情報を一般の人々の健康管理意識の醸成に役立てられるようになった。

　また、疾病予防である二次予防としては、企業などの健康管理組合による健康診査後の特定保健指導を遠隔保健指導として行っているものもある。そして三次予防としては、専門職による医療としての遠隔支援として、医師が行う遠隔診療、看護職（保健師・看護師・助産師）による遠隔保健指導や相談、栄養・食事相談などの取り組みが広がっている。

　これらは、健康な人を対象とした健康増進、疾病予防や重症化予防を目的としたものと、医療として行われるものとに大別される。

医療としての遠隔医療・遠隔看護とその背景

　医療の一形態としての遠隔医療の始まりは、米国で1959年に電話を利用して180kmほど離れた医療機関間で双方向の映像接続が行われたことや、1960年代にNASA（米国航空宇宙局）が宇宙飛行士の健康管理を目的として、地球からの遠隔医療と遠隔コミュニケーション技術を開発したこと[1]に遡るといわれている。1964年に、米国でテレビ電話を用いた遠隔医療が開始され、1970年代以降、都市部から離れた遠隔地域や離島の医療の向上のため、研究と実践が拡大していった[1]。1974年に医療分野の国際的な用語集であるSNOMED-CT[2]が公開され、遠隔医療の情報管理や意思決定に活用されるようになった。

　1993年に米国遠隔医療協会（ATA）[3]が設立され、1999年にメディケアが遠隔医療への医療費の支払いを開始している[4]。

　2010年後半には、遠隔医療の有効性に関する科学的根拠（エビデンス）を検討した論文が盛んに刊行されるようになり、慢性疾患の増悪予防や再入院予防、医療費抑制効果、生活の質の向上効果などが検証されていった。これらにより、低コストでどこに暮らす人々にも医療を提供できる遠隔医療が医療の形態として広がることとなった。また、世界的なCOVID-19感染拡大を背景

として、2020年を機に遠隔医療のニーズがより高まり、活用が広がった。

　一方、わが国では、1971年の心電図の伝送がその始まりとされるが[5]、医師法第20条（無診察診療の禁止）に遠隔医療が抵触するのではないかとの懸念から、その後もしばらく広がることはなかった。その後25年を経て、1996年に厚生省（当時）遠隔医療研究班が設置され調査研究が進められた。医師法解釈に関しては、1997年[6]、2003年[7]、2011年[8]、2015年[9]に厚生省・厚生労働省から通知が発出され、具体的な対象の例も示された。また、施策の面では、e-Japan戦略（2001年）[10]を経て、未来投資会議[11]（2016年）では遠隔診療の診療報酬化が取り上げられ、Soicety5.0（第5期科学技術基本計画（2016年～）[12]でも、医療・介護への新たな価値としての遠隔医療が推進されるようになっている。

遠隔医療に関連する用語とその関係性

　遠隔医療や遠隔看護はデジタル技術を活用した医療の形態であり、私見ではあるが、現時点では「デジタルヘルス」という用語を最上位概念として整理できる（図1）[13]。

　「遠隔医療（テレヘルス）」は、医療専門職が医療の一環として遠隔地からの診療や保健指導などを行うこと全般を指す。そして、医師が遠隔医療技術を活用して診療するものを「遠隔診療（テレメディスン）」といい、看護職が活用することを「遠隔看護（テレナーシング）」、理学療法

図1　遠隔医療に関連する用語の関係図（各種資料からの私案）

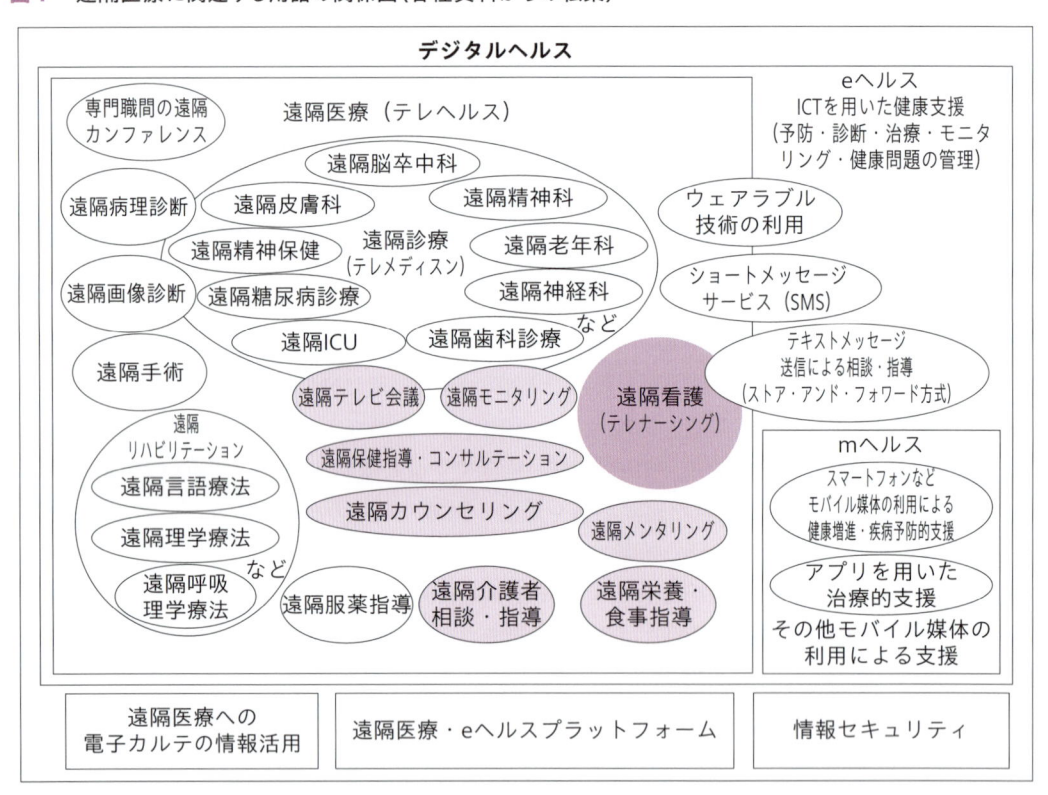

亀井智子：第6章看護における情報システムの活用例，地域における情報システムの活用例－遠隔看護（テレナーシング）．太田勝正，前田樹海編著，エッセンシャル看護情報学 2025年版．医歯薬出版，東京，2025：134．より一部改変して転載

に活用することを「遠隔リハビリテーション」などと称すると理解しやすい。

遠隔医療には、専門職種間の「遠隔カンファレンス」「遠隔病理診断」「遠隔画像診断」など、直接利用者と対面しない形態のものや、遠隔手術などの医療方法も含まれる。そして、直接利用者（在宅療養者）へ支援を行う方法では、「遠隔保健指導」「遠隔コンサルテーション」「遠隔カウンセリング」「遠隔メンタリング」などが位置づく。「eヘルス」は電子的媒体を利用したいわゆる健康支援を意味し、「mヘルス」はモバイル機器や技術を使用した健康に関する支援であると筆者は整理し、これら2つは健康増進、予防活動の方法であると捉えているが、これらの用語は混乱して使用されているのが現状である。

遠隔医療・遠隔看護の対象と提供機関

医療としての遠隔医療・遠隔看護の対象者は、診療報酬算定を念頭に置く場合、当該医療機関の通院（登録）患者となる。コロナ禍を経て、オンライン診療（わが国の遠隔診察の呼称）はかかりつけ医などでは初診から可能となり、一定の要件下では薬剤処方も可能である。

遠隔医療では、遠隔診療を提供する場は医療機関であることが基本であるが、特例的に、医師が常駐しないオンライン診療のための診療所の開設も可能となっている【14】。遠隔看護を提供する場としては、医療機関（病院）のほか、訪問看護ステーションが挙げられる。

遠隔医療の法的根拠と診療報酬

わが国では、各職種の職務・資格に関する法令（医師法、他）に遠隔医療を提供する場合の規定を示しているものはないが、2018年に「オンライン診療の適切な実施に関する指針」【15】が策定され（2022年一部改訂）、医師については、オンライン診療に責任を有する者として、研修を受講することが義務とされている【16】。図2のとおり、医師-患者間のオンライン診療、およびオンライン受診勧奨は医師が行うものとされ、診療報酬評価がされている。そして、遠隔看護、遠隔リハビリテーションなどは、診断などの医学的判断を含まない一般的な情報提供としての遠

図2 テレナーシングの位置づけ

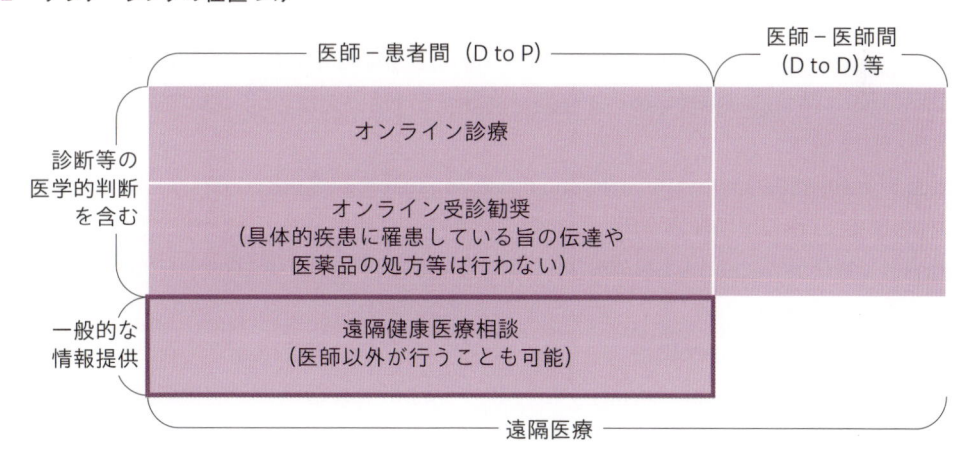

厚生労働省：オンライン診療の適切な実施に関する指針．2018．より引用

隔健康相談や遠隔医療相談に位置づけられる。

　2018年は診療報酬に関するマイルストーンとなる年であった。同年に慢性閉塞性肺疾患（COPD）病期Ⅲ Ⅳで在宅酸素療法を行う者への遠隔モニタリング加算[17]ほかが、2022年の診療報酬改定では、「がん患者指導管理料　ロ 医師、看護師又は公認心理師が心理的不安を軽減するための面接」をICTを用いて行った場合に診療報酬が算定可能となった[18]。複数の医療機関のICUをネットワーク化して支援するテレICU（特定集中治療室遠隔支援加算）[19]が2024年に新設され、医師・看護師やその他の職種の配置などが算定要件となっている。コロナ禍では、期間を限定した措置がとられ、難病、糖尿病、在宅自己注射などで特定疾患管理指導（医学管理料）の算定が認められた。また、オンライン診療による薬剤処方は、診療録などで基礎疾患の状況が把握できない場合、7日間が上限であり、いわゆるハイリスク薬の処方はできない[20]。このように、わが国でも、遠隔医療に健康保険制度による診療報酬評価が進んできたところである。

引用文献

1　eVisit：History of Telemedicine Infographic．2020．
https://evisit.com/history-of-telemedicine-infographic（2024.8.12アクセス）

2　柏木公一：国際医療用語集SNOMED-CTの成立と概要，日本への影響．情報管理 2008；51（4）：243-250．

3　The American Telemedicine Association：Telehealth Nursing Fact Sheet, 2018．
https://www.americantelemed.org/resources/telehealth-nursing-fact-sheet/（2024.8.12アクセス）

4　The official U.S. government site for medicare．2020．
https://www.medicare.gov/coverage/telehealth（2024.12.18アクセス）

5　日本医療学会編：テレメンタリング．中山書店，東京，2007．

6　厚生労働省：情報通信機器を用いた診療（いわゆる「遠隔診療」）について．1997．
https://www.mhlw.go.jp/content/10800000/tushinki01.pdf（2024.8.12アクセス）

7　厚生労働省：「情報通信機器を用いた診療（いわゆる「遠隔診療」）について」の一部改正について．2003．
https://www.mhlw.go.jp/bunya/iryou/johoka/dl/tushinki02.pdf（2024.8.12アクセス）

8　厚生労働省：情報通信機器を用いた診療（いわゆる「遠隔診療」）について」の一部改正について．2011．
https://www.mhlw.go.jp/bunya/iryou/johoka/dl/tushinki03.pdf（2024.8.12アクセス）

9　厚生労働省：「情報通信機器を用いた診療（いわゆる「遠隔診療」）について．2015．
https://www.mhlw.go.jp/file/06-Seisakujouhou-10800000-Iseikyoku/0000094451.pdf（2024.8.12アクセス）

10　内閣府：e-Japan戦略．2001．
https://www8.cao.go.jp/kisei/siryo/030328/3-02.pdf（2024.9.24アクセス）

11　内閣府：未来投資会議．2016．
https://www.kantei.go.jp/singi/keizaisaisei/miraitoshikaigi/index.html（2024.9.24アクセス）

12 内閣府：第5期科学技術基本方針．2016．
https://www8.cao.go.jp/cstp/kihonkeikaku/index5.html（2024.8.12アクセス）

13 太田勝正，他編：看護情報学2025年度版，第6章看護における情報システムの活用例，1.地域における情報システムの活用例−遠隔看護（テレナーシング）．医歯薬出版，東京，2025．（印刷中）

14 厚生労働省：特例的に医師が常駐しないオンライン診療のための診療所の開設について．2024．
https://www.mhlw.go.jp/content/10800000/001202605.pdf（2024.8.12アクセス）

15 厚生労働省：オンライン診療の適切な実施に関する指針．2018．
https://www.mhlw.go.jp/content/12601000/000901835.pdf（2024.8.12アクセス）

16 厚生労働省：オンライン診療研修実施概要．2020．
https://telemed-training.jp/entry（2024.8.12アクセス）

17 厚生労働省：平成30年度 診療報酬点数医科：第2章特掲診療料：第2部在宅医療：第2節在宅療養指導管理料：第1款在宅療養指導管理料-C103.在宅酸素療法指導管理料．2018．

18 診療報酬点数，B001_23がん患者指導管理料．

19 厚生労働省：令和6年度診療報酬改定の概要【入院II（急性期・高度急性期入院医療）】．2024．
https://www.mhlw.go.jp/content/12400000/001224803.pdf（2024.8.12アクセス）

20 厚生労働省：初診からのオンライン診療の取扱いについて．2021．
https://www.mhlw.go.jp/content/10803000/000853001.pdf（2024.8.12アクセス）

慢性疾患で在宅療養する人への遠隔医療と多職種協働

亀井 智子

遠隔医療・遠隔看護と多職種連携のためのPeople-Centered Careによる支援

　慢性疾患のセルフケア支援のための遠隔医療・遠隔看護・遠隔リハビリテーションなど（以下、遠隔医療・看護）では、利用者自身の主体性を引き出す多職種による支援が重要である。特に、遠隔医療・看護では、遠隔観察の限界や直接利用者に触れるアセスメントは行うことが難しいといった限界を念頭に置き、遠隔モニタリングを併用しながら、遠隔コミュニケーションと遠隔メンタリング、遠隔保健指導を提供することが必要である。これによって、本人と家族へのセルフケアを向上するための支援を行う。また、介護支援専門員、薬剤師、栄養士、介護福祉士やホームヘルパーなど、直接対面して支援を行う職種とも協働が必要となる。情報共有では情報漏洩のリスクも大きいため、情報管理を徹底する必要がある。

　在宅ケアは、本人の生活の場で行われるため、遠隔医療・看護であっても利用者・家族が主体的に自身の健康を守るための取り組みができるように支援する。また、疾病や障害とともに生活する人への支援では、長期的に伴走する支援の姿勢や、心身状態の変化を正確に把握して受診を勧めることもあるなど、対等なパートナーとしての働きかけを行うことが大切となる。このようなケアの受け手とのパートナーシップによる支援のあり方をPeople-Centered Care（ピープル・センタード・ケア：PCC）【1】【2】という。

　PCCは、在宅ケアを受ける個人や地域社会の健康問題を改善するために、ケアの利用者が主体となり、専門職はパートナーとして健康課題にともに取り組むことを指している。

　パートナーシップの取り方には、次の3種類がある。「アプローチ型パートナーシップ」では、まだ明確な問題意識をもっていない市民が健康への関心を持ち、健康的な生活を送るための働きかけをするパートナーシップの取り方を指している。「サポート型パートナーシップ」では、疾患や症状をもちながら生活する市民への治療や療養をサポートする専門職としての関係性の取り方を指す。「共同推進型パートナーシップ」は、すでに健康問題に対して主体的に取り組んでいる市民とともに、さらなる取り組みを進める専門職の関係の持ち方である。

　パートナーシップの要素には8種類ある。市民と専門職が上下関係でなくパートナーとして互いを理解し、相手を信頼すること、互いを尊重する姿勢をもつこと、また、市民は市民として、専門職はそれぞれの専門性という互いの持ち味（強み）を活かして課題に取り組むこと、そして、互いが担う役割を明確にして、取り組むこと。これらが推進される過程で、市民と専門職はともに学び、意思決定を共有し、そして最終的には健康問題という課題をともに乗り越えていく、というケアのあり方がピープル・センタード・ケアである（表1）。

表1　People-Centered Careにおけるパートナーシップの構成要素

1．互いを理解する
2．互いを信頼する
3．互いを尊敬する
4．互いの持ち味を活かす
5．互いに役割を担う
6．共に課題を乗り越える
7．意思決定を共有する
8．共に学ぶ

高橋恵子，亀井智子，大森純子，他：市民と保健医療従事者とのパートナーシップに基づく「People-Centered Care」の概念の再構築，聖路加国際大学紀要 2018；4：9–17．より引用

　遠隔医療・看護では、利用者の健康改善の意識や主体的な治療に関する取り組みが必要であり、サポート型パートナーシップの姿勢を欠かすことはできない。利用者について理解し、利用者の持ち味や強みを見つけ、ともに考え、ともに課題を乗り越えていくよう敬意をもったパートナーシップを確立する必要がある。

多職種チームの役割と協働

　遠隔医療を医療機関が行う場合、院内の医師、看護師、薬剤師、情報システム・ネットワーク管理者、その他利用者の疾患特性に応じて理学療法士、栄養士、退院調整看護師などと連携することが必要となる。要介護高齢者などでは、介護保険制度による介護支援専門員やケアサービスを提供する複数の機関の多職種も協働・連携の対象となるであろう。必要に応じて、情報連携ツールなどを活用し、タイムリーな情報共有を進め、情報発信とケアへの情報利用を行うことが大切である。

引用文献

1　Kamei T, Takahashi K, Omori J, et al：Toward Advanced Nursing Practice along with People-Centered Care Partnership Model for Sustainable Universal Health Coverage and Universal Access to Health．Rev. Latino-Am. Enfermagem 2017；25：e2839．doi：10.1590/1518-8345.1657.2839

2　高橋恵子，亀井智子，大森純子，他：市民と保健医療従事者とのパートナーシップに基づく「People-Centered Care」の概念の再構築．聖路加国際大学紀要 2018；4：9-17．

慢性疾患在宅療養者への
遠隔看護の実際：事例から

亀井 智子

遠隔看護の定義

　日本在宅ケア学会による『テレナーシングガイドライン』では遠隔看護を「情報通信技術（ICT）と遠隔コミュニケーションを通じて提供される看護活動」[1]と定義している。離れた場所で暮らす人と看護職がつながることができる、新たな価値をもつ看護である。そのため、遠隔看護は、ベッドサイドの看護、訪問看護に続く"第3の看護"と言うことができる。

遠隔看護の種類と方法

　遠隔看護の方法は、現時点では次の2種類に大別される（表1）[2]。

表1　テレナーシングの種類

種類	看護職と利用者間のテレナーシング N to P（Nurse to People/Patient）		看護職間の専門的支援 N to N（Nurse to Nurse）
	テレナース↔利用者	テレナース↔心身状態の モニタリングが必要な利用者	看護職↔看護職
主な内容	情報提供、教育、相談、保健指導		情報提供、教育、相談、指導（ケアの利用者は参加しない）
利用者の例	●健康増進 ●健診後の生活習慣病予防 ●妊娠中や産後の女性と家族 ●子育て中の家族 ●慢性疾患をもつ人 ●家族・介護者　など	●慢性疾患をもつ人 ●モニタリング結果をもとにセルフケアへの支援が必要な人 ●症状変化をとらえて、それに応じた健康支援が必要な人 ●疾患の増悪の危険性があるため、モニタリングが必要な人 ●エンドオブライフ期にある人など	●看護職間のカンファレンス ●看護職間の情報提供、教育 ●看護職間のケアに関する相談、指導　など

亀井智子編著：テレナーシング-その理論と実践．照林社，東京，2024：15．より引用

1. Nurse to People（N to P）

　遠隔地の看護職が在宅療養者に看護を提供する方法である。インターネットとテレビ会議システムなどの機器を用いて遠隔で対面し、情報提供、教育、看護相談や保健指導、ケアのコーディネーションを行うものである。看護を受ける人のバイタルサインズの他、心身情報を遠隔モニタリングし、それらを評価して、遠隔看護相談や保健指導を行うものもある。

　テレナーシングに遠隔モニタリングを併用することもある。その場合、病状や変化の徴候を判断するため、利用者の何をモニタリングするのかあらかじめ明確化する必要がある。さらに判断の基準となる閾値（トリガーポイント）について医師の指示を確認する。そして、モニタリング情報から利用者に何が生じているかをアセスメントする上で、テレビ会議システムによる遠隔看護セッションを行って、看護観察や情報収集を行い、臨床推論を進めていく。

　図1に遠隔看護の概念モデルを示したが【2】、遠隔看護の前提は健康上のケアニーズをもつ人の存在であり、看護としての機能には、利用者への情報提供と情報共有、教育、看護相談、保健指導、メンタリング、ケアのコーディネートがある。そして、両者をつなぐ情報通信ネットワークの存在や、それにつながるIoT機器の使用、音声、映像、画像の利用者との共有が看護のプロセスである。遠隔看護は、直接の接触は行わないタッチレスケアとなる。帰結としては、利用者の心身の健康の安定、生活の質の向上、そして直接的に提供する看護との統合や遠隔多職種コミュニケーションによる連携がある。

2. Nurse to Nurse（N to N）

　看護職間のカンファレンスやコンサルテーションである。これは、一般の看護師が専門看護師や認定看護師、診療看護師（NP）などにケアについてのアドバイスを求めたり、カンファレンスを行うなど、（遠隔地の）看護職間で行われるものである。

図1　テレナーシング看護実践モデル

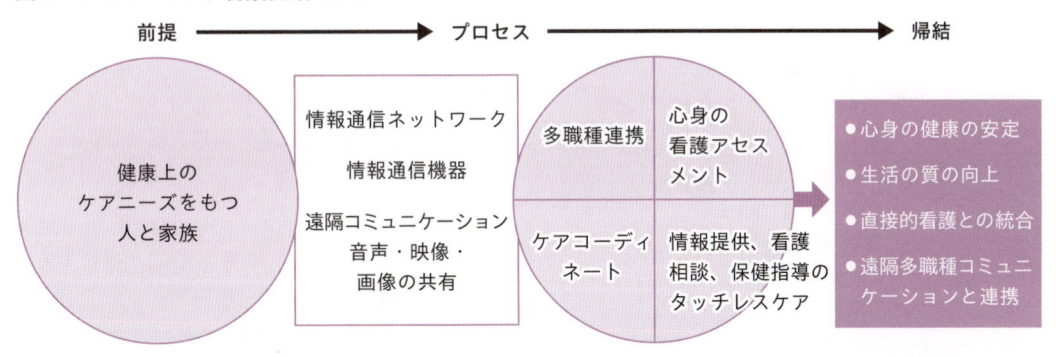

テレナーシングとは、「情報通信技術（ICT）と遠隔コミュニケーションを通じて提供される看護活動」。

亀井智子編著：テレナーシング-その理論と実践．照林社，東京，2024：10．より引用

テレナーシング導入基準

　遠隔看護相談や保健指導を中心としたテレナーシングの場合は、利用者宅のPCやタブレット端末などの器材やインターネット環境が必要である。そして、本人または家族が取り扱い可能であることが導入要件となる。また、在宅モニタリングに基づくテレナーシングを導入する場合は、本人と医療職間でモニタリングを行う項目と頻度、器材など具体的な実施方法を確認する必要がある。器材を使用するためには理解力や実際の取り扱いが必要となるため、表2の項目などを参考に導入の可否を検討するとよい【2】。導入後にも、定期的に状況を見て、中断・中止が必要と判断された場合は中止し、対面また訪問による支援に切り替える。

遠隔看護のプロセス

1. 利用者・家族・自宅環境のアセスメント

　可能であれば直接対面して面接し、対象者の状況を把握する。遠隔面接時には、表3のような観察と遠隔モニタリング情報から包括的に評価する【2】。

　自宅のインターネット環境と通信状況を確認し、使用器機操作が可能であるか、デジタルリテラシーを把握する。室内での利用者の身体部位などの観察には、自然光が適する。窓からの自然光が得られるようカーテンや障子を開けるように依頼する。自然光が不足する場合、蛍光灯、デスクライトの用意を依頼する。

表2　テレナーシング導入基準の例

領域	項目	内容
Ⅰ.認知機能	□ 器機の電源スイッチを押すことができる	・指に力を加えてスイッチが押せるか
	□ 使用する端末の画面タップ操作が行える	・正確に画面タップできるか
	□ 画面スワイプ操作が行える	・ほどよいスピードでスワイプできるか
	□ 看護師の説明が理解できる	・画面の不用意な長押しがないか
	□ 認知機能に低下がない	
Ⅱ.セルフケア意欲	□ 療養への意欲がある	・日常生活の規則性、療養の意欲を確認する
	□ 治療を理解し受け入れている	・医師の指示通りの服薬や治療を継続している
Ⅲ.四肢運動機能	□ 上肢、手指の知覚・感覚に問題がない	・指のしびれ、感覚鈍麻などが端末操作や計測用機器の使用に支障がない
Ⅳ.家族の協力	□ 家族の協力が得られる	・家族の意向を尋ね、協力が可能か確認する。独居の場合も可能な限り確認する
Ⅴ.自宅の環境	□ 計測機器・情報端末の設置スペースがある	・自宅内に専用の設置スペースが確保できる
	□ 無線インターネット環境がある	・自宅内にインターネット環境があるか、本人、家族に確認する
Ⅵ.医療・受療	□ 定期的に受診している	・受診歴、治療方針、治療経過を医師に確認する

亀井智子編著：テレナーシング-その理論と実践，照林社，東京，2024：103. より引用

表3 テレナーシングセッションのためのアセスメント項目

テレビ電話などによる観察から得る情報	・顔色、表情、声の張り、声のトーン ・創・痛み・浮腫の有無・部位など、疾患に応じた症状 ・食事・排泄状況、生活の自立度、身体可動性 ・服薬（内服・貼用・吸入・点眼・点鼻・坐剤・軟こう・注射）・インスリン使用、治療状況等 ・在宅酸素療法・在宅人工呼吸療法・在宅透析等の使用状況 ・日常生活の様子、趣味や楽しみ等
遠隔モニタリングを併用している場合のアセスメント	・血圧、脈拍、酸素飽和度、体温、体重、1日歩数、血糖値、睡眠時間、主傷病・副傷病に関連する症状等

亀井智子編著：テレナーシング-その理論と実践．照林社，東京，2024：17．より引用

2. 相互のコミュニケーション

オンライン上のコミュニケーションでは、言語的・非言語的コミュニケーションの両者が重要である。言語的には、専門用語を避け、ゆっくり、はっきりとした発語を行う。オンライン上では、言葉を発するのは1人ずつでなければならない現状である。

また、聞き間違えが起こりやすい言葉も多い。「さ行」で始まる言葉など、特に高齢者には聞き取りにくい。言葉のバリアフリーを念頭に、言い換えが可能な場合、わかりやすく話す。説明する際は、カメラに対して正面から行うか、横向きで行うか、どの角度でwebカメラに写すと正しく伝わるか、考えて行う。

非言語的コミュニケーションでは、ディスプレイ全体を利用し、テレナースの表情、うなづき、リアクションを表現する。うなづく場合、言葉に加えてゆっくりと大きく頭を上下に振る。NO（いいえ、違う）の場合は、大きく左右に首を回す。意外な言葉で驚いたときは両手を広げて驚いた表情や態度を表現する。これらは、画面越しの利用者にテレナースの反応を明確に伝える非言語的コミュニケーションスキルとなる。

また、窓やドアを閉めてもらい、周囲の静寂さを把握し、同席者の有無を確認してからセッションを開始する。

3. ケアの評価

利用者のヘルスアウトカムの向上、病状の安定性、心配ごとの解消、看護職との関係性などを評価する。

テレナーシングと在宅支援の視点

慢性疾患、難病など、長期的に療養支援が必要な人々へは、テレナーシングによって継続的な支援が可能となるため有用である。心身情報を遠隔モニタリングすることで、より具体的に心身状態の変化をアセスメントでき、遠隔看護支援を行うことができる。

慢性疾患の経過は、1つの行路（course）と捉える「病みの軌跡」【3】の概念がある。疾患の

急性期、安定期、不安定期などの局面とその時どきの利用者の生活状態や反応を捉えて支援する必要がある。モニタリング情報を送信するのは在宅療養者や家族自身であるため、看護職は受け取った情報をもとに、遠隔地の利用者をアセスメントし、必要な遠隔看護相談・保健指導などを提供するとともにメンタリングを行う。

COPD在宅酸素療法実施者への遠隔モニタリングに基づくテレナーシング

　COPD在宅酸素療法実施者は、『COPD（慢性閉塞性肺疾患）診断と治療のためのガイドライン』[4]に沿った包括的なセルフマネジメント支援を行うことが重要となる。息切れ、日常的な身体活動の維持、うつなど心身の状態が良好であるか、遠隔地から定期的にモニタリングすることで、急性増悪への早期対処が可能となり、救急受診や入院を回避することができる。特に、在宅酸素療法を行う者では呼吸不全の増悪が生じやすいため、セルフマネジメント支援の方法として、在宅モニタリングに基づくテレナーシングは適している。

主なモニタリング項目と遠隔セッションの具体例

　『テレナーシングガイドライン』では、COPD III・IV期で在宅酸素療法を行う場合、表4の項目を主なモニタリング項目としている[1]。これに加え、診療報酬の算定要件では、酸素供給器の稼働状況が必要となる。

　遠隔看護のセッションでは、まず、顔色や呼吸の様子を観察する。数歩の歩行や機器の設定などの身体労作でも息切れの増強をきたすことがあるため、セッション開始時に肩呼吸がないか、会話が可能であるか確認する。動脈血酸素飽和度（SpO_2）は安静時、運動負荷時の両者を把握する。セッションの途中でも排痰を行えるように、水分摂取を勧め、排痰があった場合には色を説明してもらう。その際には、色見本カードを渡しておくと利用者は説明しやすい。痰の色から気道状態などを推測できるようになる。在宅酸素療法を行う者では、使用時間、酸素供給器の手入れ、運動・安静・睡眠時の流量設定の変更は医師の指示通り行えているかを確認する。病状が安定している場合は、1日20分程度の外出歩行、下肢・上肢、頸部、肩などのストレッチ運動や筋

表4　慢性閉塞性肺疾患（COPD）療養者の主なモニタリング項目と留意点の例

モニタリング項目	留意点
酸素飽和度（SpO_2）	酸素化の指標であるSpO_2の変化の把握は、急性増悪の早期発見に有用である。低下時には痰の性状や身体可動性を含めて、呼吸状態を評価する。また在宅酸素療法を実施している場合は、正しく酸素吸入を行っているか確認する
体温	呼吸器感染症による発熱を評価し、呼吸状態悪化の早期発見につなげる
睡眠時間・深さ	呼吸状態が悪化している際には、不眠や浅眠になりやすい。このような状態の際には、自覚症状の有無や身体可動性の状況なども合わせて評価する
呼吸困難感	肺うっ血に伴う呼吸困難感を息切れや呼吸回数、息切れのスケール等で評価する
咳・痰	呼吸器感染症によって急性増悪するため、咳の回数や種類、痰の量や色を評価する

日本在宅ケア学会編：テレナーシングガイドライン．照林社，東京，2021：31．より引用

力トレーニング、横隔膜呼吸など遠隔呼吸リハビリテーションを行うことにより、胸隔の動きが改善して、呼吸が楽に行えるようになる。夏季など食欲が落ちている場合、口当たりのよい食品や果物など、水分が多い物の摂取を勧める。

事例から

Aさん、67歳、男性、独居。

　Aさんは、COPDのため在宅酸素療法を受けている。COVID-19感染拡大前までは、毎日の散歩を日課としていたが、コロナ禍により外出を止めざるを得なくなり、コロナが明けた現在も、以前のような外出は躊躇されている。

　日々の遠隔モニタリングでは、SpO_2、血圧、脈拍のほか、食欲や睡眠、息切れの程度などは安定していることを確認している。テレナースは、遠隔呼吸リハビリテーションを提供し、胸郭のストレッチ、肩関節の運動、セラバンドを用いた下肢の筋力トレーニングなどを週1回行っている。リハビリ後には、「呼吸が楽になった」との発言があり、筋力を維持することの重要性を理解されている。

　テレナーシングを開始してから呼吸不全の増悪は生じていない。背部に痛みの訴えがあった際、その部位を観察し、膿瘍があることをテレナースが確認し、皮膚科受診を勧めた。その結果、排膿処置につながり、排膿部位の遠隔観察を継続し、治癒まで観察を行った。娘が時折Aさん宅を訪問しているが、排膿処置後には背部の写真を撮影し、それをテレナーシングモニターセンターに送信してくれるなど、家族とも連携をとることができた。

　呼吸器科医師とのテレナーシングは、開始時のテレナーシングプロトコルの確認とトリガーポイントの指示を得たのち開始した。医師にはモニタリング結果を文書で定期報告し、外来診療時には医師がそれを診療に活用し、外来の様子は、時折テレナースに報告が入った。

　COPD在宅療養者では、心身状態のモニタリングデータに基づくアセスメントや、呼吸リハビリテーション（運動や在宅酸素療法の管理）の継続は重要であるが、呼吸器症状ばかりでなく、普段と異なる症状に気づき、保健指導を行い、家族とも連携することで、重症化リスクを低減し、安定した生活を送ることができる。息切れが増強せずに過ごすことができれば、生活の質の維持が可能となる。

引用文献

1　日本在宅ケア学会編：テレナーシングガイドライン．照林社，東京，2021：31．

2　亀井智子編著：テレナーシング-その理論と実践．照林社，東京，2024．

3　ピエール ウグ編，黒江ゆり子，市橋恵子，寳田穂：慢性疾患の病みの軌跡―コービンとストラウスによる看護モデル．医学書院，東京，1995．

4　日本呼吸器学会編：COPD（慢性閉塞性肺疾患）診断と治療のためのガイドライン2022（第6版）．メディカルレビュー社，東京，2022．

家族介護者への支援の特徴と
その根拠

加瀬 裕子

家族介護者への支援

　在宅ケアを実践する上で、家族介護者への支援は重要である。なぜなら、第一に、在宅ケアは家族介護によって多くの部分を担われているからである。第二に、ケアを受ける本人の生活の質（Quality of Life、以下QOL）と、家族介護者のQOLは切り離しては考えられないからである。例えば、家族介護者がうつ状態であれば、ケアを受ける人への介護は十分に行われず、ネグレクトにつながる可能性も生じる。したがって、家族介護や友人などインフォーマルな支援者と公的なサービスとの連携のもとに、効果的な在宅ケアを提供するためには、家族介護についての理解と支援が求められている。

1. 介護は共同体生活単位としての家族機能の一部である

　わが国では、戦前までは家族は家長（戸主）を中心とする強固な組織であった。戸主の権限が強く、家族メンバーが婚姻や居住地の変更をする際には戸主の同意が必要であった。現憲法のもとでいう「両性の平等」は、今では当たり前のことのように思えるが、憲法24条にある行為を戸主の同意を得ずに行えば、戸主は家族を離籍（離縁）する権利を持っていた（図1）。そのような制度であった背景には、家族は生産単位としての機能を持つことが挙げられる。農耕社会では家

図1 戸主の権限から家族の平等な役割に

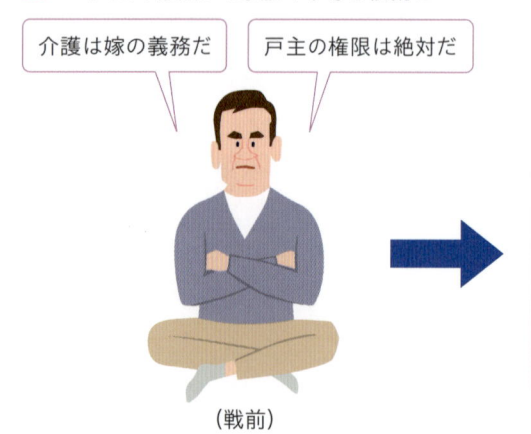

介護は嫁の義務だ　　戸主の権限は絶対だ

日本国憲法24条
婚姻は、両性の合意のみに基づいて成立し、夫婦がの権利を有することを基本として、相互の協力により、維持されなければならない。
②配偶者の選択、財産権、相続、住居の選定、離婚ならびに婚姻および家族に関するその他の事項に関しては、法律は、個人の尊厳と両性の本質的平等に立脚して、制定されなければならない。

（戦前）　　　　　　　　　　　　　　　　　（現在）

族は生産単位として重要であり、長男ひとりが相続することで農地（生産手段）を維持することが可能になった。次男や三男は、「部屋住み」と呼ばれ、一生「家」のために働き続けることも珍しくなかった。その反面、戸主は家族を養い、子どもの養育や老人の扶養という、共同生活単位としての家族を守る責任を負った。このような「家族主義」のもとで、国家は家族による介護を医療政策に組み込み、精神障害者の「私宅監置」が認められるなどの事態が生じた（図2）。戦前、政府は、わが国には「家族主義の美風」があるために西洋型の社会保障制度は必要ないとまで国会答弁している。こうして、1900年から1950年まで（沖縄では本土返還される1972年まで）、家族が精神障害者を自宅に監禁することは合法であった。

　現在では、企業の被雇用者が生産活動の中心となり、子ども全員に相続権が認められ、家族の生産単位としての機能は縮小した。核家族化が進み、消費単位としての機能も変わり、「家」を維持するという考え方も変化しつつある。家事や子どもの養育など共同生活単位としての機能は、担い手であるメンバーが少なくなっても、依然として無償労働に支えられている。2022年の国民生活基礎調査によると、主介護者は、同居の家族で68.9％、別居の家族で71.1％が女性であった。さらに、60歳以上同士の介護が77.1％であり、介護は高齢女性によって担われている。

　介護は家族としての共同生活単位機能の一部であり、生産単位機能や消費単位機能としての特徴を反映する。家族介護の質や特性は、家族全員が働いている、金銭的に倹約した生活を信条としている、「家族主義」の影響、などの家族全体の個別事情を総合して理解することが必要である。

2. 家族介護者の負担感やストレスを回避する支援

　2022年の国民生活基礎調査によれば、高齢者が要介護となった原因としては「認知症」が23.6％で最も多く、次いで「脳血管疾患（脳卒中）」が19.0％である。要介護度が上がるとこの

図2　私宅監置

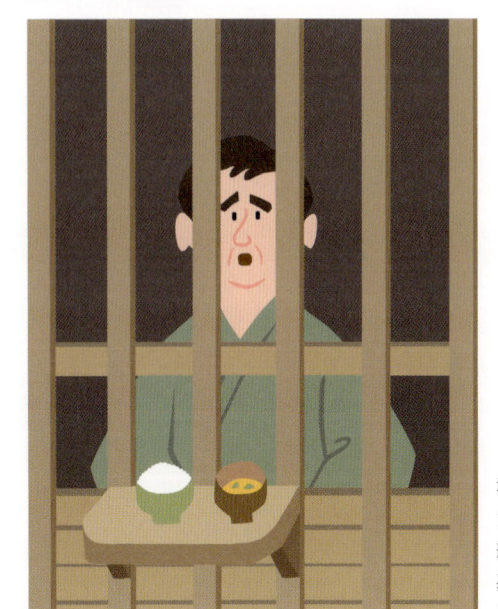

私宅監置とは、精神障害者や精神病と疑われた者を、家族が、自宅の一室や敷地内に作った小屋に閉じ込めておく仕組みのことである。1900年に制定された精神病者監護法に基づくもので、警察（のちに保健所）に届け出た上で家族による私宅監置が行われていた。

割合はさらに高くなる。また、在宅ケア、家族支援のキーワードで医中誌とCiNiiのデータベースを検索すると、半数以上の文献が認知症関連の論文であった。そこで、家族支援のケアスタンダードについては、認知症の人を介護する家族について検討することから考えていくことにする。

ブロダティは133の文献を整理し、認知症の家族介護者は、いくつかの理由でケアを提供するように動機づけられると述べている[1]。つまり、多くの研究によると、家族介護は愛や互恵の感覚、精神的な充足感によって動機づけられることが報告されている。その一方で、義務感、罪悪感、社会的圧力によって動機づけられている可能性も指摘されている。ブロダティは、認知症の人の家族介護についてはネガティブな側面が注目される傾向があるが、認知症の人のケアはポジティブな結果を生み、一体感を楽しむなどのポジティブな経験をしたとの報告を紹介している。しかし、認知症の人を介護する家族の心理的苦痛とストレスのレベルは、他の患者をケアする介護者よりも有意に高かった。逆に、達成感や幸福感は有意に低かった。

それでは、どのような家族が認知症の人をケアすることで、より大きな負担感やうつ病など心理症状を生じやすいかに関して、表1にその「予測因子」と、反対に負担感や心理的症状を少なくする「緩和因子」をまとめた[2]。

表1の内容を見ていこう。

1）「基本属性」について

女性であること、配偶者であること、年齢が若く、同居している家族、経済的に不十分な状態に置かれている家族が危険因子であると予測されている。認知症のタイプとしては、前頭側頭型認知症が危険因子であると報告されているが、前頭側頭型認知症の患者は人格変容や行動障害が早期から生じやすいことが原因であると考えられる。

備考に「患者と介護者の年齢、認知症の期間、およびBPSDのレベルを制御する」とあるのは、若い患者であること、介護者が若いこと、介護期間が短い、BPSDがあるなどが互いに影響して家族介護者の負担感や心理症状を増大するという意味である。

したがって、認知症の行動・心理症状（behavioral and psychological symptoms of dementia：BPSD）のレベルや期間・年齢などの要因を除くと複数の研究で認知症のタイプによる違いはない、ともコメントされている。

2）「期間」について

期間が短いことが家族介護者のストレスや負担感を増大させるとなっているが、逆に短い介護期間はストレスを少なくするという結果も出ている。表1において負担感を増大させる予測因子と緩和因子の両方の欄に記載されているのは、誤記ではない。つまり、2つの矛盾するエビデンスが示されているということである。さらには、違いはないというエビデンスもあるので期間についての解釈は複雑であるが、ケアスタンダードとしては、介護期間の短い家族であるといえども、介護者の個別事情を加味して、ストレスや負担の発生に留意することが重要であると思われる。

表1 認知症の人を介護する家族の負担感と心理症状発生についての予測因子と緩和因子

	より大きな負担感と心理的症状の発生	より低い負担感と心理的症状の発生	備考
基本属性	・女性 ・配偶者、特に同居している若い介護者 ・低所得または経済的に不十分な状態の介護者	・男性 ・非配偶者（例：子ども・義理の子ども） ・別居している介護者 ・よりよい財政や資源状態の介護者	・被介護者が男性で行動障害がある場合、介護者の性別による差は生じない可能性がある

認知症についての変数

	より大きな負担感と心理的症状の発生	より低い負担感と心理的症状の発生	備考
認知症のタイプ	前頭側頭型認知症	前頭側頭型認知症以外の認知症	・ほとんどの研究は、異なるタイプの認知症患者の介護者が同様のレベルのストレスを経験することを示している ・患者と介護者の年齢、認知症の期間、およびBPSDのレベルを制御すると違いが出る
期間	短い期間	短い期間	・介護期間と介護者の負担感に関連はないとする研究もある
重症度	・被介護者に神経精神症状と行動上の問題が多い ・日常生活活動能力の障害、特に失禁	・被介護者に神経精神障害や行動上の問題が少ない ・日常生活活動能力の維持	・先進国のほとんどの研究では、認知機能の低下と介護者の心理的健康との間に有意な関係は見つかっていない
人間関係	・家族介護者と被介護者の人間関係の質が低く、現在と過去の親密さのレベルが低い	・家族介護者と被介護者の現在と過去の人間関係がよい	・文化の違いがこれらの関連を媒介するかもしれない

家族介護者についての変数

	より大きな負担感と心理的症状の発生	より低い負担感と心理的症状の発生	備考
性格	・高レベルの神経症的傾向、感情表現のレベルが高い ・低い（または回避的な）愛着スタイル	・より強い愛着スタイル、高度な自己効力感 ・介護者としての能力に対する自信を深め、負担レベルが軽減する	・家族介護者のうつ症状のレベルにより、神経症的傾向のレベルを予測することができる
家族介護者の役割についての認識と経験	・介護者としての役割に自信がない	・介護者としての能力に自信がある	
対処方法	・感情に基づく対処、対峙的対処	・問題に焦点を当てた対処 ・肯定的な再評価（リフレーミング）	・家族介護者の問題対処スタイルは、不安に関連している可能性がある。うつ病は、負担感や健康不良の要因に関連している

ブロダティらの作成した表（文献1）をヴァン・デン・キブーマらの文献2で補完して筆者作成

3)「認知症の重症度」について

被介護者の認知機能の障害（中核症状）が重度であるかどうかより、神経精神症状（興奮・精神病・気分障害など）と行動症状、言い換えるならBPSDの存在が問題となる。開発途上国の研究では、ADLのうち失禁が例に挙げられているが、これも周辺症状と呼ばれるBPSDである。

4)「家族介護者側の要因」について

介護者自身の身体的健康に問題がある、神経症傾向がある、メンタルヘルス問題の家族歴があるなどは、介護負担感と心理症状の増大の「危険因子」となる可能性がある。また、家族介護者と被介護者の人間関係の質についても、過去にわだかまりのある関係であれば家族介護を困難にする。現在においても親密さの薄い関係は、家族介護者のストレスを高める「危険因子」であるが、介護者としての役割についての知識があり、介護に対する自己効力感と習熟度の低さ、などにより緩和される。

このように、認知症の人自身の病態と性格による要因、家族介護者側の要因が、家族介護者の負担感と心理的症状を増大させる因子となる可能性が過去の研究により示されている。なお、わが国においては、前に述べたような「家族主義」の歴史からの微妙な影響があることに留意し、少数の家族メンバーに介護の義務が負わせられる可能性にも注意するべきである。

前出の表1は、認知症の人を介護する家族のストレスや負担感につながる因子「予測因子」やストレスや負担感を和らげる因子「緩和因子」を示すものである。しかし、肺がん患者の家族介護者についての最新のメタアナリシスでも、家族介護者の社会的サポートや対処方法、自己効力感が脆弱であると家族介護者の負担感や心理症状の出現につながることが報告されている【3】（図3）。

3. 認知症の行動・心理症状（BPSD）についての理解を促し対処する方法を支援する

家族介護者の困難には、さまざまな影響を及ぼす要因が複雑に影響を与え合うことを見てきた

図3　不安やストレスが少ない家族介護者

介護サービスや
社会的サポートを
利用できている。

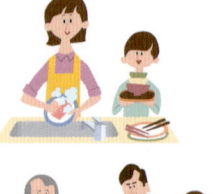
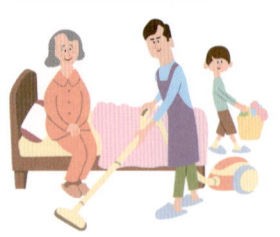
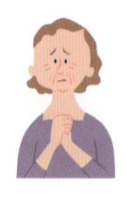

自己効力感や
介護者としての
自信がある。

問題が起きたときに
対処する力がある。

が、その中で家族支援として訪問看護師がかかわることが可能な要因は何だろうか。例えば、前頭側頭型認知症の患者で奇妙な行動が早くから出現したとしても、家族介護者がそのことを予測し「問題に焦点を当てた対処スタイル」をとることができれば、ストレスは少ない。介護者としての自信を深め介護を継続するには、あらかじめの知識や問題解決の方法を複数知っていることが大切である。同様に、家族介護者が落ち着いて患者に適切な環境を与えることができれば、BPSDの発生を予防することができる。

　BPSDとは、図4に示すように、中核症状の周辺症状として起きる徘徊、睡眠障害、介護に抵抗する、などの症状である。BPSDは患者自身が日常生活を送ることや介護を困難にするので、問題行動・行動障害と呼ばれることもある。しかし、患者自身にとっては身体の不快や不安、あるいは現実の誤認から起きる当然の行動である。誤りを指摘し、説得するなどの対峙的対処ではなく、発生原因を探索することなど、問題を再評価することが問題解決につながる。

　例えば、日本の研究では入浴を行う上で家族介護者がストレスを感じることが報告されている【4】が、認知症高齢者が入浴を拒否するときには「脱衣が不安」「シャワーが怖い」などの理由がある。そうであれば、不安を取り除く方法や入浴の楽しさを思い出させる方法が有効である。手浴や足浴をする、着替えをする場所の温度を調節する、デイサービスでの入浴にするなど、さまざまな対処方法が考えられる。説得ではなく、本人や家族が納得できる方法を見つけることを専門職として支援することが認知症ケアの醍醐味である。

　それでは、このようなBPSDへの予防と対処方法（行動マネジメント）について家族介護者の理解を促すことは、在宅ケアの継続に有効であろうか。家族介護者のQOLの向上に役立ち、介護負担を軽減するだろうか。このような仮説をもって家族介護者に参加を募り、BPSDについて理解を促進し対処方法を一緒に考えるプログラムを提供し、効果を測定した介入実験が存在する。

　そこで、日本在宅ケア学会の家族支援エビデンス調査班では、そのような実験のうち、家族介護者の介護負担感やうつ症状を改善し、QOL向上の効果が測定された研究を収集した。弱いエビデンスではあるが、BPSDへの対処法を家族が習得するための支援は、効果が証明されていた。そこで、BPSDへの対処法を家族介護者に促す支援は、在宅ケアにおける家族支援として推奨できると判断し、『在宅ケア実践ガイドライン』に掲載した【4】。

図4　認知症の行動・心理症状（BPSD：周辺症状）

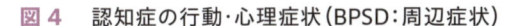
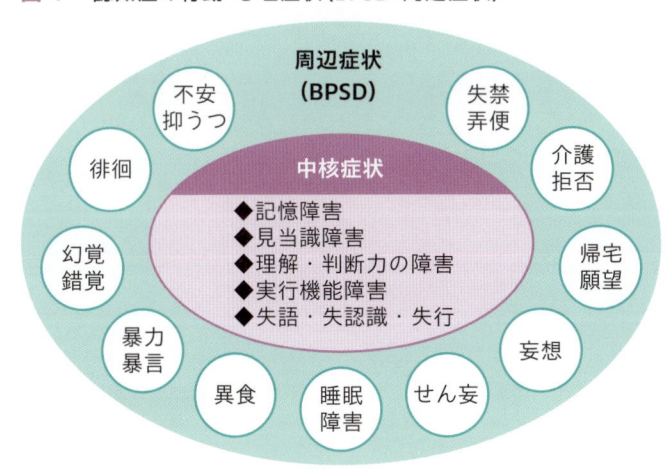

引用文献

1. Brodaty H, Donkin M. Family caregivers of people with dementia. Dialogues Clin Neurosci 2009；11（2）：217-228.
2. van den Kieboom R, Snaphaan L, Mark R, et al. The trajectory of caregiver burden and risk factors in dementia progression：A systematic review. J Alzheimers Dis 2020；77（3）：1107-1115.
3. Cochrane A, Reid O, Woods S, et al. Variables associated with distress amongst informal caregivers of people with lung cancer：a systematic review of the literature. Psycho-oncology 2021；30（8）：1246-1261.
4. 日本在宅ケア学会監修，日本在宅ケア学会ガイドライン作成委員会編：エビデンスにもとづく在宅ケア実践ガイドライン2022．医歯薬出版，東京，2022：158-172．

家族介護者の生活の質向上のための
多職種チームの役割と協働

加瀬 裕子

認知症の人を介護する家族の支援に成功した介入事例

　BPSDへの理解と対処を促す家族支援は、行動マネジメントの教育とも呼ばれ、世界の各地で研究が行われている。研究の結果、成功した介入は、短期間または「1回限り」の支援や説明会よりも、長期の介入のほうがうつ病や施設入所のリスクを減らすことに成功すると報告されている[1]。ブロダティらによるメタアナリシスでは、介入の成功の最も強力な要因は、介護者に行動症状の管理方法を教えるなど、構造化されたプログラムに介護者と患者が参加することであると報告されている[1]。

　日本在宅ケア学会の『在宅ケア実践ガイドライン』の第8章「家族支援の臨床アウトカムへの有用性」において報告された介入実験も、構造化されたプログラムである[2]。家族介護者とともにターゲットとするBPSDを決め、ケア目標を決めて支援を行うPLSTモデルをはじめ、すべての介入が複数回のセッションから構成されていた。

　キャラハンらの研究では、介入は看護師2名で行われ、月1回程度、最長12か月間行われた。家族介護者は、看護師との面談のたびに、現在の症状とストレス要因を評価するために「記憶と行動の問題チェックリスト」を記入した。リストの項目には、身の回りの世話、反復行動、移動性、睡眠障害、抑うつ、激越や攻撃性、妄想や幻覚、家族介護者の身体的健康などが含まれていた。看護師は、家族介護者の回答に基づいて、認知症高齢者の行動症状の管理方法に関する個別の提案を行った。これらは、まず非薬物アプローチが試行され、非薬物アプローチがうまくいかなかった場合、看護師は主治医と協力して、うつ病、焦燥感、睡眠障害、妄想に対する薬物療法を実施した。看護師は、老年医、老年精神科医、心理学者で構成されるサポートチームと週1回のミーティングをもち、ケアの状況を検討し、標準的な手順が守られているかを確認した[2]。

　このような介入プログラムが行われた米国には日本のような介護保険がないため、多大な研究費を使って特別の在宅ケアチームとサポートチームが編成された。しかし、わが国で介護保険の在宅ケアチームと在宅医療チームを活用すれば、上記のような介入は可能であろう。訪問看護師が訪問時に「記憶と行動のチェックリスト」を記入し、BPSDへの対処方法を提案することはできそうである。参考までに、**表1**に家族介護者の介護負担度を測定する尺度（ZBI）を紹介する[3]。このような項目に気を配ることによって、家族介護者の負担感やその変化を知ることができる。

表1 Zarit 介護負担尺度(ZBI) 8 項目短縮版

- ●介護を受けている方の行動に対し、困ってしまうことがありますか。
- ●介護を受けている方のそばにいると腹が立つことがありますか。
- ●介護があるので、家族や友人と付き合いづらくなっていると思いますか。
- ●介護を受けている方のそばにいると、気が休まらないと思いますか。
- ●介護があるので、自分の社会参加の機会が減ったと思うことがありますか。
- ●介護を受けている方が家にいるので、友達を自宅によびたくてもよべないと思ったことがありますか。
- ●介護をだれかに任せてしまいたいと思うことがありますか。
- ●介護を受けている方に対して、どうしたらよいかわからないと思うことがありますか。

思わない0 　　たまに思う1 　　時々思う2 　　よく思う3 　　いつも思う4

荒井由美子，田宮菜奈子，矢野栄二：Zarit 介護負担尺度日本語版の短縮版（J-ZBI_8）の作成―その信頼性と妥当性に関する検討．日本老年医学会雑誌 2003；40（5）：497-503．より引用

アルツハイマー協会「認知症ケア実践推奨事項」にみる家族支援

　在宅ケアは、チームアプローチによって提供されるべきであることは、現在では広く理解されている。介護保険の枠内であるとはいえ、多職種による在宅ケアチームを作って在宅ケアを行うことは標準的な手順とされている。

　特に、認知症の人を在宅で介護する場合には、パーソン・センタード・ケア（個人中心のケア）を実現するためのチームによるケアが求められる。アルツハイマー協会は、エビデンスを公開した上で、ケアを提供する専門職用に「推奨する認知症ケア実践」を発表した。その実践の前提として、表2 に示したパーソン・センタード・ケア（個人中心のケア）を実現するための原則がベースにあるべきだとしている。

表2 　パーソン・センタード・ケアの基本原則

1．認知症の人を知る。
2．認知症の人の「現実」を認識し受け入れる。
3．認知症の人の社会とのかかわりをサポートする。
4．本当の思いやりのある関係を作り上げ育てる。
5．個人、家族、スタッフをサポートするコミュニティを作り上げ育てる。
6．ケアの実践を定期的に評価し、適切な変更を加える。

1. パーソン・センタード・ケアの原則

　まず、すべてのケアを提供するスタッフは、「認知症の人を知る」ことから始めるべきである。認知症の人を過去・現在の価値観、信念、興味、能力、好き嫌いなどを含めて、ユニークな個人として全体像を理解することが、「認知症の人を知る」ということである。その上で、認知症の人の視点で「現実」を捉えると、認知症の人の行動をコミュニケーションの一形態として理解することができるようになり、ケアする側のコミュニケーションも共感的で効果のあるものになる。

　また、認知症の人が社会とかかわる機会をつくり、継続を支援し、認知症が最重度となっても喜びや快適さ、人生の意味を感じられるようにする。「本当の思いやりのある関係」とは、認知症

の人が尊厳と敬意を持って扱われ、その個性が常にサポートされる人間関係のことである。ケアする側が「〜のために行動する」のではなく、「一緒に行動する」関係を築き育てていくことである。

　これらの実践は、訪問看護師の個人的「頑張り」でできるものではない。認知症の人と家族介護者、ケアを提供する専門職にとっても、ケアの場は一種のコミュニティである。お互いの違いを尊重し、成果や出来事をともに喜び、自主性に基づいてかかわり、経験を共有することができるコミュニティを形成し育てることは成功への鍵である。ケア実践は多職種からなるケアチームにより客観的指標を使って定期的に評価され、発見した事実はチームで共有し、コミュニケーションのあり方、プログラムの変更、実践方法について変更の必要性が検討される。

　アルツハイマー協会「認知症ケア実践推奨事項」は、図1にある9つの領域について推奨する実践を示している[4]。その内容を見ていこう。

2. 認知症の検出と診断

　ケア実践者は、認知障害の徴候と症状を理解しており、同時に、徴候と症状だけでは認知症と診断できないことも理解していなければならない。アルツハイマー協会による「認知症10のサイン」には、認知症と疑うべき警告事項が含まれている。家族介護者にこれらの事項が起きたかどうかを確認するか、スタッフがサインをチェックすることにより、認知症の診断の必要性について判断することができる（図2）。また、表3にMini Mental State Examination（MMSE）を示す[5]。このような簡易な尺度によって認知障害の程度を知ることはできるが、これによって認知症の診断を確定することはできない。担当者の選出を含めて、これらの尺度の使用についてはケアチームで話し合うべきである。

図1　科学的根拠によるパーソン・センタード・ケア

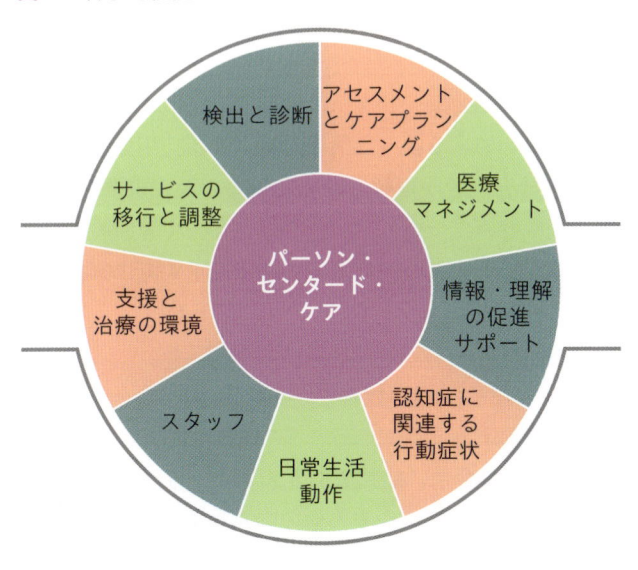

Alzheimer's Association：Dementia Care Practice Recommendations.
https://www.alz.org/media/documents/alzheimers-dementia-care-
practice-recommendations.pdf（2025.1.21アクセス）

図 2　認知症10のサイン

このような事項を見かけたら、認知症の診断を受けることをチームに提案しよう。

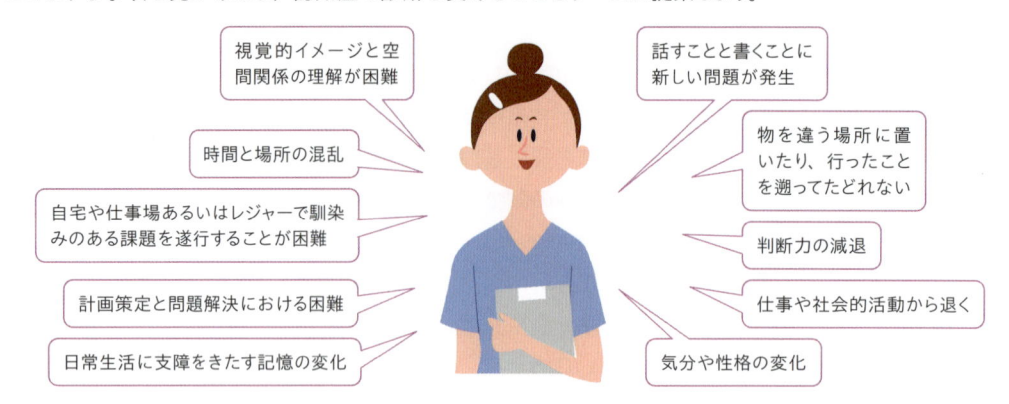

- 視覚的イメージと空間関係の理解が困難
- 時間と場所の混乱
- 自宅や仕事場あるいはレジャーで馴染みのある課題を遂行することが困難
- 計画策定と問題解決における困難
- 日常生活に支障をきたす記憶の変化
- 話すことと書くことに新しい問題が発生
- 物を違う場所に置いたり、行ったことを遡ってたどれない
- 判断力の減退
- 仕事や社会的活動から退く
- 気分や性格の変化

3. アセスメントとケアプランニング

　包括的なアセスメントを、定期的（少なくとも 6 か月ごと）に行い、タイムリーな中間評価を行って、認知症の人が尊厳をもって生きるのに役立つ課題を見つけて優先順位をつける。

4. 医療マネジメント

　認知症患者とその介護者への支援に際しては、健康とQOLを維持するために、継続的な医療ケアを受けることを勧める。認知症の人は、他の人と同様に別の疾患にかかるリスクもあるため、在宅での併存疾患の管理方法について主治医と相談することが重要である。さらに、認知症患者とその家族介護者にとって、病気、入院、家族介護者の死亡などの医学的または社会的危機が発生した場合に備えて計画を立てておくことは有効である。

5. 情報と理解促進のサポート

　病気の進行について家族介護者が理解し、予測ができるように情報を提供する。病気の初期段階で、パーソン・センタード・ケアについて家族介護者が理解を深めていることが重要である。初期に家族がケア実践者と個人のケアの価値観や好みについて話し合うことは、中等期および進行期、さらには終末期の計画を立てるのに役立ち、ケアについて重要な決定を下す際に家族介護者に安心感を与えることができる。

6. 認知症に関連する行動症状

　患者に認知症の行動・心理症状（BPSD）がある場合は、症状を引き起こしたり悪化させたりする社会的および物理的環境の要因を特定する。抗精神病薬やその他の向精神薬は通常、BPSDの軽減には適応されないため、非薬物療法を第一選択とするべきである。認知症患者の能力とニーズは時間の経過とともに変化するため、対策の有効性を定期的に評価し、効果が見られなければ、他のケアを実施する必要がある。参考までに 表 4 にBPSDを測定する尺度を示す 【5】。

表3　MMSE

	質問内容	回答	得点
1（5点）	今年は何年ですか。 いまの季節は何ですか。 今日は何曜日ですか。 今日は何月何日ですか。	年 曜日 月 日	
2（5点）	ここはなに県ですか。 ここはなに市ですか。 ここはなに病院ですか。 ここは何階ですか。 ここはなに地方ですか（例：関東地方）	県 市 階	
3（3点）	物品名3個（相互に無関係） 検者は物の名前を1秒間に1個ずつ言う。 その後、被検者に繰り返させる。 正答1個につき1点を与える。3個すべて言うまで繰り返す（6回まで） 何回繰り返したかを記せ＿＿＿回		
4（5点）	100から順に7を引く（5回まで）。あるいは「フジノヤマ」を逆唱させる。		
5（3点）	3で提示した物品名を再度復唱させる。		
6（2点）	（時計を見せながら）これは何ですか。 （鉛筆を見せながら）これは何ですか。		
7（1点）	次の文章を繰り返す。「みんなで、力を合わせて綱を引きます」		
8（3点）	（3段階の命令） 「右手にこの紙を持ってください」 「それを半分に折りたたんでください」 「机の上に置いてください」		
9（1点）	（次の文章を読んで、その指示に従ってください）「眼を閉じなさい」		
10（1点）	（なにか文章を書いてください）		
11（1点）	（次の図形を書いてください）		
		得点合計	

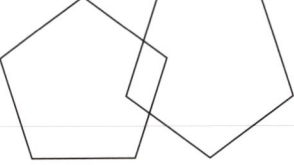

●総得点は30点で、23／24点が認知症を疑うカットポイントとなる。

北村俊則：Mini-Mental State（MMS）．大塚俊男，本間昭監修，高齢者のための知的機能検査の手引き．ワールドプランニング，東京，1991：36.より転載
（Folatein MF, Folstein SE, McHugh PR. "Mini-Mental State"：a practical method for grading the cognitive state of patients for the clinician. J Psychiatr Res 1975；12（3）：189-198.）

表 4 BPSD測定尺度（BPSD+Q/BPSD25Q）

BPSD+Q/BPSD25Q
認知症の行動・心理症状質問票

記入日 　　　年　　　月　　　日（　　　　）
ID　　　　　　　　評価者　　　　　　　（関係　　　）
対象者　　　　　　　　　年齢　　　歳 性別 男・女

過去1週間について、下記の全質問27項目に答えてください。
認められなければ0に〇をつけ、認められれば重症度と負担度に点数をつける。

重症度 1：見守りの範囲　2：対応したケアが可能で毎日ではない　3：対応したケアが可能だが毎日ある
　　　　4：対応に困難を伴うが毎日ではない
　　　　5：対応に困難が伴いかつ毎日継続する
負担度 0：なし　1：わずかな負担　2：軽度の負担
　　　　3：中度の負担　4：大きな負担　5：極度の負担

網掛けは主治医意見書に関連するもの

		認められない	重症度 1〜5	負担度 0〜5	
1	実際にないものが見えたり、聞こえたりする	0			幻視・幻聴
2	盗られたという、嫉妬する、別人という（選択して〇：盗害、嫉妬、誤認、他）	0			妄想
3	他者を傷つけるような乱暴な言葉を発する	0			暴言
4	他者に乱暴な行いをする	0			暴行
5	うろうろする、不安そうに動き回る	0			徘徊・不穏
6	家/施設から出たがる	0			無断外出
7	他者への性的に不適切な行為	0			性的不適切行動
8	こだわって同じ行為を何度も繰り返す	0			常同行動
9	がまんができない、衝動的に行動する	0			脱抑制
10	怒りっぽい	0			易怒性
11	忘れて同じことを何度も尋ねる	0			繰り返し質問
12	ものをためこむ	0			収集
13	大声・喃声が続く、さけぶ	0			大声
	過活動スコア（1〜13）計				
14	悲観的で気分が落ち込んでいる	0			うつ
15	やる気がない、自分からは動かない	0			アパシー
16	声かけに反応がない、興味を示さない	0			無反応・無関心
17	心配ばかりする	0			不安
18	日中うとうとする	0			傾眠傾向
19	部屋・家から出たがらない	0			閉じこもり
	低活動スコア（14〜19）計				
20	夜間寝ないで活動する	0			昼夜逆転
21	異食や過食、拒絶	0			食行動異常（異食）
22	介護されることを拒否する（選択して〇：更衣、整容、入浴、食事、他）	0			介護への抵抗
23	尿や便で汚す、何日も入浴しない（選択して〇：風呂、異所排尿、弄便、他）	0			不潔行為
24	タバコ、ガスコンロ等の火元不適切管理	0			火の不始末
25	隠す、別な場所に置く、探し回る	0			物をなくす
	生活関連スコア（20〜25）計				
	BPSD25Q（1〜25）計				
26	幻覚妄想を伴い興奮状態が急激に出没	0			過活動性せん妄
27	ボーッとして覚醒レベル低下が出没	0			低活動性せん妄
	BPSD+Q（1〜27）合計				

自由回答欄：

内藤典子，藤生大我，滝口優子，他：BPSDの新規評価尺度：認知症困りごと質問票 BPSD＋Q の開発と信頼性・妥当性の検討．認知症ケア研究誌 2 2018：145．
https://www.bpsd-web.com/html/pdf/203.pdf（2024.11.21アクセス）より引用

このBPSD25Qは、2024年に創設された介護保険「認知症チームケア推進加算」の要件として使用が義務づけられているものである。

7. 日常生活動作

認知症は進行性の病気であり、自立して日常生活を行う能力が徐々に失われる。見守りの必要性は時間の経過とともに増加し、着替えに必要なサポートから始まり、後にトイレ、その後食事介助が必要になる。在宅ケアチームは、認知機能と日常生活動作機能の低下の両方に対処する必要がある。一般に認知症の人は、尿漏れや失禁の徴候がないかモニターされ、定期的にトイレに行くことがスケジュールされ、トイレへのアクセスが確保されていれば失禁しない。これは、夕方にカフェインや水分の摂取を避けることと同程度に、明白なエビデンスである。

8. スタッフ

新しいスタッフには、組織のビジョン、使命と価値観、高いパフォーマンスへの期待、個人中心の認知症トレーニングなどを含む包括的なオリエンテーションを提供する必要がある。すべてのスタッフが認知症の人を個人として知ることが重要であり、好み、生活履歴など、個人を中心とした情報をすべてのスタッフと共有するための効果的な手段を開発する。組織は、定期的に予定されている会議を通じて、スタッフの参加と部門間/専門分野間のコラボレーションを促進する必要がある。

パーソン・センタード・ケアの「コミュニティ」を構築するには、認知症患者、スタッフ、家族間の関係を促進することが中心的課題となる。サービス指向のリーダー、マネージャー、スーパーバイザーなしでは不可能であり、ケア、活動、教育、社会的交流行事のケアプランに関係者全員が参加することで、良好な関係が築かれる可能性がある。

9. 支援と治療の環境づくり

ケアチームのコミュニティでは、認知症の人、その家族介護者、その他のケア提供者がメンバーであり、互いの関係を構築することを目指すものでなければならない。これには、メンバーはお互いに対する態度や行動において礼儀と敬意を示し、個人に不必要な制限を課さず、安全を確保しながら快適で安心感を与える支持的な環境を作り出すことが含まれる。このような環境は、患者の残っている能力を最大限に引き出し、介護活動もサポートすることになり、患者の身体的および認知的変化を補うことになる。

10. サービスの移行と調整

認知症の患者とその家族介護者に対して、ケアの移行についての準備と理解の促進を行う必要がある。家族介護者は、自宅から病院へ、介護施設から救急外来へなど、現場をまたいでケアが移行するという情報について理解していることが重要である。認知症の人は、重要な臨床情報を持たずに施設間を移動させられることがよくある。安全な「引き継ぎ」を確保するには細心の注

意が不可欠であり、移行期間中、本人、介護者、医療提供者間で医療記録と事前ケア計画フォームを共有するためのタイムリーで標準化された方法を見つけることが必要である。

　入院や介護レベルの移行を必要とするその他の重大な変化が生じた後は、認知症の人の好みや目標の見直しと再評価には、安全性、健康上のニーズ、家族介護者の能力の評価も含めるべきである。そのためには、ケアの目標を達成するための対話を行う際の多職種チーム全体の能力の向上と、認知症の人を別のケアの場に移す決定が下される前に適切な評価が確実に実行されるようにするためのより効果的なプロセスが必要である。

＊

　さて、アルツハイマー協会「認知症ケア実践推奨事項」に沿って多職種からなる在宅ケアチームによる家族支援の方法をみてきた。パーソン・センタード・ケアの考え方は、認知症以外の疾患をもつ患者の在宅ケアを進める上でも重要である。アルツハイマー協会「認知症ケア実践推奨事項」の方法に学んで家族支援を行うことは、在宅ケアスタンダードの一部と考えられる。

　なお、ケア目標についても、動物実験など脳科学の最新のエビデンスからは、「ストレスのない生活」「適度な運動」「刺激に満ちた遊び」「良質で十分な睡眠」など非常にシンプルな行動・生活習慣が認知症の予防に効果的である可能性が指摘されている[7]。この点からも、家族支援によってつくりあげるべきケアの環境とは、認知症以外の患者に対しても有効なものであることがわかる。

子どもを介護する家族の支援とエンパワメント

　さて、最後に子どもを支援する家族の支援について考えたい。CiNiiと医中誌のデータベースで在宅ケアと家族支援のキーワードで検索すると、約3分の1は小児ケアの関連論文である。「医療的ケア児及びその家族に対する支援に関する法律」が令和3年に公布・施行されたことにもみられるように、長期にわたりケアが必要になる小児については家族支援が重要な課題となる。

　病児の家族支援には、重症心身障害児の家族エンパワメントの考え方が応用されており、エンパワメント尺度が普及している（表5）[8]。エンパワメントの概念は、差別されパワーレスな

表5　エンパワメント尺度

1．わが子が十分なサービスを受けられていない時、取るべきステップを知っている。 2．わが子に問題が生じたとき、何をすべきかを知っている。 3．子どもたちのためのサービス体制が、どのように組織されているかを理解している。 4．わが子をよりよく理解するための情報を得ることが出来ている。 5．わが子が受けているサービスについて、自分の考えを、専門職者に伝えている。 6．わが子にとって必要なサービスは何かを知っている。 7．学校教育法のなかで、「特別支援教育」のもとでの親や子どもたちの権利がどのようなものであるか知っている。 8．わが子が育ち、成長するのに役立つ新たな方法を学ぶために、努力している。 9．わが子にかかわるサービス体制をよく理解している。 10．わが子が問題に直面したとき、親として何をすべきかを決め、それを実行している。

□まったく該当しない　□あまり該当しない　□たまに該当する　□よく該当する　□ほとんどいつも該当する

佐藤伊織, 藤岡寛, 松澤明美, 他：家族エンパワメント尺度短縮版の作成. 厚生の指標 2023；70（4）：23-27. より引用

状態に置かれてきたグループが自らの力を再評価し、問題解決に取り組むようになるという社会運動性の高いものであった。最近では、エンパワメント尺度は主語を変えて、医療・介護実践者のエンパワメントや看護組織のエンパワメントにも使われている。

　次の稿で紹介する事例も、家業と介護に圧倒されている家族の事例である。デイサービスの担当者は、家族を説得するのではなく、家族の力を引き出している。このように、在宅ケアの現場では、ケア専門職の態度や行動によって家族がエンパワーされることがある。閉ざされた環境の中で力を発揮できていなかった家族でも、ケア専門職のかかわり方で、前向きに介護に取り組めるようになる。家族が充実感をもって年老いたメンバーの介護を終えることは、在宅ケア実践者にとって重要なゴールの1つである。

引用文献

1 Brodaty H, Donkin M：Family caregivers of people with dementia. Dialogues Clin Neurosci 2009；11（2）：217-228.

2 日本在宅ケア学会 監修，日本在宅ケア学会ガイドライン作成委員会編：エビデンスにもとづく 日本在宅ケア実践ガイドライン2022．医歯薬出版，東京，2022：158-172.

3 荒井由美子，田宮菜奈子，矢野栄二：Zarit 介護負担尺度日本語版の短縮版（J-ZBI_8）の作成―その信頼性と妥当性に関する検討．日本老年医学会雑誌 2003；40（5）：497-503.

4 Alzheimer's Association：Dementia Care Practice Recommendations. https://www.alz.org/media/documents/alzheimers-dementia-care-practice-recommendations.pdf（2025.1.21アクセス）

5 北村俊則：Mini-Mental State Examination（MMSE）．大塚俊男，本間昭監修，高齢者のための知的機能検査の手引き．ワールドプランニング，東京，1991：35-38.

6 内藤典子，藤生大我，滝口優子，他：BPSDの新規評価尺度：認知症困りごと質問票BPSD＋Qの開発と信頼性・妥当性の検討．認知症ケア研究誌2 2018：133-145. https://www.bpsd-web.com/html/pdf/203.pdf（2024.11.21アクセス）

7 榊原伸一：脳のしくみからみた認知症．加瀬裕子編著，人間科学で読み解く 幸せな認知症－認知症の人は「恍惚の人」ではない－．ワールドプランニング，東京，2022：61-70.

8 佐藤伊織，藤岡寛，松澤明美，他：家族エンパワメント尺度短縮版の作成．厚生の指標 2023；70（4）：23-27.

在宅高齢者の家族介護者への
支援の実際：事例から

内田 和宏

　わが国では、家族介護者支援として介護保険サービスにおける一時的休息目的での通所介護や
短期入所は行われている。ただし、介護保険法では、支援の対象は要介護者本人が第一義的であ
り、家族介護者については触れられていない。

　家族介護者は介護に直面することで、精神的、身体的、経済的な不安を抱えやすくなる[1]。
さらに、仕事を離職したことによる経済状況や健康状態の悪化、孤立や精神的な負担など、さま
ざまなリスクに直面する可能性が高くなる。そのため、専門職が在宅高齢者を支援する際には、
本人への支援はもちろん、家族介護者への支援も重要になってくる。

　現場の専門職は家族介護者から、「どうしたらよいか誰も教えてくれなかった」という言葉を聞
くことがある。家族介護者は、在宅高齢者のケアに関する知識や技術が不十分なため、自身がし
なければならないことを理解できておらず、サービスもいつ・どこで・どのように使えばよいの
かわからないことがある。その結果、家族介護者は在宅高齢者をケアするために、自分自身の健
康管理の必要性を軽視し、健康の悪化を引き起こすことがある[2]。家族介護者が欲している情
報について「今後の症状の見通し」と答える人が約50%で最も多いといった調査結果も踏まえる
と[3]、専門職は、本人への直接的な支援のみならず、家族介護者へ病気や介護、認知症などの
知識とともに、今後の症状の見通しについての理解を促す必要がある[4]。例えば、在宅認知症
高齢者に生じる行動・心理症状に合わせて、専門職が家族介護者に理解を促すことは、家族介護
者の介護負担感や抑うつ、well-being、介護スキル、生活の質、本人の行動・心理症状の改善に
有効であるといった知見もある[5]。

　これらのことを踏まえ、本稿では、専門職における在宅高齢者の家族介護者への支援のあり方
について、事例をもとに検討する。

事例紹介

　Aさん、80歳代、女性。夫Bさん（80歳代）と同居。息子C夫婦は同じ敷地内に居住。

　Aさんはレビー小体型認知症と診断されており、要介護2である。夫のBさんがキーパーソン
であり、介護は主にBさんが行っている。日中は週2回デイサービスに通っている。息子のCさ
ん（50歳代：男性）と息子の嫁のDさん（50歳代：女性）は同じ敷地内に住んでいる。Bさんは、
夜間に眠れないことや尿失禁の介助への不安を抱えており、Aさんに対して声を荒げてしまうこ
とがあった。Dさんが時どき手伝いに来ていたが、Bさんが主介護者で一生懸命介護を行ってい
たため、なかなかかかわれない状況であった（**図1**）。

図1 事例のジェノグラム（筆者作成）

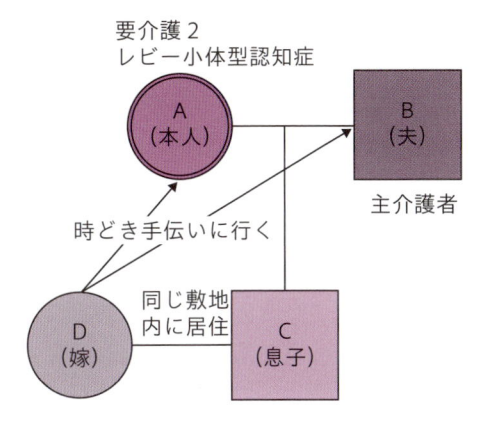

要介護 2
レビー小体型認知症

A（本人）　　　B（夫）

主介護者

時どき手伝いに行く

同じ敷地
内に居住

D（嫁）　　　C（息子）

専門職としての家族介護者支援

1. 本人と家族の関係性を含めたアセスメント

　まず、アセスメントをする際には、要介護者本人の病気、介護、生活などについて、身体的・精神的・社会的な面からアセスメントする必要がある。さらに、本人のアセスメントだけでなく、本人を取り巻く家族や地域へのアセスメントも必要である。要介護状態の本人が不安であることはもちろん、家族介護者も多くの不安を抱えている。また、本人と家族介護者にはさまざまな関係性があり、それぞれの不安な気持ちにどのように対応するかが重要である【5】。

　本事例において、キーパーソンはBさん（夫）であった。Bさんは熱心に介護をしている様子であったため、同じ敷地内に住んでいても息子のCさんやDさん（息子の嫁）は、あまりかかわれない状況であった。ケアマネジャーやデイサービスの職員等の専門職がBさんに対して「大丈夫ですか？」と聞いた際には、「大丈夫です」といった答えが返ってくる状況であった。

　しかし、Dさんは、BさんがAさんに対して声を荒げてしまうことを目撃することがしばしばあった。Dさんは、Bさんが夜間の排泄ケアについて不安を抱えるとともに、夜間眠れないことによって、妻のAさんに対して声を荒げてしまうことに気がついてはいた。しかし、「お義父さん（Bさん）は介護を一生懸命やっているから…」とかかわることができていなかった。

　キーパーソンはBさんであるが、Aさん本人と主介護者のBさんの視点のみならず、本人を取り巻く人々（同じ敷地内に住む息子や嫁）の関係性を踏まえたアセスメントが必要である。夫のBさんの夜間の介護の大変さに対して、息子の嫁のDさんは「何かサポートをしたいがどのようにかかわったらよいかわからない」といった、複雑で辛い気持ちを抱えていた。本人と家族介護者にはさまざまな関係性があり、それぞれの家族に対してどのようにかかわり、どのように支援していくかを考えることは、専門職として非常に重要な視点である。

2. 本人と家族の関係性を含めた信頼関係の構築

　アセスメントを行うにあたって、まず本人や家族との信頼関係の構築が必要である。信頼関係の構築にはさまざまな方法があるが、その際に気をつけることとして、投げかけや質問の仕方に気をつけることが挙げられる。本人や家族の価値感や考えに対して審判的・否定的になるのではなく、まずは気持ちをねぎらい、共感する姿勢が求められる。そのうえで、現在どういうところに困っているか、今後どうしていきたいのか、といった本人と家族の本音を引き出せるかが必要になってくる。

　本事例で、専門職は、息子の嫁のDさんの気持ちを理解しつつ、主介護者のBさんの気持ちも理解することをDさんに促した。夜間の排泄介助や眠れないことで困っているBさんに対し、日々の介護実践に対して専門職がねぎらうとともに、DさんもBさんをねぎらった。実は、Bさんは口では「１人で介護をするから大丈夫」と言ってはいたが、内心では「Dさんがなぜ手伝ってくれないのか」と思っており、BさんとDさんの間には想いや意見の相違が生じていた。専門職は、お互いの想いを理解するとともに、「もっと頑張ってください」や「さらにこういうふうにしてください」という声かけではなく、BさんにもDさんにも「大変な中、本当に頑張っていらっしゃっていますね」という、ねぎらいの声かけを行った。バイスティックの７原則に「統制された情緒関与の原則」がある。専門職は、本人の態度や口から出た言葉の表面のみを受け取るのではなく、その言葉の裏側にある感情を読み取ることが求められる（図2、3）。

図2　言葉の受け取り

本人の態度や口から出た言葉の表面のみを受け取るのではなく、その言葉の裏側にある
感情を読み取ることが求められる

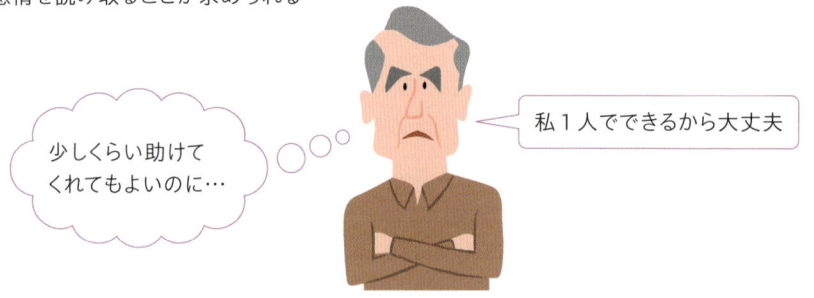

図3　家族介護者への共感が求められる

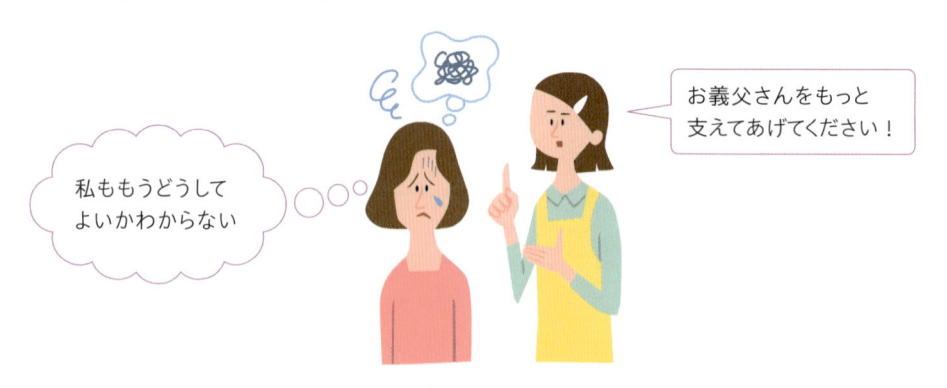

3. 家族介護者にも生活があることの理解を促す

　家族介護者が介護を継続する理由として、要介護者への「恩義に報いるため」であることがよく見受けられる。家族内の介護は家族で行うべきという規範に基づき、自己犠牲を伴って介護をしている家族介護者がいる。専門職は、その規範の中で家族はさまざまなジレンマを抱えながら生活していることを理解する必要がある。ジレンマは、経済的不安や身体的不安、精神的不安に限らず、介護者と被介護者の関係、家族内の関係、親戚の関係、地域との関係など、さまざまである。そのような状況下に置かれた家族介護者は、「これをしたほうがよい」と思うことでも、行動に移せない場合もある。本人への介護を一番に考えすぎるあまり、自分の健康や生活をないがしろにしてしまう家族介護者もいる。そのような場合には、「自分の人生も大切ですよ、お義父さん、お義母さんのために頑張りすぎないでください」と伝えることも専門職による家族支援の役割の1つである。専門職は、家族介護者に対して、家族介護者のQuality of life（QOL）は、本人のQOL維持・向上に関連していることの理解を促すことも必要である（図4）。

4. 家族介護者の理解を促し、サービスを通して家族の負担を軽減する

　アセスメントと信頼関係の構築の後、本人や家族介護者の課題や困りごとに対して、専門職は理解を促し、見通しを立てることが求められる。その際に注意することとして、多くのことを伝えすぎてはいけないということがある。伝え方としては、本人や家族に気をつけるポイントを1つ伝える。一度に多くのことを望むのではなく、できることから気をつけるポイントを1つ伝える。また、専門職は、本人や家族との信頼関係の構築の上に支援が成り立っていることを自覚することも求められる。

　今回の事例においては、レビー小体型認知症が夜間のレム睡眠行動障害につながっていると予測された。Aさんの認知症の状況と夜間のレム睡眠行動障害の理解をBさんとDさんに促すとともに、その状況への対策として、かかりつけ医と相談し睡眠薬を導入した。その結果、Bさんは夜間に眠れるようになり身体的・精神的な負担が軽減していった。

　本人へのサービスや制度の提供が家族支援になることは明白である。一方で、わが国では本人へのサービスや制度を前提としているため、家族への支援や情報提供がされてない場面もよくみられる。専門職は在宅での生活を前提としたケアではなく、自分たちが提供する範囲の中でのケアにとどまってしまっていることもある。家族介護者からよく聞かれる言葉として、「誰も教えてくれなかった」というものがある。本人の症状やその対応策について、専門職のみで共有するの

図4　家族支援の方法の例

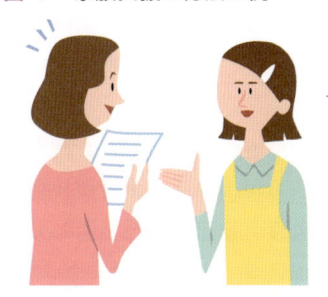

Dさんご自身の生活や楽しみは大切ですよ。
Dさんが元気でいらっしゃることが、
お義父さまやお義母さまのためになるんですよ

ではなく、本人や家族にも理解を促すことが必要である。

　この事例の場合、夜間のレム睡眠行動障害へは、認知症による症状である可能性であることの理解を促し、その対処策として睡眠薬を導入した。また、Bさんが介護を1人で抱え込んでいる状況に対しては、お互いの想いや関係性に配慮した支援を行った。このような支援の結果、Aさんの夜間の睡眠の改善により、Bさんの身体的・精神的な状況は改善され、それとともにDさんとの関係性が良好になり、Bさんはさらなるサポートを受けられることとなった。

多職種連携における家族介護者支援

1. 多職種で支援していく

　本事例には、その後、訪問介護、訪問看護、デイサービス、訪問リハビリ、家族、地域の人がかかわった。在宅ケアにおけるチームアプローチは、複数のニーズを持つ人々が、さまざまな生活の側面で健康で文化的な生活を送れるように、本人と家族を中心に領域の異なる複数の専門職がインフォーマルな支援を含むネットワークを形成し、包括的で調整されたケアを提供する必要がある。

　今後については、本人と家族の関係性を考慮し、身体的・精神的・社会的といった、さまざまな側面からのアセスメントと本人たちの意思決定支援を行う必要がある。家族を含めた支援には、本人と家族の気持ちのすり合わせが重要であり、このすり合わせのプロセスを通して、介護状態になった家族の生活の再構築に向けて、本人、家族、専門職がチームになっていくことが重要である（図5）。

2. 地域で支えていくという視点、家族を孤立させない視点を持つ

　さらに、近所の民生委員がBさんに対して、Aさんがデイサービスに行っている間、地域で行われているカラオケや踊りに誘ってくれたり、総菜を持ってきてくれたりするようにもなった。介護の合間に地域の人と交流することにより、Bさんはとても明るくなり、楽しそうな様子も見られるようになった。このように、医療介護のフォーマルなサービスのみならず、インフォーマルな地域のつながりが家族支援になる場合もあるため、地域を含めた視点での支援が望まれる。

まとめ

　家族介護者への支援には、医療介護サービスを通した身体的負担や精神的負担の軽減のみならず、家族が置かれている状況を踏まえた社会的支援のあり方も考える必要がある。そこには、身体的・精神的・社会的といったバイオ・サイコ・ソーシャル（生態学的）な視点から本人も家族も支援する必要がある。

　また、専門職には、日々のサービス提供や医療介護に関する相談や指導のみならず、介護者自身の休養や介護の代替を確保するための指導や助言も求められる。さらに、家族介護者が社会参加し、これまで行ってきた趣味活動、旅行、社会活動が続けられるよう、自己実現と生活の見通しが立てられるような支援も求められている（図6）。

図5 多職種連携における家族介護者支援　　**図6** バイオ・サイコ・ソーシャル（生態学的）の視点

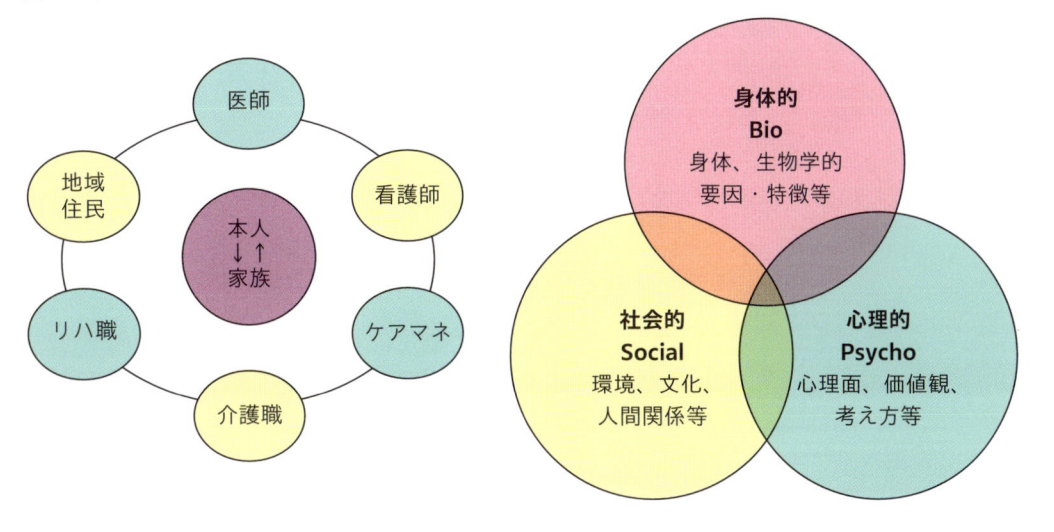

引用文献

1 厚生労働省：市町村・地域包括支援センターによる家族介護者支援マニュアル 〜介護者本人の人生の支援〜.
https://www.mhlw.go.jp/content/12300000/000307003.pdf （2024.8.12アクセス）

2 Susan C, Barbara G, Nirvana H, et al. Patient safety and Quality：An Evidence-Based Handbook for Nurses, Chapter 14 Supporting Family Caregivers in Providing Care. 2008.
https://www.ncbi.nlm.nih.gov/books/NBK2665/ （2024.8.12アクセス）

3 ニッセイ基礎研究所：研究員の眼，認知症介護の実態（4）家族介護者が求める情報.
https://www.nli-research.co.jp/files/topics/64195_ext_18_0.pdf?site=nli （2024.8.12アクセス）

4 日本在宅ケア学会監修，日本在宅ケア学会ガイドライン作成委員会編：エビデンスにもとづく 在宅ケア実践ガイドライン2022. 医歯薬出版，東京，2022：157-172.

5 認知症介護研究・研修仙台センター：専門職のための認知症の本人と家族が共に生きることを支える手引き 2,400人の家族の声からつくる家族等介護者支援必携.
https://www.mhlw.go.jp/content/12300000/000333992.pdf （2024.8.12アクセス）

第 3 章

ケアを必要とする人（または、受け手）の価値観を尊重したケアの選択とマネジメント

在宅における アドバンス・ケア・プランニング(ACP)と 実践する多職種チームの活動

長江 弘子

在宅ケアにおけるアドバンス・ケア・プランニング(ACP)

1. ACPの定義とその本質的意味

ACP(Advance Care Plannig)に関する国際的研究によって示された、Sudore RL[1]や Rietjens JAC[2]の提唱した定義が世界的にはコンセンサスが得られたものとして普及している。 Rietjens JACは、ACPを「将来の医療における治療やケアに関するゴールや選好を定め、家族や 医療者と話し合い、記録に残し見直すこと」とし、Sudore RLは対象を幅広く設定し、ACPは 「年齢や健康状態にかかわらず、成人が自身の価値観、人生の目標、今後の治療に対する意向を理 解し共有することを支援するプロセスである」とした。

これらの定義で、ACPは、①あらゆる人々・健康段階を含めること、②対象の拡大と③その人 の価値観を含める重要性や、④繰り返しの話し合いの必要性、そして、⑤その人の準備性や価値 観に合わせた対話をすることなどが示された。

以上のことからACPは、Advance(重症になる前に)してほしいこと、してほしくないことを 明確化する事前指示書的な意味から、今現在の気がかりや希望するケアを明確にすることも含ま れるように変化している、と考える。

このような世界的流れを受けて、わが国でもSudore RLの定義を踏まえ、「人生の最終段階に おける医療・ケアの決定プロセスに関するガイドライン」[3]の提示となったのである。

わが国での動きとしては、重要な3つのガイドライン[3,4,5]が出され、日本の生活文化に あったACPのあり方が政策として提示された。意思決定支援のあり方として、本人の意思を中心 とした意思決定支援が重要であること、意思は状況によって変化すること、治療の選択だけでは なく日常生活、社会生活の過ごし方も含まれること、その人の意思判断能力に合わせた説明が重 要でありチームで共有し早期から継続的に支援すること、すべての人が自分で意思を形成しそれ を表明することができ、その実現までのプロセスを支えることの要点が示されている。

さらに、わが国におけるコンセンサス研究として、宮下らにより日本版ACPの行動指針が出さ れている[6]。

日本版ACPでは、「アドバンス・ケア・プランニングとは、必要に応じて信頼関係のある医療・ ケアチーム等の支援を受けながら、本人が現在の健康状態や今後の生き方、さらには今後受けた い医療・ケアについて考え(将来の心づもりをして)、家族等と話し合うことである」と定義され ている。加えて「特に将来の心づもりについて言葉にすることが困難になりつつある人、言葉に

することを躊躇する人、話し合う家族等がいない人に対して、医療・ケアチーム等はその人に適した支援を行い、本人の価値観を最大限くみ取るための対話を重ねていく必要がある」として、自己表現が苦手な日本人であるからこそ、自律的な意思決定を励まし支援する働きかけや本人の価値を最大限くみ取るための対話を重ねていくことの重要性が示された。

そしてACPを必要とする人として表1に示した5つが挙げられている。

このように、ACPは対象や健康状態も拡大しつつ変化している。その本質的な意味は、対象者と「何を大切にしているのか」という価値について理解し合うための十分な対話が必要であること、その対話においてはその人の生き方・暮らし方、すなわち、その人の人生という時間軸に焦点を当て、その人自身が自分の大切にしていること、大切にしたいことに気がついていく、そのプロセスであると考える。

表1 ACPを必要とする人

①心の準備が整っているすべての成人
②以前よりも老いを感じるようになった高齢者
③病気やけがの治療を受けている高齢者
④慢性的な健康問題を持つ人
⑤介護施設や在宅ケアを受けている人

2. 健康状態や状況によってACPの支援は変化する： 日本エンドオブライフケア学会の考え方

日本エンドオブライフケア学会では、2021年ACPに関する学会の考え方を示している[7]。ACPは「アドバンス・ライフ・プランニング（ALP）」が基盤にあり、その延長線上にどんな医療やケアを受けたいかという「アドバンス・ケア・プランニング（ACP）」があるという考え方である。すなわち、健康なときからつながっている意向や希望に基づいて、時間軸で考えることであるとし、支援者も当事者としたうえで健康状態に応じて3段階の図で説明している（図1）。

このような類型を考えることでACPを必要とする対象が置かれている状況を確認し、そのニーズ把握やACPの機会（タイミング）や場をどのように創るかなど、個別化したケアプランを立てることに役立つと思われる。また、どのような立場で、どの時期に誰がかかわるかを意識することで、本人の意思をつなぐ支援を計画的に実施できると考えられる。ACPはチームで支援すること、組織や地域全体で取り組むこと、の重要性が示されている。

また、本報告ではACPは専門職一人ひとりも当事者であることも指摘している[7]。

ACPは支援者一人ひとり、誰にとっても必要である。いつかは来る死を考え、何が大切かを繰り返し考えつつ、誰かに伝え、わかりあうことを積み重ねていくことが必要である。長寿社会のわが国において、一人ひとりの国民が最期まで自分らしく生きることができるように、専門職である支援者自身も一人の人間として自分の人生を当事者として考えるとともに、支援者としてACPの目的に資するよう医療・ケアを提供する力量を高めることが期待される。

ACPを適切に理解し活用していくためには、わが国の文化や制度を含めた社会環境、すなわち、組織やチームでアプローチできるような方法を検討しつつ普及を図る必要がある。

図1 健康状態・疾病ステージに応じたACPの対象・内容・支援者

第1段階 健康なすべての成人、生や死を考える人	第2段階 疾病や障がいをもつ人、高齢者	第3段階 重篤な病状、人生の最終段階の人
【啓発とACPの経験】 ACPの目的・必要性 死生観、人生観、生き方を 考える対話の経験 もしものときの意向など	【ACPの積み重ね】 自分の生き方の再考 個別の状況に応じた医療や ケア、人生の最終段階に 備えた意向など	【ACPの継続・EOLD*】 人生の最終段階の医療、 ケア、療養生活の 意向、代理人の選定など
市町村行政職、保健師、 地域ボランティアなど	退院支援・外来看護師、 地域の相談窓口、診療所、 訪問看護師など	病院、救急、高齢者施設、 在宅医師や看護師等の 支援チーム

多様な場にいるACP支援者が本人の意思をつなぐ

EOLD：End of Life Discussion、差し迫った病状で行う意思決定のための対話

在宅ケアでACPを実践する多職種チームの活動

1. ACPは目的ではなくアプローチ方法である

　先の表1に示したように、日本版ACPでは、ACPを必要とする人として5つを挙げている。在宅ケアにおいては、利用者とその家族を含め、すべてがACPを必要とする人々である。さらに、日本版ACPのアウトカムとして「本人が自分で意思決定することが困難になったときに、将来の心づもりについてこれまで本人が表明してきた内容にもとづいて、家族等と医療・ケアチーム等とが話し合いを行い、本人の価値観を尊重し、本人の意思を反映させた医療・ケアを実現することを目的とする」と示されている。

　つまり、ACPは目的ではなく、本人の望む生き方を全うすることを実現するために行うアプローチ方法であるといえる。ACPを支援する目的は、利用者とその家族にとって、最期までその人らしく生きることを支え、その実現に向けたプロセスなのである。

　だからこそ、さまざまな事情の中で、利用者とその家族にとって、在宅療養することを選んだことは大きな決断であったに相違ない。その決断は肯定的な決断ではなかったかもしれない。その人にとってどんな決断だったか、その決断をめぐる経験についての語りからACPは始まるのではないだろうか。それは、その人と家族が今なぜここにいるのかを知る手がかりになる。同時にその語りを聴くことで、その人も家族も自分たちにとって在宅療養を始めた意味を自身で確かめることになるだろう。

2. 大切な対話のプロセス

　このような対話のプロセスは、忙しい現場ではなかなか持てないかもしれない。しかし、支援

者として、その人と一人の人間として向き合いケアリングの姿勢を持つと同時に、その人の生活の変化がどんな体験であったかを当事者の語りから理解することは、支援者にとってその人を理解する重要なステップである。

さらに、治療や病状の軌跡を時間軸で捉え、どのように経過してきたか、今度、どのように進行していくのか、時に重症化することを見据えて、個別的な軌跡を描くことは医療専門職として重要である。

そして、その人にとって考えるよい機会となるような意思表明支援[注1]のタイミングを時間軸でアセスメントし、その人の意向表明について誰と何について話し合うことが必要かを検討し、計画的にかかわる関係者でACPをケアプランとして立案し意図的に実施することが重要である。

多職種チームにおける対話から始まるACP対話モデル

1. ACPにおける対話の意味

このように、ACPにおいては利用者とその家族との対話が重要である。通常、「会話」とはお互いの事情をよく知った者同士の気軽で気楽なおしゃべりのことである。しかし、「対話」とは、お互いのことをよく「知らない」を前提として行う意識的なコミュニケーション[8]であり、他者との言葉のやりとりを通して、相手のことをよく知ろうとすることといえる。つまり、対話は他者と交わす新たな情報交換や考え、思いなど、心の交流を意味し、時に他者と自分との異なる価値観のすり合わせでもある。

その意味で「対話」は相手の言葉に込められたメッセージを感じ取り、それを確認し、気持ちの分かり合いを含む共感的理解を伴うものと考えられる。それゆえ、相手を尊重しつつ確かな価値観や人生観を持ってそのコミュニケーションに参画し、相手と向き合っていることが重要となる。

そして「対話」には「語り手」「聞き手」という2つの立場が存在し、この2つの立場が交差しながら「対話」は成立する。語り手が「話をする」、聞き手が「話を聴く」というやりとりの相互作用によって心が開かれ、語り手の居場所として他者との現実社会とつながりを作り、さらには語り手自身が自己理解を促進することにつながるのである。

「対話」の作用について鷲田は、「聴くことが、ことばを受け止めることが、他者の自己理解の場を劈（ひら）くことになる」[9]と述べている。つまり、他者を支援する専門家としての聴き手は、語り手の自己理解を進めるために、語り手が語りたいことを引き出す役割がある。

そこで、「対話」が成立するためには、相手の話を「聴く」姿勢や態度が重要であり「あなたのことを知りたいです、教えてください」という非言語的なメッセージを聞き手の表情や態度によって伝えることがまず必要である。それが伝わることで語り手は、「話してもいいのだ」「聞いてもらえるかもしれない」と心を開き、語りを始めるのである。そして「聞いてもらう」ことによって、聞いてもらえた感覚、わかってもらった感覚により、受け入れてもらえた喜びやうれし

注1：患者・利用者本人が自分の気持ちや考え（自らの価値観や大切にしていること、気がかり、目標、選好）を熟考し、意識化し、「語り」や「書く」ことで表出すること・表明すること＝他者に伝える、他者に語ること[7]

さという温かい感情が生まれ、穏やかな気持ちになるといえる。それは、自己の存在や自己の価値観を認めてもらえた感覚であり、人間として何よりも尊ばれたという心地よい感覚として生まれるものなのではないかと思う。

2. 関係者すべて、チームでこそ必要な対話

　対話は、利用者とその家族にも必要であり、かかわるチームメンバーにも必要である。特に、在宅ケアにおいては多機関、多職種でかかわることが多く、合意形成が難しいとされる。また一方では、支援者が孤独になりやすく、一人でケースを抱え込み、本人の意向や思いが十分に意思表明されないままに経過をたどることもあるかもしれない。在宅だからこそ、平穏無事で何事もなく生活が継続することが重要であるがゆえに、改めて確認することもきっかけがないということもある。

　しかしながら、意向や思いは状況によって変化するものである。今、利用者が何を考えているか、何を望んでいるかについて、日々の訪問の中での気づきや変化を利用者にフィードバックしながら、対話し、その結果について本人を取り囲む多職種チームで共有しケアの方針が合意形成されることが重要である。

　図2では、本人を囲むすべての関係者どうしが対話することで、意思形成➡意思表明➡意思実現へとつながる意思表明支援のアプローチとなることを示した[10]。この図に置かれた当事者は、本人と支援者と家族も含まれる。それゆえ家族の意思表明支援をすること、またチームメンバーどうしも互いの考えや判断を伝えながら、意思表明することを示している。チームとして互

図2　本人を取り巻くすべての人の意思表明支援

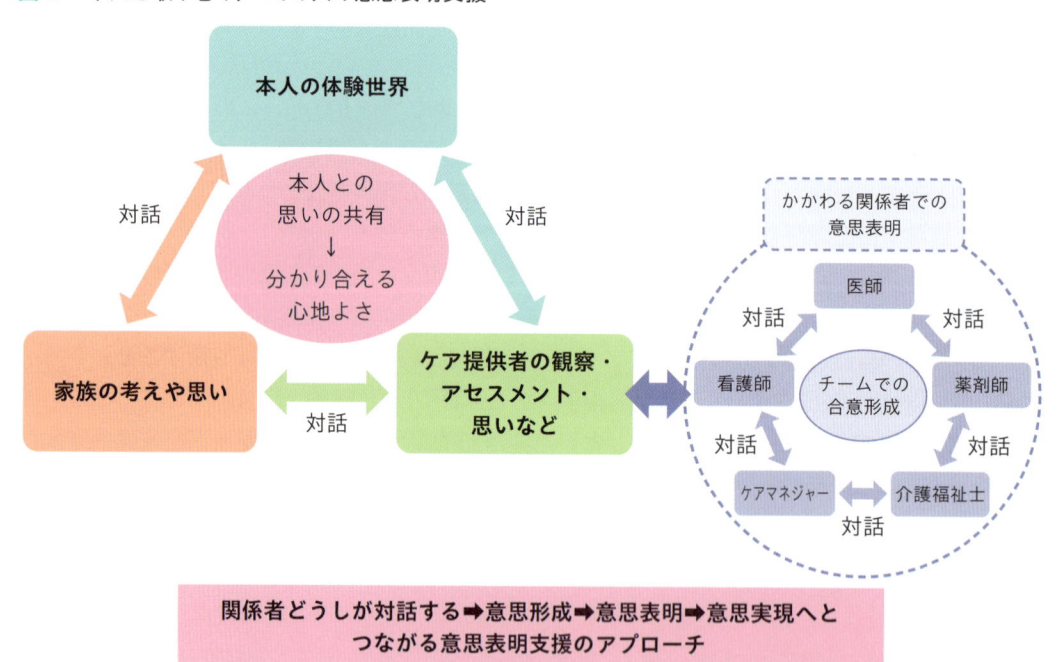

関係者どうしが対話する➡意思形成➡意思表明➡意思実現へと
つながる意思表明支援のアプローチ

長江弘子, 原沢のぞみ, 岩﨑孝子, 他編著：認知症 PLUS シリーズ：認知症の人の意思表明支援. 日本看護協会出版会, 2021：11. より引用

いの専門性や立場を尊重し合いながらお互いの判断を聞き、患者にとっての最善とは何かについて合意形成をしていくのである。

このように、意思表明支援は本人にかかわるすべての関係者が互いに相手の考えに関心を持ち尊重し、本人にとっての最善とは何かを考える支援である。すなわち、意思表明支援は「思いの共有➡分かり合える心地よさ」を考えていくプロセスにおいてケアとして行う「対話」であり、チーム形成にも重要なアプローチ方法なのである。

引用文献

1 Sudore RL, et al：Defining advance care planning for adults: a consensus definition from a multidisciplinary delphi panel. J Pain Symptom Manage 2017; 53: 821-32. e1.

2 Rietjens JAC, et al：Definition and recommendations for advance care planning: an international consensus supported by the European Association for Palliative Care. Lancet Oncol 2017; 18: e543-e551.

3 厚生労働省「人生の最終段階における医療・ケアの決定プロセスに関するガイドライン」2018. https://www.mhlw.go.jp/stf/houdou/0000197665.html（2025.2.3アクセス）

4 厚生労働省「認知症の人の日常生活・社会生活における意思決定支援ガイドライン」（2018） https://www.mhlw.go.jp/file/06-Seisakujouhou-12300000-Roukenkyoku/0000212396.pdf （2025.2.3アクセス）

5 日本老年医学会「ACP推進に関する提言」2019.6月 www.jpn-geriat-soc.or.jp/press.../ACP_proposal.pdf（2025.2.3アクセス））

6 Miyashita, J., S. Shimizu, R. Shiraishi, M. Mori, K. Okawa, K. Aita, S. Mitsuoka, M. Nishikawa, Y. Kizawa, T. Morita, S. Fukuhara, Y. Ishibashi, C. Shimada, Y. Norisue, M. Ogino, N. Higuchi, A. Yamagishi, Y. Miura and Y. Yamamoto (2022). "Culturally Adapted Consensus Definition and Action Guideline: Japan's Advance Care Planning." Journal of Pain and Symptom Management.

7 長江弘子：我が国におけるアドバンス・ケア・プランニング−5年間の活動から見たこと−、日本エンドオブライフケア学会誌 2021；5（1）：7-11.

8 平田オリザ：対話のレッスン．小学館，東京，2008：112.

9 鷲田清一：「聴く」ことの力—臨床哲学試論．阪急コミュニケーションズ，東京，1999：99.

10 長江弘子，原沢のぞみ，岩﨑孝子，他編著：認知症PLUSシリーズ：認知症の人の意思表明支援．日本看護協会出版会，2021：11.

在宅療養者のACPの実際：事例紹介

中谷 久恵

ACPの現状と課題

1. 日本版ACPの普及と活動

　厚生労働省は、ACP（Advance Care Planning）を国民にわかりやすく伝える取り組みとして、2018（平成30）年にACPの愛称を「人生会議」とし、11月30日を「いい看取り・看取られ」の日に設定している[1]。日本版ACPは、厚生労働省の政策前から医師会などの医療者団体や病院等の医療機関、各種学会、都道府県ごとの自治体や地域包括支援センターなどが独自の普及活動を展開してきた[2]。人生会議で定められた「人生の最終段階における医療・ケアについて、本人が家族等や医療・ケアチームと繰り返し話し合う取り組み」[1]は、多様な機関、組織や団体によって、国民全体に徐々に浸透してきつつある。

　しかし、「死」はいつの時代でも、辛く悲しい出来事であるだけに、いまだ日本人にとっては"縁起でもない"と言われる話しにくさがあり、日常会話では触れにくい領域である。他人の死や生命にかかわる機会が多い医療従事者と一般人との間には温度差があることを認識しておく必要がある。ACPについて、いつ頃、どこで、誰が、どのように対話をしていくかという最良の方法は示されておらず、事例ごとに適切な方針やケアをチームで決めていくことになる。

2. 理想とされるACPのあり方

　ACPは、高齢者や病期が臨終に近い人のみでなく、健康な人にとっても周囲の信頼する家族や親族と何度となく話し合い、伝え合っておくことが大切である。病気や老衰、突然の事故によって意思表示ができなくなったとき、どのような場でどういった医療を受けて最期を迎えたいのか、死を忌み嫌わずにだれもが自然に言葉や文章で伝えられるよう、早めの心づもりが必要である。

事例から理解する在宅療養者へのACP

　事例は、訪問看護師がACPを進めようと試みた高齢者夫婦世帯の在宅療養者である。この夫婦や家族にはACPへの支援として何が必要であったのか、今後はどのような支援が必要であるのか、ACPにかかわる支援者はどういった知識や認識を持つことが大切かについて考えてみたい。

「訪問看護師のACPへの認識が、高齢の利用者に不安を与えた事例」

[事例紹介]

　Aさん、79歳、男性、妻82歳と持ち家で二人暮らし。Aさんは60歳定年まで郵便局に勤め、65歳まで再雇用で働いた。その後は好きな釣りと盆栽でゆとりある暮らしをしていた。

　202×年、77歳のときに胃がんで全摘術を受けた。78歳で肺転移が確認されリンパ節転移もあったことから放射線療法のみで退院した。本人には退院時に「がんは取れた」と長男が告げている。この退院をきっかけに、1年前に介護保険を申請して要介護1となった。他人と一緒の湯舟に浸かるデイサービスへの抵抗感から通所介護は利用せず、訪問看護による週1回のシャワー浴介助を受けることで利用が始まった。

　妻は、夫と職場結婚して退職し専業主婦であったが、長女の高校卒業を機にスーパーでのパートを65歳まで続け、その後は趣味の手編みや人形作りを自宅で行っている。夫の介護は妻の役割と認識しており、自分の体が続く限り夫と自宅で暮らしたい、という希望が利用当時の訪問看護記録に記載されていた。

　家族は、隣県に長男51歳夫婦と孫（高校生2人）、看護師である長女49歳夫婦と孫（中学生2人）が暮らしているが、どちらも共働きのため、お盆や正月に帰省する程度である。

■202×年12月2日（火）：訪問看護利用日

　現在のAさんの介護保険サービスは表1に示した。B訪問看護師は、Aさんが先月の再認定で要介護2になったことや、ここ2週間の訪問の様子から食事やシャワー浴後の呼吸苦を自覚するようになったという情報から、妻に帰り際に「そろそろご主人の看取りの場所について確認してみる会話はできますか」と話し、「ご主人には告知が十分にしてないようですが、なぜ伝えてないんですか」と尋ねた。妻は驚いたように訪問看護師を見て、「夫はまだあんなに元気なんですよ。今は少し体力が落ちて疲れやすくはなってるけど…。看取りの場って、あなた何を言うの？しかも告知なんて…。あんな年寄りに今さらがんだなんて全部話して何か楽になるんですか。恐怖で寿命が縮まって生きる望みを断つような話、なんでする必要があるんですか。」と涙まじりの声で一気に答えが返ってきた。

　B看護師はいつも穏やかな妻がこれまで見たこともないほどの険しい表情になったことで慌て、すぐにお詫びをした。訪問看護ステーションに戻り、看護管理者の所長にこの状況を話し、「どうやらAさん夫婦にACPの話題を出すには時期尚早だったのかもしれません」と力を落とした声で報告した。

表1　202×年12月にAさんが利用中のサービス

介護保険サービス認定日：202×年11月中旬
要介護1から要介護2へ変更となる
月曜日：かかりつけ医の訪問診療／2週に1回
火曜日：訪問看護（シャワー浴介助）／毎週
木曜日：訪問介護（足浴・清拭）／毎週……追加
金曜日：ケアマネジャー訪問／4週に1回

所長は、B看護師が1か月前にこのステーションへ就職し、今回が3回目のAさん宅訪問であることは把握していた。しかし、すでに訪問看護師歴8年目というキャリアから、ACPの進め方については十分に心得ているものと思い込んでいた。単独行動でAさん夫婦のACPを進めようとしたB看護師のことをきっかけに、これを訪問看護でのインシデント[注]と受け止め、他の訪問看護師がACPについてどの程度理解しているのかを認識しておく必要性を意識した。所長は今週中にAさんの事例検討会を開くことをスタッフに伝えた。

注）訪問看護でのインシデントとは、厚生労働省の定義[3]を参考に、「誤った認識の看護行為が実施されたものの、利用者に影響がなかったと判断できる行為」を本事例では使用している。

　そして、所長は今日の看護師の問いかけを妻がどう受け止めているのか、妻の動揺の様子が気になり、電話をかけて妻の日ごろの介護をねぎらい、ご主人の症状で妻が感じていることを話してもらった。今日の訪問時に呼吸困難があったことはかかりつけ医である主治医に報告したので、安心するよう伝えて電話を終えた。

■202×年12月5日（金）：訪問看護ステーションでの事例検討
　所長は、事例検討会までにB看護師に、ケアマネジャーに連絡し、ACPの情報収集として、Aさんや妻・家族、主治医や訪問介護職から何か聞いているか確認するよう依頼した。
　事例検討会には所長、B看護師と同僚の訪問看護師3人が参加した。
　B看護師は今週の訪問で、妻に突然看取りのことを話題にすると妻が涙ぐんだ様子であったことを報告した。ACPを確認したかった背景には、Aさんの病状がここ数週間で進行しつつあると感じたこと、要介護度が1から2に移行してもACPについてはAさんの希望が「在宅で妻とできるだけ長く暮らしたい」とあり、訪問看護を開始した当時の1年前の記録が更新されていないことから、最新の情報を得ておくためだったという発言であった。
　ケアマネジャーに確認した最新情報では、Aさんは自分の体力が徐々に衰えていることや呼吸困難を感じることが最近強くなってきたと話していたが、要介護2になったときに室内歩行用の補助具を勧めても拒否されたこと以外、誰からも情報がないという結果であった。

┃1. ACPを確認する時期と進め方

　B看護師と妻との会話が、ACPを進めるうえで有効でなかった理由には、本人や家族が今の病状から将来を見通すことが困難な時期であったことや、代理決定者が誰であるかも確認しておらず、記録に残っていないことなどがあった。このような非告知のがん事例の場合、本人が急変すると家族は回答に窮して混乱し、遠方に暮らす家族は特に人工呼吸器の装着といった延命処置を望むことがあり、本人にも苦痛や負荷をかけることで家族は臨終後の悲嘆を深めることにつながる場合もある[4]。
　ACPの話し合いは支援者が単独で本人や家族と対話するのではなく、できればチームとしての方向性でかかわることが望ましい。なぜなら本人や家族の意向はいつの時期も同じ考えではなく、表2に示したACPの考え方は、病状や時期の進行により変化していくからである。かかわる支援者同士が連携を取り、どのような対話が行われたかを相互に共有し、それぞれの記録に残してお

くことが必要である。

　加えて、ACPは誰といつ行うことが適切であるのかを理解しておく必要がある。1つの例としては表3に示したように、本人を含めて、本人が大切と思う人や信頼する人を交え、現在や今後のケアにかかわる支援者が含まれているチームとして動くことが望ましい。

表2　ACPの話し合いに含まれること

1．本人がいま気がかりなことや今後の意向
2．本人の価値観やこれからしたいこと
3．病状や予後の理解
4．受けたい治療への希望と可能な医療提供体制
5．自分で意思決定できなくなったときの代理決定者の選定

表3　ACPは誰といつ行うのか

〈誰と行うか〉
1．本人、本人が信頼できる人、家族、医療やケアの支援者
2．本人が自分のことについて知ってほしいと思う人
〈いつ行うか〉
1．健康な人の場合にはライフイベントのとき（就職、結婚、退職、還暦等）
2．医療や介護を必要とする人から心づもりの会話や意思表示があったとき
3．予後1年もしくは半年や3か月を1つの目安とする
4．医学的な生命予後の判断にかかわらず必要と感じたとき

3. 事例の解説とまとめ

　事例検討に参加したB看護師は、同僚の意見や助言からAさん夫婦の心づもりを確認した行為がチームの方針というプロセスをたどっていなかったこと、「なぜ…しないのですか」といった相手を問い詰めているような言い方が妻をより不安にさせ、妻が看護師から責められていると誤解したのではないかということを認識できた。

　所長は、妻からの反応をインシデントと認識した背景を次の要因について意見交換を行った。そこでは、
①本人や代理決定者である人物（妻・子ども）と本人の意向や大切なことをあらかじめ話し合うプロセスが実践できていなかったこと
②ACPの内容をAさんが受けている医療やケアの選択に生かせているかが不明であったこと
③Aさんの価値観として自宅のお風呂で入浴したいということ以外の大切な思いや希望を共有していなかったこと
④Aさんと奥さんの病状理解がどのようになされているかを確認していなかったこと
　などが挙げられた。これらは事例検討会でのまとめの記録とした。

4. Aさんが自分の看取りへの話し合いに抵抗なく参加できたきっかけ

　所長は次の訪問看護の日をスタッフと交代して担当した。厚生労働省が「人生会議」用として国民向けに作成しているリーフレット1枚を持参し【5】、もしものときのために本人が望む医療やケアについて前もって考え、繰り返し共有する取り組みを「人生会議（ACP：アドバンス・ケア・プランニング）」と呼ぶことが2018年から始まっていることを説明した。これは「Aさんが胃がんの手術を受ける前からであり、訪問看護師の私も含めて、自分の価値観を大切にする医療の受け方や看取りまでの心づもりが必要な時代になってきましたね」と話した。このことにAさんよりも妻が関心を示し、「お父さん、これはお父さんより年上の私のほうがもっと必要なことだわ」と言ったことでその場が和み、夫婦ともに笑顔が見られた。Aさんからも自分の健康や最期のことを子どもたちと一緒に真剣に考えたい、といった意見が聞かれた。

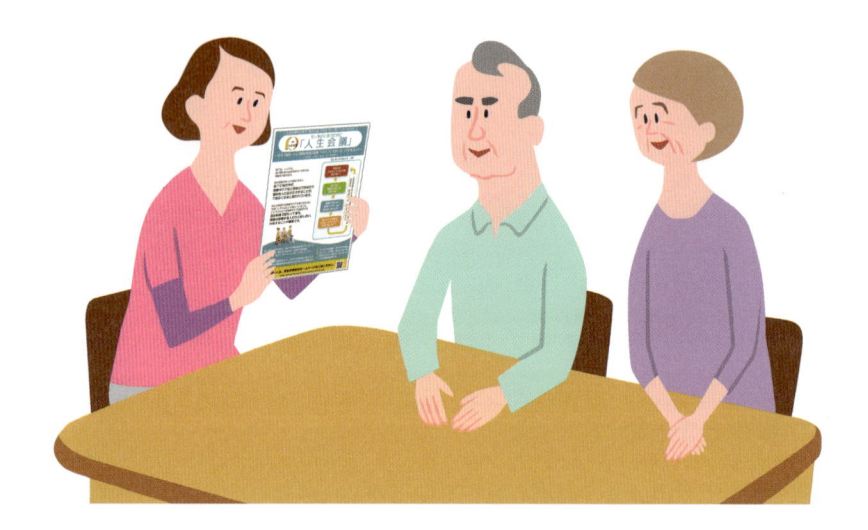

4. これから進めるAさんとのACP

　所長は、事例検討会の結果をサービス提供者間で共有したいことをケアマネジャーに伝えた。ケアマネジャーもかかりつけ医の病状判断が早急に必要であることを理解し、まずはZoomでケア提供者だけの支援者会議を開催した。主治医が現在の病状の説明を長男か長女にしたうえで、Aさん夫婦への訪問診療でどこまで伝えるかを決めることになった。

　呼吸困難の症状が進んだ場合には、どういう医療体制で症状緩和を受けたいかについて、本人や家族ができるだけ一緒に対話できる機会を徐々に増やしていくよう伝える方針が決まった。

　今後は訪問した支援者が会話のタイミングを見はからいながら、表2で示したACPの内容について説明し、無理なくAさん夫婦と看取りまでの心づもりに関して対話していくというケアが、本人、家族、支援者チームで共有された。

引用文献

1 厚生労働省：「人生会議」してみませんか，ACP（アドバンス・ケア・プランニング）の愛称を「人生会議」に決定しました．
https://www.mhlw.go.jp/stf/newpage_02783.html（2025.2.17アクセス）．

2 濱吉美穂：ACP普及のための地域住民へのアプローチ．日本在宅ケア学会誌 2024；28（1）：14-18.

3 厚生労働省：インシデント・医療事故の定義について．
https://www.mhlw.go.jp/topics/2009/03/tp0331-2/dl/tp0331-2al_0006.pdf
（2025.2.22アクセス）

4 小野若菜子：アドバンス・ケア・プランニング（人生会議）の普及・啓発の難しさ―人がもしもの時のことを考えておくために―．日本在宅ケア学会誌 2024；28（1）：13.

5 厚生労働省：人生会議（ACP）普及・啓発リーフレット．
https://www.mhlw.go.jp/content/10802000/000536088.pdf（2025.2.17アクセス）

在宅療養者と家族の生活を支援する
ケアマネジメントの特徴とその根拠

岡田 進一

ケアマネジメントとは

　在宅でケアを必要とする療養者（高齢者など）が、地域における在宅生活を継続していく上で必要とされる支援の1つがケアマネジメントである。ケアマネジメントを行うケアマネジャー（介護支援専門員）は、ケアを必要とする療養者の生活課題を明確にし、その生活課題の解決のために、適切なケアを提供する社会資源のコーディネーションを行い、療養者の在宅生活の継続を支援していく。

　ケアマネジメントは、海外においても広く行われ、イギリス、アメリカ、カナダ、オーストラリア、オランダ、デンマーク、ドイツ、韓国、台湾などで実施されている。日本においては、施設におけるケアコーディネーションを行う役割を担うため、施設においてもケアマネジャーが存在する。

ケアマネジメントにおけるプロセス

　ケアマネジメントにおけるプロセスでは、受理面接である「インテーク」あるいは「エンゲージメント」から始まる。次に、ケアマネジャーが療養者の身体・心理・社会的状況を把握・理解し、生活課題を設定するために「アセスメント」を行う。そして、療養者の支援を行っていくことの合意を得る「契約」を行う。

　次に、アセスメントに基づき、生活支援のための目標を設定し、その支援目標を達成するために、どのような社会資源を活用して、療養者の生活支援を行っていくのかを示す「ケアプランの作成」を行う。

　「ケアプラン作成」では、療養者の生活課題の解決のために、さまざまなケアサービスの組み合わせ（ケアコーディネーション）が検討される。そして、具体的に、どのようなフォーマル・サービス（公的なサービス：具体的には、ホームヘルプサービスやデイサービスなど）やインフォーマル・サポート（家族や近隣住民による支援など）を活用しながら、療養者の生活を支援していくのかについての検討が行われる。

　ケアプランについては、最終的に療養者の了解を得て、ケアの提供（「ケアの実施」）が行われる。ケア提供の実施後、療養者に適切なケアが提供されているかどうかを確認するため、ケアマネジャーが「モニタリング」を行う。そして、「モニタリング」の後、ケアマネジャーが提供したケアマネジメントについての質や効果などの判断を行うため、ケアマネジャーによる「評価」が

最終的に行われる。

このプロセスの順序は、ケアマネジメント・プロセスをわかりやすくするために単純化したものである。実際にケアマネジャーがケアマネジメントを行う場合には、「インテーク」と「契約」や「インテーク」と「アセスメント」が同時に行われたり、「アセスメント」「契約」「ケアプランの作成」が同時に実施されたりすることがある。

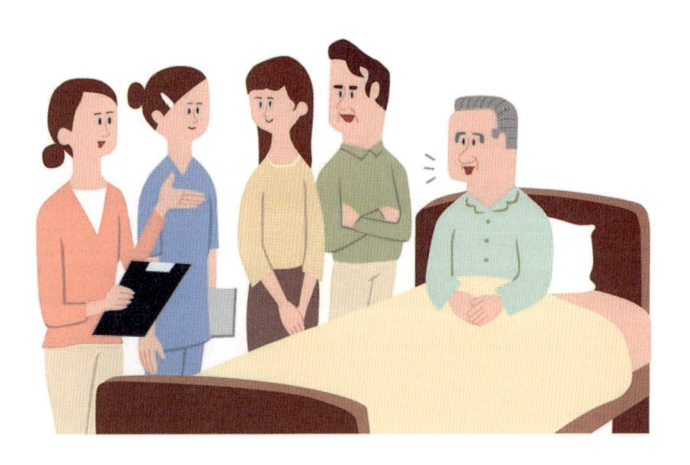

ケアマネジメントのモデル

ケアマネジメントには、さまざまなモデルが存在するが、代表的なモデルに次の4つがある。

1. ブローカーモデル

1つ目は、ブローカーモデル（Broker Model）である。ブローカーモデルは、ケアマネジメントの基本的なモデルであり、原初的なモデルであるとされている。このモデルでのケアマネジャーの主な役割は、療養者のニーズと地域における社会資源を結びつけることであり、ケアマネジメントにより、療養者のニーズと社会資源との結びつけが可能であるとしている。わかりやすいモデルであるため、多くのケアマネジャーが実践しやすいモデルであるとされている。

2. リハビリテーションモデル

2つ目は、リハビリテーションモデル（Rehabilitation Model）である。リハビリテーションモデルは、ブローカーモデルに加えて、リハビリテーション的な視点を加えたモデルであり、環境調整を行いながら、療養者のさまざまな機能回復を目指すモデルである。リハビリテーションモデルは、特に精神障がい者などを対象としたモデルであり、日常生活に関するスキルトレーニングなどを含む生活支援を行っていくことを目的としている。

3. ストレングスモデル

3つ目は、ストレングスモデル（Strength Model）である。ストレングスモデルでは、療養

者の病理や欠点に焦点をあてるのではなく、療養者の持ち味や強み・長所などに焦点をあて、その持ち味や強みなどから生活支援を進めていくモデルである。ストレングスモデルでは、アセスメント、ケアプランの作成および修正、ケアプランの実施・モニタリングなどのあらゆる場面での療養者とケアマネジャーの協働関係を重視する。

ストレングスモデルにおける重要な考え方は、次の6つである。

①療養者は、成長・変化していくものであり、療養者が自分自身の固有のアイデンティティをもって地域生活を送ると考える。

②ケアマネジメントにおいて焦点を当てるべき点は、療養者の持ち味や強みなどであり、病理や欠点などではない。

③療養者が在宅生活を進めようとしている地域は、療養者にとって社会資源の宝庫であると考える。

④療養者は、ケアマネジメントにおける主人公である。

⑤ケアマネジャーと療養者との関係づくりは重要であり、必要不可欠なものである。

⑥ケアマネジメントを行う実践現場は地域であり、ケアマネジャーは地域を重視し、療養者の支援を行う。

4. 集中型モデル

4つ目は、集中型モデル（Intensive Model）である。集中型モデルは、重度精神障がい者などを支援するための積極的地域支援プログラム（Assertive Community Treatment：ACT）の考え方をもとに考案されたモデルである。集中型モデルでは、地域生活支援を行うために、ケアマネジメントをチームで取り組んでいくことが重視され、また、緊急対応や24時間対応などを行うこともケアマネジメント業務の中に含まれている。「集中」ということは、ブローカーモデルなどのケアマネジメントよりも、ケアマネジャーが療養者により多くの注意を払い、さまざまな配慮やサービスを行うことを意味する。そして、そのようなケアマネジメントを行うためには、ケアマネジャーが担当するケース数を月10ケース程度に限定しなければならないとしている。

ケアマネジメントの有効性

ケアマネジメントの有効性に関するエビデンスとして2つの研究を挙げる。

1つ目は、Klaehnらによる研究である【1】。Klaehnらは、糖尿病患者、不安神経症患者、うつ病患者、認知症高齢者、在宅療養高齢者などを対象としたケアマネジメントの有効性に関するシステマティックレビューを行った。その結果、療養者と家族の視点から見た費用（自己負担）削減については、若干、有効であったとされている。さらに、療養者のQOLから見ても、ケアマネジメントが有効であることが示された。しかし、ケアマネジメントのモデルが多様であり、また、場合によりケアマネジメントの手続きが明確に示されていない研究も存在していたと報告されている。

2つ目は、岡田らによる研究である【2】。岡田らは、認知症高齢者を対象としたケアマネジメントの有効性に関するシステマティックレビューおよびメタ分析を行った。その結果、介入開始から9か月あるいは12か月間の研究においては、QOL、介護家族の介護負担感、在宅生活の継

続などで、ケアマネジメント群と非ケアマネジメント群（ケアマネジメントを行わない群）で有意な差が見られず、在宅認知症高齢者に対するケアマネジメントの有効性は認められなかった。

しかし、介入開始から18か月以上の比較的長い介入期間であった2つの研究のQOLや在宅生活の継続において、ケアマネジメント群と非ケアマネジメント群との間に有意な差が示された。このことは、ケアマネジメントが認知症高齢者のQOLの保持や在宅生活の継続に有効である可能性があることを示している。

9か月あるいは12か月の介入期間でのケアマネジメントに関する研究では、すべてのアウトカム指標において、ケアマネジメントの有効性を認めることはできなかった。一方、介入開始から18か月以上の研究では、QOLや在宅生活の継続において、ケアマネジメントが有効であることが示された。Klaehnらのシステマティックレビューでも同様の結果が見られた [1]。すなわち、介入期間の長さにより、ケアマネジメントの有効性に関する結果に違いがあることが示された。

9か月や12か月の比較的短い介入期間の研究においては、対象者の認知症症状に大きな問題が発生せず、施設入所や入院には至らなかったと考えられる。そして、QOLや在宅生活の継続期間において、ケアマネジメント群と非ケアマネジメント群との間に有意な差は見られなかった。

18か月以上の比較的長い介入期間の研究においては、ケアマネジャーによる継続的な介入で、認知症高齢者と介護家族は、適切なケアの選択・利用ができ、ケアマネジャーとの信頼関係も構築され、安心して在宅生活を送ることができたと考えられる。そのため、QOLや在宅生活の継続において、ケアマネジメント群と非ケアマネジメント群との間に有意な差が生じたと考えられる。

引用文献

[1] Klaehn A, Jaschke J, Freigang F, et all：Cost-effectiveness of case management：a systematic review. Am J Manag Care 2022；28（7）：e271-e279.

[2] 岡田進一，杉山京，小松亜弥音：在宅認知症高齢者に対するケアマネジメントの有効性：システマティックレビューとメタ分析．日本在宅ケア学会誌 2022；26（1）：32-47.

在宅認知症高齢者のケアマネジメントにおける多職種チームの役割と協働

岡田 進一

在宅認知症高齢者・家族に対するケアマネジメント

在宅認知症高齢者と介護家族に対するケアマネジメントを行う場合、多職種チームで支援を行うことが多くなる。まず、ケアマネジャー（介護支援専門員）は、認知症高齢者と介護家族に対して心理的な配慮を行い、認知症高齢者や介護家族との協働を意識しなければならない。ケアマネジャーは、認知症高齢者に対しては、日常生活における簡単な動作に関する困難感、コミュニケーションに関する困難感、否定的な感情の生起、否定的な自己イメージの生起、自信の喪失体験などに共感しながら、支援を進めていく必要がある。

また、介護家族に対しては、認知症高齢者の行動・心理症状などへの対応、介護自体のつらさ、今後のことについての不安、介護を行う際の孤独感、親族などとの関係性から生じるつらさ、専門職との関係性などから生じるサービス利用に伴うつらさ、制度利用の問題や経済的な問題などから生じる心理的・経済的負担感などに対して共感しながら、ケアマネジャーは支援をしていかなければならない。

その上でケアマネジャーは、認知症高齢者や介護家族の支援を円滑に進めていくために多職種チームを組み、チームで協働していくことになる。

ケアマネジメントにおける多職種チームの役割

認知症高齢者と介護家族に対するケアマネジメントにおける多職種チームの役割は、できる限り住み慣れた地域において、認知症高齢者と介護家族が、在宅での生活を継続していくことができるように支援していくことである。

そして、認知症高齢者や介護家族に関する情報を多職種チームで共有する場合には、必ず認知症高齢者や介護家族から、情報共有に関する同意を事前に得ておくことが必要である。また、高度の認知症高齢者で判断能力に問題がある場合には、介護家族や後見人からの同意を得ておくことが必要になる。

認知症高齢者と介護家族へのケアマネジメントで、一般的な多職種チームのメンバーは、ケアマネジャー、かかりつけ医、介護サービス事業者職員（看護師、ホームヘルパー、作業療法士、理学療法士など）などが考えられる。この多職種チームがサービス担当者会議を適切に開催し、多職種チームで議論した内容を、ケアマネジメントのアセスメントやケアプランに反映することで、認知症高齢者や介護家族に対する支援を適切に行うことができる。

認知症高齢者への支援が困難となった場合

認知症高齢者によるサービス拒否などで支援が困難となった場合には、地域包括支援センターを中心に、多職種チームや地域住民代表者で構成される個別レベルの地域ケア会議を開催し、認知症高齢者や介護家族に対する適切な支援体制を構築していく。ここでの多職種チームのメンバーは、ケアマネジャー、地域包括支援センター職員（主任介護支援専門員など）、行政職員、かかりつけ医、かかりつけ歯科医、認知症サポート医・認知症専門医、介護サービス事業者職員（看護師、ホームヘルパー、作業療法士、理学療法士など）、民生委員などである。

潜在的なニーズを有する認知症高齢者や介護家族に対しては、「早期支援機能」や「危機回避支援機能」をもつ認知症初期集中支援チーム（基本的には、認知症サポート医・認知症専門医などの医師1人、医療看護系職員1人、介護福祉系職員1人の3人で構成される）が、認知症高齢者や介護家族に対する適切な支援を行う。

多職種チームの円滑な運営

ケアマネジメントのための多職種チームを円滑に運営していくためには、会議を適切に開催し、多職種チームのメンバー間で、認知症高齢者や介護家族のニーズや生活課題に関する共通認識や共通理解を深めておく必要がある。そして、会議開催後、多職種チームで話し合った内容をもとに、ケアマネジャーは適切なケアプランを作成し、認知症高齢者や介護家族ともケアプランの内容を話し合い、認知症高齢者や介護家族のQOL向上や在宅生活継続につながるようにしていく。

会議におけるケアマネジャーの役割

認知症高齢者や介護家族に関する多職種チームで行う会議を生産的な会議とするためには、会議におけるケアマネジャーの役割が重要となる。Barretta-Herman【1】は、会議におけるケアマネジャーの重要な役割として、次の3つがあるとしている。

1）会議での促し役

1つ目は、会議での促し役である。ケアマネジャーは、メンバーが自由に意見を言えるような雰囲気づくりを行い、各自の意見や考えを述べることができるように促す役割を担う。

その際に留意すべきことは、ケアマネジャーが各メンバーの個性、能力、役割などをアセスメントし、①適切な時期に意見を述べることができるように工夫すること、②生産的で活発な意見交換ができるように、メンバーの信頼関係に配慮しながら、どのような意見を述べることも許される雰囲気づくりを行うこと、③さまざまなチャレンジについても促し、そのことを支持的に受け止めること、④反対意見についても述べることができるように工夫をすることなどが挙げられる。

2）会議におけるコミュニケーションでのつなぎ役

　2つ目は、会議におけるコミュニケーションでのつなぎ役である。ケアマネジャーは、メンバーの意見の適切な解釈や要約を行い、会議で共通理解ができるようにコミュニケーションのつなぎ役を担う。会議の最後では、ケアマネジャーが会議の内容・決定事項のまとめを行い、それぞれのメンバーの記憶に残るようにすることが求められる。

　コミュニケーションのつなぎ役を担うケアマネジャーが避けるべき質問は、「なぜ」で始まる質問である。例えば、「なぜ、そのような考えになるのですか？」という質問は、質問者が考え方を否定的に捉えているようなニュアンスとなり、考えを述べたメンバーが防衛的になる可能性がある。また、考えを述べたメンバーが自分の考えを述べたこと自体が誤っていたかのような気持ちになる可能性もある。そのため、質問の仕方を工夫し、「そのような考え方に至った経緯には、どのようなことがあったのでしょうか？」あるいは、「そのような考え方になったことについて、もう少し詳しく話していただけませんか？」という言い方が望ましいとされている。

3）会議でのまとめ役

　3つ目は、会議でのまとめ役である。つなぎ役のところでも述べたように、ケアマネジャーには、会議をまとめる役割があり、特に、会議が終わる際のまとめ役は非常に重要である。その際には、会議の内容の振り返り、決定事項の確認などが必要である。また、対立や葛藤が生じた場合での会議では、ケアマネジャーのまとめ役は非常に重要である。

　まとめ役としてケアマネジャーが心がけなければならないことに、以下の3つがある。

①チームにおける対立や葛藤は自然なことであり、チームが成長し、よりよいチームとして活動していくための必要なプロセスであり、対立や葛藤がチームにとって意味のあることを伝える。

②チームの各メンバーが防衛的になるのではなく、次回の会議では、できるだけ各自の意見を述べ、また、他者にも配慮した意見を持ち寄ることを伝える。

③対立や葛藤を解決していくために、どのような工夫が考えられるかの意見を持ち寄ることを提案する。

　ケアマネジャーは、チーム内で対立や葛藤が生じたとしてもチームでの活動をあきらめるのではなく各メンバーに粘り強く働きかけ、上記のようなことをチームの各メンバーに適切に伝え、チームでの協働を進めていく。

かかりつけ医との協働

　認知症高齢者や介護家族に対するケアマネジメントを進めていく場合、ケアマネジャーは、多職種チームの1人としてのかかりつけ医との協働を重視する必要がある。かかりつけ医との話し合いでは、時間的な制約が多いため、あらかじめ、かかりつけ医と話し合う内容についてポイントをまとめておき、話し合いを行うことが望ましい。

　ケアマネジャーは、かかりつけ医と適切なタイミングで認知症高齢者の病状についての相談を行う必要がある。ケアマネジャーは、アセスメントの段階でかかりつけ医に認知症高齢者の身体機能や認知症の症状の情報提供を依頼し、かかりつけ医からの情報や他の情報を統合し、ケアプ

ランの作成を行う。場合により、認知症高齢者のケアプランの内容について、かかりつけ医から意見を聞くことが必要な場合もある。

　ケアマネジャーは、モニタリングの段階で、認知症高齢者の身体機能や認知症の症状における変化についての情報をかかりつけ医に提供し、その内容に関する医学的な意見やケアプランの内容に関する意見をかかりつけ医から得る。そして、認知症高齢者にかかわっているホームヘルパーなどの介護サービス事業者職員とも情報交換を行い、ケアプランの修正を行うこともある。

　ケアマネジャーは、モニタリングを行うために、認知症高齢者の自宅を訪問した際、認知症高齢者の様子がいつもと違うと判断した場合には、介護サービス事業者職員とも情報交換を行い、最終的に、かかりつけ医に連絡しておく必要がある。例えば、認知症高齢者の顔色が悪い、様子がいつもよりぼんやりしている、話し方がいつもよりぎこちない、顔が赤らんでいる、表情が非常に険しいなど、認知症高齢者が話す内容だけでなく、非言語的な内容（顔の表情、ジェスチャー、行動パターンなど）もアセスメントし、いつもと比べて違った場合には、かかりつけ医に連絡を入れておくことが、かかりつけ医との協働では望ましい。上記のようなかかりつけ医との協働は、病状の悪化に対する早期介入へとつながり、結果として認知症高齢者の症状悪化を未然に防ぐことができると考えられる。

引用文献

1　Barretta-Herman. A. The Effective Social Service Staff Meeting, (Slegio, F. ed.), Business Communication：New Zealand Perspectives. New Zealand, Software Technology 1999：136-147.

在宅認知症高齢者と家族への
ケアマネジメントの実際：事例から

小松尾 京子

配食サービスの利用を拒否する事例から

Aさん、78歳、女性。80歳の夫と2人暮らし。

Aさんは、高校卒業後、就職した会社で夫と知り合い、27歳で結婚した。子どもは2人で、長男は県外に、長女は車で1時間ほどの隣の市に住んでいる（図1）。

■生きがいは料理だが、火の不始末が心配

Aさんは料理が得意で、さまざまな料理を家族にふるまうことを楽しんでいた。子どもの手が離れてからは近くの料理教室に参加していたAさんは、料理の腕を見込まれて70歳になるまでアシスタントをしていた。料理教室を辞めてからは、夫と野菜作りを楽しんでいたAさんは、1年ほど前から物忘れがひどくなり、近医を受診した結果、アルツハイマー型認知症の診断を受けた。要介護1の認定を受け、現在週2回のデイサービスを利用している。

認知症の診断を受けた後も、Aさんは夫のために美味しい料理を作ることを生きがいにしている。しかし、最近は、調理の手順や味付けを間違えることが増えている。また、夜中に起き出して探し物をしたり、「子どもが帰ってくるからご飯を作らなくちゃ」と料理を始めようとすることが増えている。そのつど起きて対応していた夫は、睡眠不足と介護疲れで寝込むようになった。

ある日のこと、Aさんはおかずを温めようと鍋をコンロに置いたことを忘れて、火の元から離れてしまった。モニタリングのため訪れていたケアマネジャーが焦げ臭いにおいに気がつき、火

図1　ジェノグラム

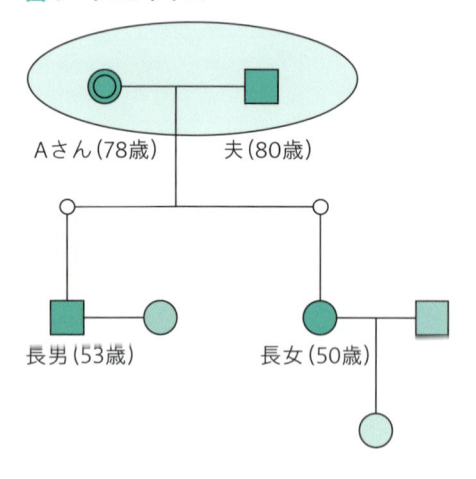

Aさん（78歳）　夫（80歳）

長男（53歳）　長女（50歳）

を消し止めて大事には至らなかった。ケアマネジャーは、今後の対応を検討するため、家族面談を実施した。Aさんと家族の意向は、**表1**のとおりである。

■配食サービスをケアプランに入れるかどうか…

ケアマネジャーは、料理をしたいAさんと火事を心配する家族の間で悩みつつも、最終的には、家族の意向を尊重し、1日2回の配食サービスをケアプランに取り入れた。配食サービスの利用開始から2週間経過したとき、「明日からお弁当は要りません」とAさんに言われたと、配食サービスの担当者からケアマネジャーに連絡が入った。状況を確認するために、ケアマネジャーはAさん宅を訪問し、面談を実施した。

ケアマネジャーは、Aさんの想いを十分聞くように心がけた。Aさんは「お弁当が届くなんて、まるで私が料理ができないみたいじゃない…。家族のために美味しい食事を作るのは、当たり前でしょ。ちょっと手伝ってもらいさえすれば、まだまだできるわよ」と話した。Aさんの気持ちを受け止めたケアマネジャーは、サービス担当者会議を開催し、配食サービスを中止し、ホームヘルパーと一緒に料理をするようケアプランを修正した（**図2**）。

表1　Aさんと家族の意向

Aさんの意向	最近は、おかずを作るのはちょっとおっくうなときもあるけど、料理くらいちゃんと作れるわよ。何十年も作ってきたんだから大丈夫よ
夫の意向	最近はみそ汁やおかずの味つけがおかしいときがある。火の消し忘れがあると近所の人たちにも迷惑をかけるし、これからのことが心配。夜中に起こされるのもつらい
長女の意向	母が料理をしたい気持ちはわかるけど、火事を起こされると困ります。夜中に起こされて父も大変です。できるだけ私も手伝いたいですが、仕事もしているので対応できるのは休みの日くらいです

図2　それぞれの意向と調整の結果

Aさんの意向	お弁当が届くなんて、まるで私が料理ができないみたいじゃない…。家族のために美味しい食事を作るのは、当たり前でしょ。ちょっと手伝ってもらいさえすれば、まだまだできるわよ
夫の意向	妻は料理教室のアシスタントもしていたし、昔からおいしい食事を家族のために作るのを生きがいにしていた。家事のことは心配だけれど妻の気持ちもわかる…
長女の意向	母の作る食事はとても美味しかったし、私も食事を大事に思っています。料理を通して母が元気に生活できるのであればうれしいです

調整の結果

> Aさんの意向を尊重し、
> ホームヘルパーと一緒に料理をする

Aさんと家族、両者に向けたケアマネジメント

■クライエント本人と家族の意向が異なる場合

　ケアマネジメントの場面で困ることに、クライエント本人と家族の意向が異なることがある。この事例では、料理をしたいAさんと、火事を心配する家族の間でケアマネジャーは悩みながらも、近隣の人に迷惑をかけるわけにはいかないという家族の意向を優先した。その結果、配食サービスの導入を提案した。このときのケアマネジャーとクライエント家族の位置関係を示したものが図3である。ケアマネジャーが、家族の意向を尊重することにより、「Aさん」対「Aさん家族とケアマネジャー」の構図に陥ってしまう[1]。

　クライエントと家族の意向は必ずしも同じとは限らず、両者の意向が対立することもある。認知症によりクライエントの判断力が低下した場合は、家族の意向を尊重したケアマネジメントを展開しがちである。

■ケアマネジメントの基本に立ち返る

　本事例で、夫はAさんが認知症であることを受け止めつつケアを担っている。しかし、火の取り扱いや認知症の進行など不安を抱えており、体調面でもケアを要する状況にある。このような状況で大事なことは、ケアマネジメントの基本に立ち返ることである。配食サービス中止の連絡を受けたケアマネジャーは、図4に示すように、Aさんと家族の両方をクライエントとして捉えて対応した。Aさんにしっかり向き合い、話を聴くことをしたからこそ、「お弁当が届くなんて、まるで私が料理ができないみたいじゃない…」というAさんの気持ちを聴くことができた。クライエントであるAさんの気持ちに寄り添いながら、家族間の調整をすることで、どちらかの立場に偏らない、両者の意向を尊重したケアマネジメントが可能になる。

　家族はAさんをサポートする社会資源である側面とケアを必要とする当事者という二面性をもつ。このことをケアマネジャーが理解し、それぞれの方向から意向を聴くことで、クライエントと家族双方との信頼関係の構築につながるといえる。

　なお、この事例では夫の介護疲れへの対応は明記していないが、レスパイトケアを導入するなど、家族への対応も重要である[2]。ショートステイの利用や、認知症カフェの利用などもレスパイトケアの1つといえる。

図3　Aさんとケアマネジャーの関係性

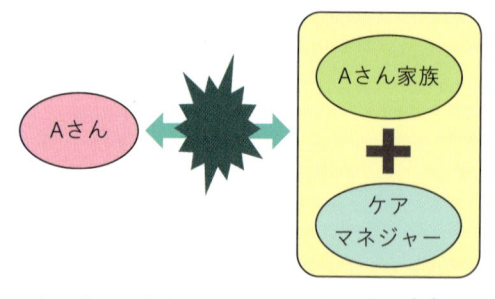

小松尾京子：介護支援専門員へのスーパービジョンに関する研究―現象学的アプローチからの試み―. 新見公立大学紀要 2021；42：47-54. より引用、一部改変

図4　AさんとAさん家族の調整

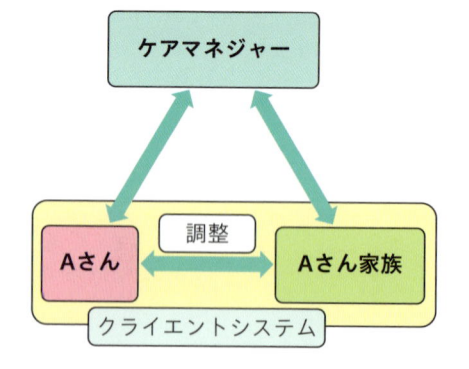

社会資源の意味すること

ケアマネジメントでは、クライエントのニーズに対し社会資源を活用してその解決を図る。そのため、ケアマネジャーは、配食サービスをクライエントにとって必要な社会資源と判断し、情報提供を行い調整した。

一方、Aさんにとって配食サービスはどのようなものとして認識されただろうか。Aさんは料理が好きで、家族のために食事を作ることは自分の役割だと認識している。お弁当が配達されることは、料理をする必要性がないことを意味する。これは、Aさんがこれまで担ってきた料理を作るという役割を奪うものであり、家族や回りの人から「料理ができない存在」として認識されていることをAさんに突きつけるものとなる。その結果、自分が「料理ができない存在であること」を認識せざるを得ない。つまり、Aさんには自分の大事な役割を奪うものとして、配食サービスのお弁当が表出する（図5）。

自分の役割や存在を否定するものをAさんは遠去けようとする。それが、配食サービスを断るという行為につながる。それは、「お弁当が届くなんて、まるで私が料理ができないみたいじゃない…。家族のために美味しい食事を作るのは、当たり前でしょ。ちょっと手伝ってもらいさえすれば、まだまだできるわよ」というAさんの言葉に現れている。

クライエントの立場に立つということは、クライエントから見たときに、社会資源の活用がどのような意味をもつのか、どのようなものとして表出するのか考え、理解することである。そのことが関係づくりの基盤となり、Aさんの望む暮らしを実現するケアマネジメントとなる。

ストレングスに着目する

認知症の人は何もできないのだろうか。確かに、Aさんはおかずを温めようとして、焦がすなどの失敗がある。手順を間違えるなど味つけも昔のようにできなくなっている。「だからAさんは料理ができない」と判断してよいのだろうか。ケアマネジメントでは、できないことだけに着目するのではなく、できることや強み（ストレングス）に着目する必要がある。何をどうすれば、Aさんのできることを増やせるのか。何ができればAさんは「料理をしている」と感じることができるのか。そのことを探ることがAさんのできることを見出すきっかけになる。

ストレングスに着目するには、クライエントの生活歴を反映したアセスメントが効果的である。

図5　配食サービスの意味すること

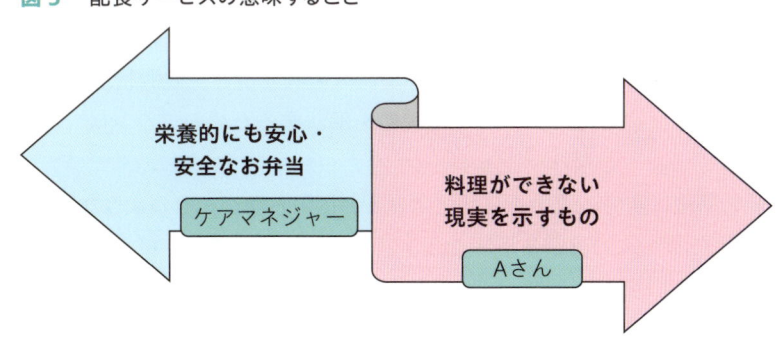

Aさんの場合、料理に対する想いが強いであろうことがうかがえる。話を丁寧に聴くことは、信頼関係の構築に欠かせない。これまでの人生において何を大切にしてきたのか、生活歴や価値観を丁寧に聴くことが重要である。Aさんのストレングスに着目することは、Aさんの意思や価値観を尊重したケアマネジメントにつながるといえる。

認知症の人の世界を理解する

認知症の人の世界はどのようなものだろうか。認知症の中核症状の1つに記憶障害や実行機能障害がある。料理は複雑な作業を同時進行することから、認知症の人にとって難しいものとなる。自分は今、野菜を切っているが、何をしようとしていたのか。この野菜はこれからどうしたらよいのか。自分の行動の方向性を見失うことは、自分の行動とその結果が結びつかないことを意味する。このことはAさんに不安をもたらす。何をしてよいかわからないことは混乱を引き起こし、Aさんは料理を継続することが困難になる。

このことは、料理ができないことを意味するものではない。料理に関するすべての手順や作業を覚えていなくても、そばに誰かがいてAさんが忘れたり迷ったりしたことに対して、サポートをすることで料理ができるかもしれない。Aさんの認知する世界を家族や援助者が理解し、適切なサポートをすることで、Aさんは「料理のできる私」を取り戻すことが可能になる。

Aさんや家族にかかわる支援者は、Aさんの世界観や家族の状況など、認知症に伴う不安や戸惑いなどを理解し、その上で対応することが重要である。そのことが、「わかってもらえた、受け止めてもらえた」につながり、信頼関係の第一歩となる。

クライエントの価値観を尊重したケアマネジメント

2023年6月に成立した「共生社会の実現を推進するための認知症基本法」では、すべての認知症の人が、基本的人権を享有する個人として、自らの意思によって日常生活および社会生活を営むことができることや、認知症の人の意向を十分に尊重しつつ、良質かつ適切な保健医療サービスおよび福祉サービスが切れ目なく提供されることを基本理念としている。

さらに、認知症の人のみならず家族等に対する支援により、認知症の人および家族等が地域において安心して日常生活を営むことができることを目指している。

ケアマネジメントとは、本人や家族のニーズや生活課題を的確に把握し、ケアの方針であるケアプランを作成し、実行していくシステムといえる。ニーズを把握するには、アセスメントが重要になる。その際、本人の状況や環境など、客観的な情報からニーズを把握するだけでは不十分である。客観的状況に対する本人の想いや価値観を聴くことで、客観的状況と主観的状況のずれが明確になる。これがAさんの生活課題となる。その生活課題を解決するためのプランは、Aさんの価値観を尊重したケアマネジメントとなる（図6）。

認知症の方の場合、必ずしも明確に自分の思いを言語化できるとは限らない。そのような場合、本人の意向を尊重するには、『認知症の人の日常生活・社会生活における意思決定支援ガイドライン』（参考文献1）を参考にするとよい。

図 6 ケアマネジメントの方法

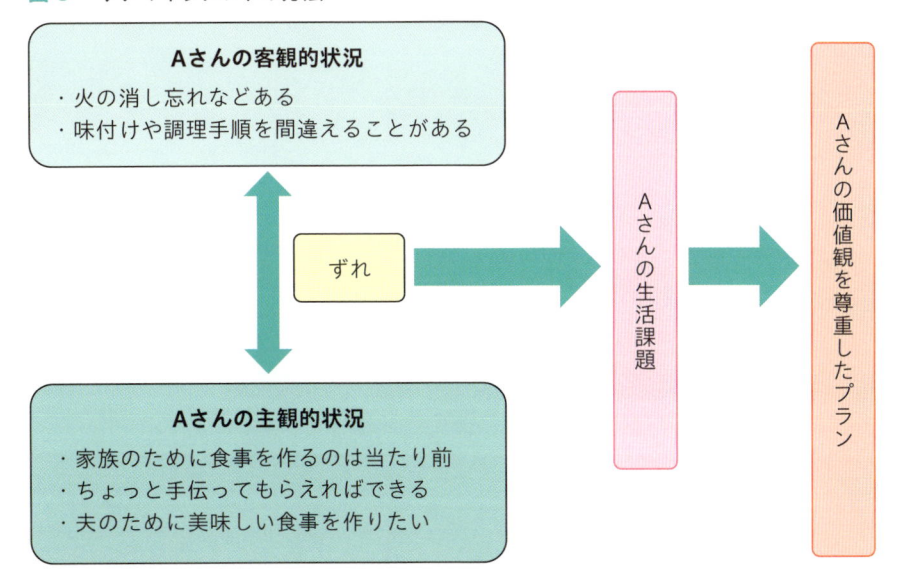

引用文献

1 小松尾京子：介護支援専門員へのスーパービジョンに関する研究—現象学的アプローチからの試み—．新見公立大学紀要 2021；42：47-54．

2 遠藤英俊：認知症の人の特徴とケアマネジメント．日本ケアマネジメント学会編，ケアマネジメント事典．中央法規出版，東京，2021：230-231

参考文献

1. 厚生労働省：認知症の人の日常生活・社会生活における意思決定支援ガイドライン（2018）．https://www.mhlw.go.jp/file/06-Seisakujouhou-12300000-Roukenkyoku/0000212396.pdf（2024.8.12アクセス）

2. 村田久行：第3章 苦しみを和らげる認知症ケアの援助理論．村田久行編著，苦しみを和らげる認知症ケア，川島書店，東京，2023：67-105．

第 4 章

在宅でその人らしく生きることを支える実践知に基づくケア

地域におけるがん療養者へのケアと多職種チームの役割

高砂 裕子

地域におけるがん療養者を取り巻く状況

　厚生労働省では、がん対策推進基本計画（第 4 期：2023 年 3 月 28 日閣議決定）（図 1）【1】により、予防から治療、がんとの共生までを視野に入れた全体目標「誰一人取り残さないがん対策を推進し、全ての国民とがんの克服を目指す」が立てられ、がん患者およびその家族等の療養生活の質の向上が目指されている。

　その計画の分野別施策の概要「3．がんとの共生」（図 2）では、地域における療養のあり方や意思決定支援等の取り組みの検討が挙げられている【1】。

図 1　第 4 期がん対策推進基本計画概要

第1. 全体目標と分野別目標／第2. 分野別施策と個別目標

全体目標：「誰一人取り残さないがん対策を推進し、全ての国民とがんの克服を目指す。」

「**がん予防**」分野の分野別目標 がんを知り、がんを予防すること、がん検診による早期発見・早期治療を促すことで、がん罹患率・がん死亡率の減少を目指す	「**がん医療**」分野の分野別目標 適切な医療を受けられる体制を充実させることで、がん生存率の向上・がん死亡率の減少・全てのがん患者及びその家族等の療養生活の質の向上を目指す	「**がんとの共生**」分野の分野別目標 がんになっても安心して生活し、尊厳を持って生きることのできる地域共生社会を実現することで、全てのがん患者及びその家族等の療養生活の質の向上を目指す
1. がん予防 (1) がんの1次予防 ①生活習慣について ②感染症対策について (2) がんの2次予防（がん検診） ①受診率向上対策について ②がん検診の精度管理等について ③科学的根拠に基づくがん検診の実施について	**2. がん医療** (1) がん医療提供体制等 ①医療提供体制の均てん化・集約化について ②がんゲノム医療について ③手術療法・放射線療法・薬物療法について ④チーム医療の推進について ⑤がんのリハビリテーションについて ⑥支持療法の推進について ⑦がんと診断された時からの緩和ケアの推進について ⑧妊孕性温存療法について (2) 希少がん及び難治性がん対策 (3) 小児がん及びAYA世代のがん対策 (4) 高齢者のがん対策 (5) 新規医薬品、医療機器及び医療技術の速やかな医療実装	**3. がんとの共生** (1) 相談支援及び情報提供 ①相談支援について ②情報提供について (2) 社会連携に基づく緩和ケア等のがん対策・患者支援 (3) がん患者等の社会的な問題への対策（サバイバーシップ支援） ①就労支援について ②アピアランスケアについて ③がん診断後の自殺対策について ④その他の社会的な問題について (4) ライフステージに応じた療養環境への支援 ①小児・AYA世代について ②高齢者について

4. これらを支える基盤 (1) 全ゲノム解析等の新たな技術を含む更なるがん研究の推進 (2) 人材育成の強化 (3) がん教育及びがんに関する知識の普及啓発	(4) がん登録の利活用の推進 (5) 患者・市民参画の推進 (6) デジタル化の推進

第3. がん対策を総合的かつ計画的に推進するために必要な事項

1. 関係者等の連携協力の更なる強化 2. 感染症発生・まん延時や災害時等を見据えた対策 3. 都道府県による計画の策定 4. 国民の努力	5. 必要な財政措置の実施と予算の効率化・重点化 6. 目標の達成状況の把握 7. 基本計画の見直し

厚生労働省：第 4 期がん対策推進基本計画（令和 5 年 3 月 28 日閣議決定）概要より引用

図2　第4期がん対策推進基本計画　分野別施策の概要

がん対策推進基本計画の見直しのポイント

- **●がん予防**
  - ・「**がん検診受診率**」の目標について、いずれのがん種においても増加傾向であり、一部のがん種で目標値を達成できたことから、さらなる受診率向上を目指し**50%から60%に引き上げ**
- **●がん医療**
  - ・「**緩和ケア**」について、すべての医療従事者が診断時から治療と併せて取り組むべきとの趣旨から、がん医療分野の中に記載
  - ・ドラッグラグ等の課題に対し、新たな診断技術・治療法へのアクセスを確保する観点から、新たな技術の「**速やかな医療実装**」に関する項目を新規に追加し、国際共同治験への参加を含め、治験の実施を促進する方策の検討などの取組を推進
- **●がんとの共生**
  - ・治療を継続しながら社会生活を送るがん患者が増加する中で、治療に伴う外見変化に対するサポートが重要であることを踏まえ、「**アピアランスケア**(※)」を独立した項目として記載し、拠点病院等を中心としたアピアランスケアに係る相談支援・情報提供体制の構築等を推進
    ※医学的・整容的・心理社会的支援を用いて、外見の変化を補完し、外見の変化に起因するがん患者の苦痛を軽減するケア
- **●これらを支える基盤**
  - ・国民本位のがん対策を推進する観点から「**患者・市民参画の推進**」を、医療・福祉・保健サービスの効率的・効果的な提供や、患者やその家族等のサービスへのアクセシビリティ向上の観点から「**デジタル化の推進**」を、新規追加
  - ・「**全ゲノム解析等実行計画2022**」の着実な推進を記載

厚生労働省：第4期がん対策推進基本計画（令和5年3月28日閣議決定）概要より引用

　地域におけるがん療養者の年齢は、小児から高齢者までであるが、主には高齢者と介護保険の第2号被保険者である40歳から65歳の方で16特定疾病のがん末期（医師が一般に認められている知見に基づき回復の見込みがない状態に至ったと判断したものに限る）の方である。

　一方、2020年から新型コロナウイルス感染症が感染拡大したことによる医療提供体制の変化により、入院中は、家族等とも面会ができない等の状況から、在宅療養を希望するがん療養者が増加している。医療の提供体制においても、多様な価値観を認め療養者の尊厳を尊重する社会が目指されている。そのため、ACP（アドバンス・ケア・プランニング）の普及が拡大され、厚労省の「人生の最終段階における医療・ケアの決定プロセスに関するガイドライン」などに基づいた医療・介護の提供と多職種連携における生活支援が重要視されている。

　令和6年度診療報酬改定で、入院料の通則において患者の意思決定支援を行う指針を定めることが義務づけられ、入院時からのACP実施体制の整備が進められている。自身で療養場所が選択でき、その人らしく生きる支援のためには、多職種が利用者とともに悩み、考え、決定する共同意思決定が求められている。

1. がん療養者へのケア

　がん療養者へのケア提供時にどのような経過が予測されるかを理解し、必要なケアを提供するためには、「病いの軌跡」による機能の経過を示した**図3**が参考になる**[2]**。がんにおいては、臓器不全や認知症・老衰などと比較すると、死亡の数週間・数日前まで機能は保たれ、その後急激に低下する特徴を示している。死亡する日まで、トイレで排泄を行っていた療養者も認められる。

　また、療養者が在宅療養選択時に心配な点としては、さまざまな苦痛に対応してもらえるかどうかが挙げられている。そのため、終末期ケアにおいて緩和ケアが在宅でも提供できるということを説明することが重要である。緩和ケアとは、WHOの2002年の定義**[3,4]**では、「生命を脅かす病に関連する問題に直面している患者とその家族のQOLを、痛みやその他の身体的・心理社会的・スピリチュアルな問題を早期に見出し的確に評価を行い対応することで、苦痛を予防し和らげることを通して向上させるアプローチである。」としている。それは具体的には、**表1**の緩和

図3　疾患群別の軌跡モデル

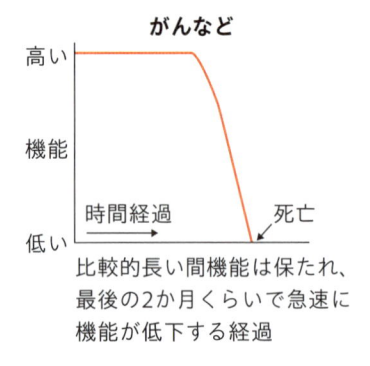
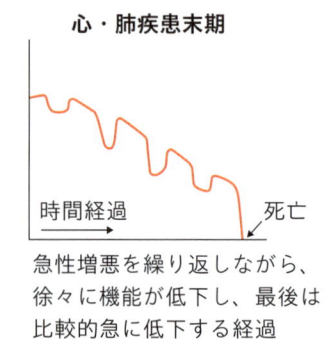
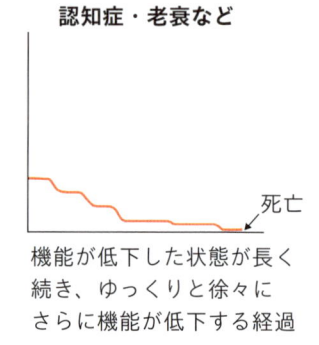

がんなど	心・肺疾患末期	認知症・老衰など
比較的長い間機能は保たれ、最後の2か月くらいで急速に機能が低下する経過	急性増悪を繰り返しながら、徐々に機能が低下し、最後は比較的急に低下する経過	機能が低下した状態が長く続き、ゆっくりと徐々にさらに機能が低下する経過

長江弘子編：病いの軌跡．看護実践にいかすエンド・オブ・ライフ・ケア 第2版，日本看護協会出版会，東京，2018：107．より引用

表1　緩和ケアの定義（定訳）

1　緩和ケアとは、生命を脅かす病に関連する問題に直面している患者とその家族のQOLを、痛みやその他の身体的・心理社会的・スピリチュアルな問題を早期に見出し的確に評価を行い対応することで、苦痛を予防し和らげることを通して向上させるアプローチである
2　緩和ケアは、痛みやその他のつらい症状を和らげる
3　緩和ケアは、生命を肯定し、死にゆくことを自然な過程と捉える
4　緩和ケアは、死を早めようとしたり遅らせようとしたりするものではない
5　緩和ケアは、心理的およびスピリチュアルなケアを含む
6　緩和ケアは、患者が最期までできる限り能動的に生きられるように支援する体制を提供する
7　緩和ケアは、患者の病の間も死別後も、家族が対処していけるように支援する体制を提供する
8　緩和ケアは、患者と家族のニーズに応えるためにチームアプローチを活用し、必要に応じて死別後のカウンセリングも行う
9　緩和ケアは、QOLを高める。さらに、病の経過にも良い影響を及ぼす可能性がある
10　緩和ケアは、病の早い時期から化学療法や放射線療法などの生存期間の延長を意図して行われる治療と組み合わせて適応でき、つらい合併症をよりよく理解し対処するための精査も含む

大坂巌，渡邊清高，志真泰夫，他：わが国におけるWHO緩和ケア定義の定訳－デルファイ法を用いた緩和ケア関連18団体による共同作成－．Palliative Care Research 2019；14（2）：64．より引用

ケアの内容に基づいたケアを提供することである。

　がん療養者の中には、がん治療中の場合もあり、苦痛症状の緩和を中心に行う緩和治療の支持的緩和療法が行われる。その苦痛症状は、がんに伴う症状だけでなく、治療に伴う苦痛の緩和や精神的苦痛も対象となる。

　がんの進行期の緩和療法では、がんの進行に伴うがん性疼痛の緩和治療が行われる。この場合、それぞれのがんの種類において出現しやすい特異的な症状が対象となる。また、心身の衰弱に伴う苦痛症状では、倦怠感、食欲低下、筋肉の疲労、ADLの低下を認める。

　看取りが近い時期には、共通した諸症状、疼痛、呼吸困難、不眠、せん妄、気道分泌、排尿障害を認める。さらに、がん療養者の苦痛が耐え難い苦痛の場合、苦痛緩和を目的として鎮静を行う場合がある。鎮静とは、がん療養者の意識を低下させる薬物を投与すること、または苦痛緩和のために投与した薬物により生じた意識低下を意図的に維持することであり、がん療養者と相談を重ね実施する必要がある。

1）症状緩和ケア

　各種症状コントロールの具体例を**表 2** に掲げる。

表 2　症状コントロールの具体例

疼痛	痛みの原因と評価、薬物療法の管理（症状の管理・投与方法の検討等）、薬剤の副作用の評価と対応、日常生活への支援、精神的支援
呼吸困難	呼吸困難の原因と評価、薬剤療法・酸素療法等の管理、換気量の増大と確保のためのポジショニング、呼吸法・呼吸介助法・排痰介助、環境整備、精神的支援
倦怠感	倦怠感の原因と評価、がんの悪液質等に対する治療の管理、休息の確保、日常生活への支援、環境整備、精神的支援
せん妄	せん妄の原因と評価、服薬管理、環境整備、不安の除去など精神的支援

2）がん療養者が使用するデバイス

　在宅酸素、輸液（皮下点滴、CVポート、PICC等）、輸液ポンプ、持続皮下注射、尿道カテーテル、ストーマ、吸引器などのデバイスを使用する場合がある。どんなデバイスでも療養者や家族にとっては、医療機器を自宅で使用することに関して不安が強く、医療従事者にとっては簡単な手技であっても医療従事者でない方たちにとってはストレスが大きくなる。そのため、必要最低限のデバイスを選択することが大切である。

　持続皮下注射法の場合、療養者の状況により使用状況が変化するため、主治医、薬剤師、看護師が連携し安全に使用できるよう十分な管理が必要である。ここでは、災害時の対応までは説明しないが、停電時の対応には留意する必要がある。

2. がん療養者への多職種チームの役割

　がん療養者が希望する自宅で、希望するような生活が送れることを支援する。このことを目標

として、療養者の心身の状況などの情報を共有し、連携を行うことが多職種チームの役割となる。がん療養者に必要とされるのは、在宅医療を提供する訪問診療医と訪問薬剤師、訪問看護師によるサービスである。

近年では、主治医を中心にICTを活用した連携が進み、タイムリーに療養者の心身の状況やその状況に対する各専門職の考えや対応が共有できるようになり、効果的な連携が実践できている。

また、前述の疾病の終末期の軌跡（図3）で述べたように、がんの終末期においては、死亡の数週間・数日前までは機能は保たれ、その後急激に低下することが多いため、必要とするサービス、褥瘡を予防するための福祉用具の電動ベッド・エアマットレスやADL低下を認めた際の排泄の介助や清潔の保持のための訪問入浴や訪問介護などのサービスである。

療養者や家族は、急にサービスの利用が必要になることを想定していないこともあり、どのような可能性があるかを説明し、介護保険の申請やケアマネジャーとの契約などを促し、円滑にサービスが受けられるよう支援する。

また、ケアマネジャーには、心身の状況の変化などを情報提供し、必要時にサービスが利用できるよう支援する。退院時などの在宅療養開始時に、予測される経過について、主治医、訪問看護師、訪問薬剤師、ケアマネジャー等と、在宅でカンファレンスする機会をもつ。それにより、療養者や家族を含め、療養生活の具体的なイメージを共有することができる。

多職種チームには、入院・通院していた医療機関の医師や看護師、薬剤師、栄養士、リハビリテーションスタッフなど、その療養者にかかわった専門職も含まれる。退院時カンファレンスで在宅移行に必要な情報共有を行い、必要時は連携や相談を継続する場合もある。

専門職にとって予測できる経過であっても、療養者や家族にとっては、治療の終了や在宅療養への移行などが唐突であり、受け止められない状況のまま在宅療養が開始されることもある。療養者が望む生活が送れることを支援する目標は同じであり、地域包括ケアシステムの有機的な深化が望まれているといえよう。

引用文献

1 厚生労働省：第4期がん対策推進基本計画（令和5年3月28日閣議決定）概要. https://www.mhlw.go.jp/content/10901000/001091843.pdf（2024.11.14アクセス）

2 長江弘子編：病いの軌跡. 看護実践にいかすエンド・オブ・ライフ・ケア 第2版. 日本看護協会出版会，東京，2018：107.

3 WHOによる緩和ケアの定義. 2002. https://www.jspm.ne.jp/information/WHO/index.html#:~:text（2024.11.14アクセス）

4 大坂巌，渡邊清高，志真泰夫，他：わが国におけるWHO緩和ケア定義の定訳－デルファイ法を用いた緩和ケア関連18団体による共同作成－. Palliative Care Research 2019；14（2）：64.

参考文献

1. 全国訪問看護事業協会編：訪問看護が支える在宅ターミナルケア第2版. 日本看護協会出版会，東京，2024.

暮らしの中のがん療養者への
相談支援

秋山 正子

前稿「地域におけるがん療養者を取り巻く状況」において、第4期がん対策推進基本計画の分野別施策の概要が挙げられている。国が掲げた全体目標「だれ一人取り残さないがん対策を推進し、すべての国民とがんの克服を目指す」には、これからの取り組みに対する強い意気込みが感じられる。個別目標の「がんとの共生」では「相談支援及び情報提供」がしっかりと掲げられている。

しかし、突然「がん」と診断され（病名告知は外来診療場面でごく当たり前に行われている）、その後すぐに治療計画を示され、十分に質問したりできないまま、仕事の場や家庭に戻ってきた人々の心理的な苦痛を誰が軽減できるというのだろうか。

国立がん研究センターがん情報サービスでも、「がんと心」と題して心のケアの重要性を説いている。ここでは、がんと言われたときに多くの人が陥る不安の症状や落ち込みの症状を説明している（図1、2）【1】。

さらに、告知に伴うストレスによりうつ傾向になる人や、適応障害を起こす人があることも図示されている（図3）【2】。不安に思ったり、落ち込んだりする反応は当たり前のことであり、それが長引いたり症状が重なっている場合には相談窓口を訪ねるようにも示唆されている。

図1　不安の症状

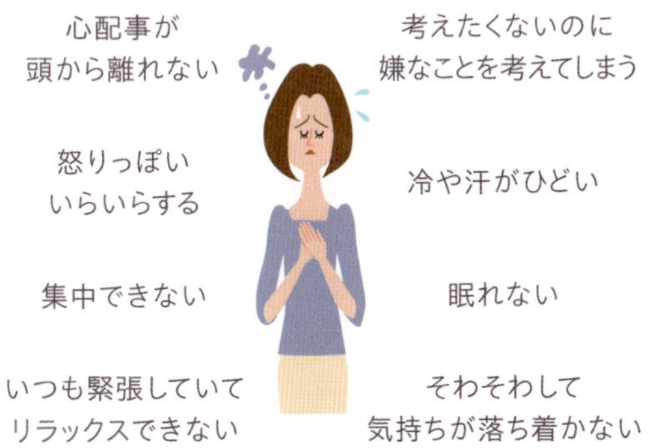

心配事が
頭から離れない

考えたくないのに
嫌なことを考えてしまう

怒りっぽい
いらいらする

冷や汗がひどい

集中できない

眠れない

いつも緊張していて
リラックスできない

そわそわして
気持ちが落ち着かない

※突然胸が苦しくなる、息苦しくなる、吐き気がする、めまいや動悸におそわれる、といった体の発作的な変調も、不安の症状として起こることがあります。

国立がん研究センター：がんと心；がん患者さんが経験する心の状態－不安と落ち込み－. https://ganjoho.jp/public/support/mental_care/mc01.html－一部改変

図2　落ち込みの症状

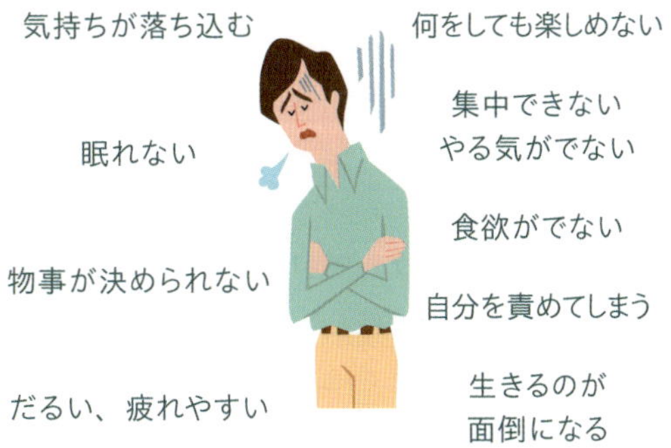

気持ちが落ち込む

何をしても楽しめない

集中できない
やる気がでない

眠れない

食欲がでない

物事が決められない

自分を責めてしまう

だるい、疲れやすい

生きるのが
面倒になる

国立がん研究センター：がんと心；がん患者さんが経験する心の状態－不安と落ち込み－. https://ganjoho.jp/public/support/mental_care/mc01.html－一部改変

図3　ストレスへの心の反応

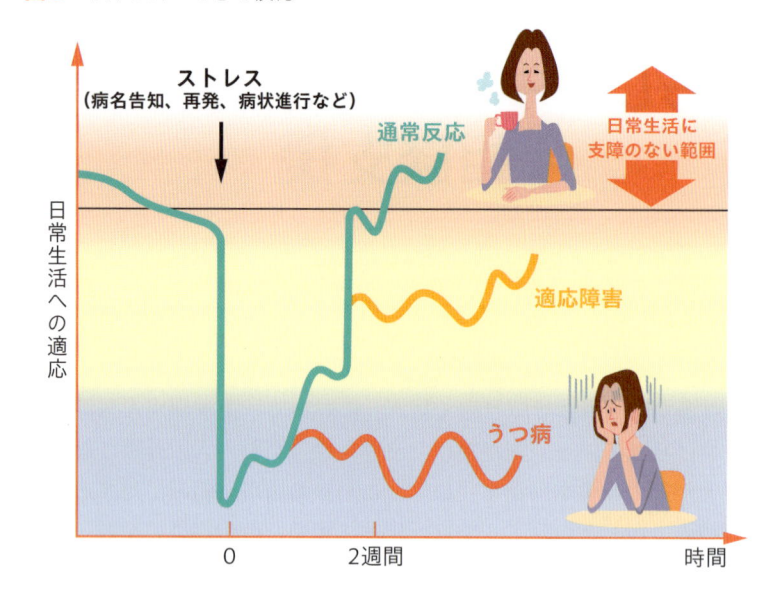

国立がん研究センター：がんと心；適応していく心の動きをとらえる．
https://ganjoho.jp/public/support/mental_care/mc01.html 一部改変

　がんの診断・治療は日進月歩し、多くの情報が手に入るようになってはいるが、インターネット上の画面の一方通行による情報提供では、逆に不安をかきたててしまう。健康診断で精密検査を勧められ、がんかもしれないという不安が募り、ネットでの情報収集に走る姿や、相談するところにたどり着けず、高額な民間療法に駆け込んでしまう例も見受けられる。

がん患者・家族・友人の置かれた状況・抱える悩み

　がんと診断されたときからさまざまな不安を抱く人は、ゆっくりと話を聞いてもらえる相談窓口につながることが望ましい。話を聞いてもらえば、いま自分が不安に感じていること、抱えている課題を言葉で表現することができて整理がつき、自分自身の考えをまとめていく過程をたどることができる。

　これは、心の問題だけではなく社会的な課題に対しても同様である。例えば仕事と治療の両立などの問題、医療費の問題などである。

　がん拠点病院にはがん相談支援センターが設置されていて相談に応じることができるが、不安で戸惑っている状態では、なかなかその窓口にたどり着くことができない。病院の中でその相談窓口がどこにあるのかがわからない人もおり、予約が必要だったり、電話がつながらなかったりということもある。

　このような状況にある人は、近しい存在の家族に心配をかけたくないため話していないことも多い。ましてや、職場の同僚にはなかなか話せない。家では家で見せる顔があり、職場では職場で見せる顔があり、「ありのまま」を出せる場がないと訴える患者は多い。そこで、病院でも家でもない第2の我が家、第3の居場所が必要となってくる（図4）。

　この第3の居場所の確保は、現在の日本の医療体制では難しい。しかし、その必要性を強く感じている医療者、ことに看護職やMSWは図4に示す状況により、多くなっていると推察される。

　がんは長くつきあわなくてはならない疾患であり、意思決定を迫られる場面が多くなるが、ほとんどが外来の場に限られている（図5）【3】。外来診療の時間に医師や看護師には相談を受ける余裕はないため、自分で決めた判断に戸惑いながら治療を受けている患者もいる。

図4　がん患者・家族・友人の置かれた状況・抱える悩み

- 急性期治療が完了後、がん治療を継続しながら、多少の不自由さや再発を懸念しながら暮らす年月が長くなった
- 在院日数の短縮、外来での治療やフォローが増加し、医療者等との接点がますます限られてくる
- 治療3〜6か月後に実存的な悩みが発生するため、今後どのような人生を過ごすのか？という不安を抱いている
- 「家では家で見せる顔」「職場では職場で見せる顔」（担っている役割）があり、「ありのまま」を出せる場が少ない
- 全がんの10年相対生存率6割弱となっている

第2の我が家・第3の居場所が必要

図5　がんの長い経過

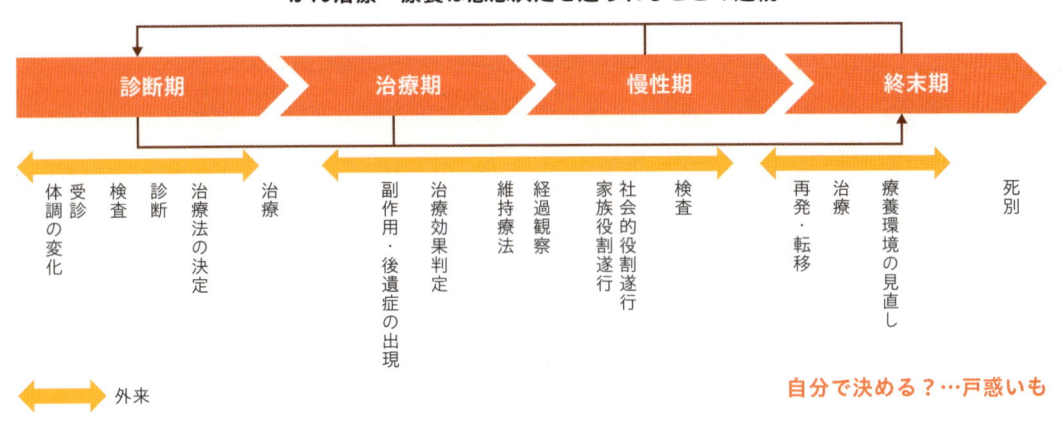

がんは長い経過をたどり、心理的・社会的支援がずっと必要
がん治療・療養は意思決定を迫られることの連続

診断期　治療期　慢性期　終末期

受診｜体調の変化　検査　診断　治療法の決定　治療｜副作用・後遺症の出現　治療効果判定　維持療法　経過観察　社会的役割遂行｜家族役割遂行　検査　再発・転移　治療　療養環境の見直し　死別

外来

自分で決める？…戸惑いも

花出正美：がんサバイバーシップの理解と支援．榮木実枝監修，濱口恵子，花出正美編：がん看護ビジュアルナーシング，Gakken，2015：28．より一部改変して転載

「マギーズ東京」での相談活動

　がんは診断・治療の様相がめまぐるしく変化するため、再発の恐れを抱きながら不安の中で長くかかわらなければならない病気である。そこで、がんとともに生きる人々への支援の必要性はますます高まっている。

　長い間の訪問看護、ことに在宅ホスピス活動を行う中で、2006年頃から亡くなる間際の方の依頼が多くなってきた。彼らの中には、十分に受け入れられないままに治療を続けてきたと感じている方も多かった。そのため、本人はもちろん家族に対しても、身体面だけでなく心理面・社会

面のすべての面において、トータルなケアを提供することが多くなってきていた。

そして、もう少し早くから相談に乗ることができれば在宅ケアへの選択も早くなり、「暮らしの中で療養する人・家族」という観点からかかわれるようになるのに、と思うようになっていた。そんなときイギリスで1996年から始まったマギーズ・キャンサー・ケアリングセンターの活動に出会ったのである。

2008年11月に国際がん看護セミナーで初めてマギーズセンターのことを知り、すぐに現地に見学にうかがった。マギーズセンターでは、その建築と環境のすばらしさだけでなく、自分自身の力を取り戻せるように、まずはよく聴くところから始まるアプローチに心をひかれた。専門職がいつでも、予約も必要がなく、医学的知識を持った友人のように聞いてくれることで、本人の考えが整理され、混乱していた自分自身に気づき、しっかりと物事を決定できる力を取り戻すことができるようになる。

マギーズセンター創設者である乳癌体験者マギー・ケズウィック・ジェンクスさんが外来の待合廊下で感じた、「自分を取り戻せる空間」が欲しいという願いは、彼女の担当看護師であったローラ・リーさんと夫のジェンクスさんによって実現されていった。

「自分を取り戻せる空間」には、どのような意味があるのだろうか。看護の視点で考えてみると、バッドニュースを聞かされて落ち込んだ自己への尊厳を再び取り戻すことができる空間ということだと思われる。そうしたヒューマンサポートが本当に必要である。

人を「管理する」という観点ではなく、目の前に迫る魔物に近い不安をともに考え、対話しながら、そこに立ち向かっていく強さを自分自身の中に見出していく。それは、まさにシェアドデシジョンメーキング（共同意思決定；Shared Decision Making：SDM）により意思決定をサポートするということである。

2016年に多くの方々の協力を得て開設されたマギーズ東京は、8年後には延べ4万人が訪れる場所となった（図6）。働きながら療養している人に対応してナイトマギーズという夜間窓口も運営している（図7）。

マギーズの運営には、行政からの事業委託を受けて専門職ボランティアにも活躍してもらっている。個別相談のみならずグループプログラムも運営しており、その詳細はホームページに詳しい（https://maggiestokyo.org）。

図6　開かれた相談の場「マギーズ東京」

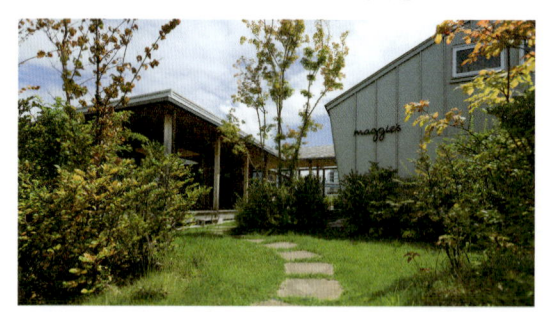

図7　ナイトマギーズ

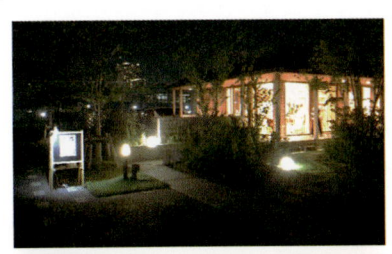
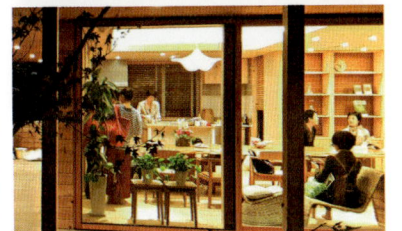

ナイトマギーズ

第1、3金曜日　18:00-20:00

仕事等で日中に時間が取れない方もどうぞ

【来訪者の声】
- 仕事復帰し日中の利用が難しくなったので、夜間相談があることで安心できた。
- 日中は話せなかったが、夜間には語ることができ、気持ちが開けた。

行政からの助成事業
第1金曜日は江東区、　第3金曜日は品川区

相談支援から退院・在宅をかなえた事例

　がん療養相談窓口マギーズ東京に1本の相談電話がかかってきた。相談者は、60歳代の女性で、90歳代の認知症の進んだ実母を介護されていた。母親が入所しているグループホームで高熱を出したが、ここには医療者がおらず（認知症対応のグループホームには医療者を置く規定はない）、対応ができないため救急搬送することになった。感染症が疑われる超高齢の認知症の症例は受け入れ先がなく、ようやく隣区の公立病院の救急外来に運ばれたという。

　PCRは陰性で、誤嚥性肺炎の疑いということであったが、下血がみられたため腹部CTを撮ってみると大腸がんによるイレウスを起こしていることがわかった。このままでは破裂して急変も予想されること、そして進行がんの状態で余命1か月と告げられたという。緩和ケア病棟のあるところに次々と電話したが受け入れ先がなく、途方に暮れてマギーズのがん相談窓口に電話をかけてこられたということであった。

　相談窓口では、混乱した娘さんの話をじっくりと聞き、グループホームに入所するまでの自宅介護の様子なども詳細にうかがった。入所までの8年間は介護保険でのサービスを利用しながら自宅介護を行っていた。そのときのケアマネジャーとはいまだにつながっていることもわかった。そこで、余命1か月であれば、自宅に連れて帰って最期の時間を過ごすことも考えられると提案してみた。

　相談者はいろいろと考慮した結果、ケアマネジャーに連絡を取った。そして、がん末期の方の看取りも積極的に行っている訪問看護ステーションと連絡を取り、訪問診療医を見つけてかかわってもらうことになった。

　前回の自宅介護を行っていた際の一番の問題は排泄にかかわることであった。そこで、ケアマネジャーは1日3回の訪問介護と医療保険を利用した訪問看護を適宜入れるようにし、症状緩和のための薬剤処方も訪問診療医によって適切に行われた。

　退院当日は血圧も降下して反応も弱い状態であったが、回復して座位が取れるようになり、ポータブルトイレにも座れて排泄も順調となり、軟食も食べられるまでになった。

1か月後、娘さんが報告がてら来所され、週2〜3回のデイサービスにも出られるようになったと伝えてくれた。その後3か月を超え、退院から4か月半を過ぎたころ、自宅で本当に穏やかに亡くなったということであった（図8）。

　これは、相談窓口につながったことにより、相談者が混乱した状態から考える力を取り戻し、そこに地域のたくさんの多職種が動いて最終的には望みがかなえられ看取りへとつながった事例である。「ゆっくりと話を聞き」「すぐに答えを出すのではなくともに考える」という相談支援の基本が活かされた例である。

図8　事例の経緯

令和3年2月23日（火）第110回暮らしの保健室勉強会資料

コロナ禍だからこそその在宅看取り　〜相談支援から退院・在宅をかなえた事例に学ぶ〜

> **相談→退院→4か月後 在宅で穏やかな最期**
> - 娘さんの取った行動：すぐにケアマネジャーと訪問看護ステーションに連絡。
> - 病院の退院調整看護師にもかかわってもらい、<u>1週間後にはMさん退院</u>
> - 家族構成だけでなく関係性を知った上でのケアプラン、<u>4か月の在宅生活で穏やかな最期</u>

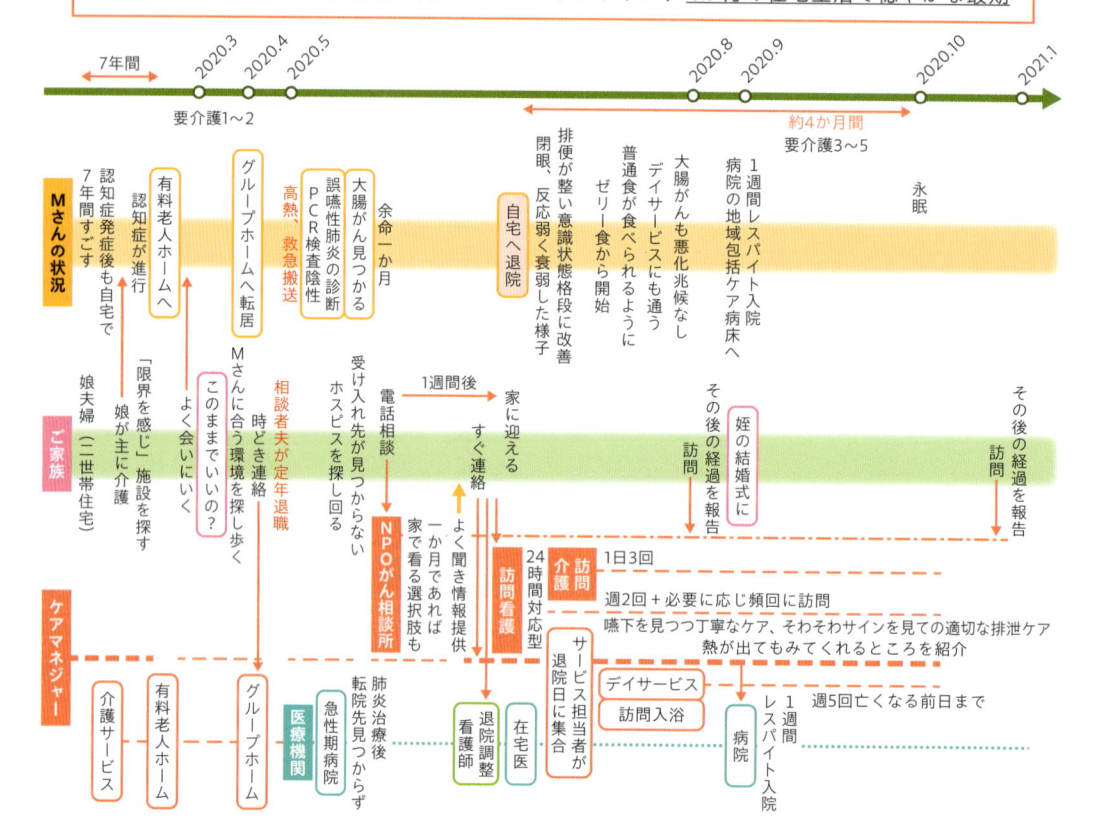

このように、自分の力を取り戻すような働きかけが、暮らしも含んだ「生きる」ことをともに伴走する看護につながっている。

こうした相談支援のありようは、暮らしの保健室での相談支援活動として全国に広がっている。(http://kuraho.jp)

引用文献

1 国立がん研究センター：がんと心；がん患者さんが経験する心の状態－不安と落ち込み. https://ganjoho.jp/public/support/mental_care/mc01.html（2025.1.20アクセス）

2 国立がん研究センター：がんと心；がん患者さんが経験する心の状態－不安と落ち込み. https://ganjoho.jp/public/support/mental_care/mc01.html（2025.1.20アクセス）

3 国立がん研究センター：がんと心；適応していく心の動きをとらえる. https://ganjoho.jp/public/support/mental_care/mc01.html（2025.1.20アクセス）

4 花田正美：がんサバイバーシップの理解と支援. 榮木実枝監修，濱口恵子，花出正美編：がん看護ビジュアルナーシング，Gakken，2015：28.

参考文献

1. 秋山正子：連載 在宅ケアもっとやさしく，もっと自由に！131，思わぬ形で在宅に with コロナの時代の1例. 訪問看護と介護 2020；25（8）：658-659.

2. 秋山正子：連載 在宅ケアもっとやさしく，もっと自由に！139，おかえりなさい，みっちゃん. 訪問看護と介護 2021；26（4）：282-283.

3. 秋山正子総編集：「暮らしの保健室」ガイドブック2021. 日本看護協会出版会，東京，2021.

非がん療養者への緩和ケアの必要性

片山 陽子

緩和ケア－がん疾患から非がん疾患へ－

緩和ケアはがん疾患を中心に発展してきた。それは海外もわが国も共通である。1990年代になって米国のThe Study to Understand Prognoses and Preferences for Outcomes and Risks of Treatments（SUPPORT）研究【1】や、英国のRegional Study of Care for the Dying（RSCD）【2】により、非がん疾患患者が死亡前に苦痛を経験している状況があること、その苦痛は十分に緩和されていないことが報告され、非がん疾患に対する緩和ケアの必要性が明らかとなった。

WHOは2002年に緩和ケアの定義を、「緩和ケアとは、生命を脅かす病に関連する問題に直面している患者とその家族のQuality of Life（以下、QOL）を、痛みやその他の身体的・心理社会的・スピリチュアルな問題を早期に見出し的確に評価を行い対応することで、苦痛を予防し和らげることを通して向上させるアプローチである」【3】とした。ここで、緩和ケアはがん疾患のみならず、すべての生命を脅かす疾患の初期から対象であること、患者の痛みやその他の身体的・心理的苦痛を予防し軽減するだけでなく、可能な限り自分らしく生きることができるよう支援することであると明示した（**表1**）。

2013年、ヨーロッパ緩和ケア協会は、「人権としての緩和ケア（palliative care human right)」（プラハ憲章)【4】を採択し、すべての人は終末期に適切な緩和ケアを受ける権利があり、政府はすべての人が緩和ケアにアクセスできるようにする義務があると述べ、その責務を明確にした。

そして2014年、WHOとWorldwide Palliative Care Alliance（WPCA）は、終末期の緩和ケアの世界地図Global Atlas of Palliative care at the End of Life【5】を刊行し、緩和ケアのニーズと供給の状況を明らかにした中で、高齢者の多い先進国において、緩和ケアはそれを必要とする人の10人に1人しか届いていないこと、緩和ケアを必要とする3人に1人ががん疾患（34％）であるが、最も多い疾患は心血管疾患（38％）であるなど、3人に2人は心不全、慢性閉塞性肺疾患（chronic obstructive pulmonary disease：COPD）などの呼吸器疾患、認知症、神経難病、腎不全などの非がん疾患であることを報告し、非がん疾患を対象に緩和ケアを推進する重要性を提示した。

わが国では、がん対策基本法に代表されるように、これまで緩和ケアはがん疾患、特に終末期がん患者を対象として展開されてきた。しかし、わが国でも非がん疾患に対する緩和ケアの必要性が議論され、2018年度の診療報酬改定で末期心不全が緩和ケア診療加算の適用疾患となった

表1 緩和ケアの定義（WHO, 2002年）

緩和ケアとは

生命を脅かす病に関連する問題に直面している患者とその家族のQOLを、痛みやその他の身体的・心理社会的・スピリチュアルな問題を早期に見出し的確に評価を行い対応することで、苦痛を予防し和らげることを通して向上させるアプローチである。

緩和ケアは

- 痛みやその他のつらい症状を和らげる
- 生命を肯定し、死にゆくことを自然な過程と捉える
- 死を早めようとしたり遅らせようとしたりするものではない
- 心理的およびスピリチュアルなケアを含む
- 患者が最期までできる限り能動的に生きられるように支援する体制を提供する
- 患者の病の間も死別後も、家族が対処していけるように支援する体制を提供する
- 患者と家族のニーズに応えるためにチームアプローチを活用し、必要に応じて死別後のカウンセリングも行う
- QOLを高める。さらに、病の経過にも良い影響を及ぼす可能性がある
- 病の早い時期から化学療法や放射線療法などの生存期間の延長を意図して行われる治療と組み合わせて適応でき、つらい合併症をよりよく理解し対処するための精査も含む

日本緩和医療学会：WHOにおける緩和ケアの定義（2002）定訳.
https://www.jspm.ne.jp/information/WHO/index.html　を元に作成

が、いまだに非がん疾患への緩和ケアが十分に提供されてるとは言い難い状況である。

　社会的背景をみると、高齢化の進行により慢性疾患が増加しており、死亡の状況も令和5年（2023年）人口動態統計[6]にて、全死亡者に占める疾患別の割合は第1位の悪性新生物が24.3%、第2位は心疾患（高血圧を除く）14.7%、第3位老衰が12.1%であるなど、がん疾患以外の死亡が増えている。その上、がん疾患の高齢者も高齢者特有の疾患を併存していることが多い。

　このように超高齢社会を迎えているわが国にとって、心不全、呼吸不全、認知症、嚥下障害などによる肺炎などの高齢者を中心とした非がん疾患に対する緩和ケアの推進は不可欠であり、これからの緩和ケアは非がん疾患の高齢者が中心となることは明らかである。

緩和ケアの提供の場−病院から在宅へ−

　わが国の緩和ケアは、病院中心に実施されてきた。オーストラリアでは、末期の認知症や神経難病など非がん疾患を含む死を免れない疾患をもつ者とその家族を対象に緩和ケアを実施している。2004年に高齢者ケアと緩和ケアの基準を統合して、施設において適切な緩和ケアを提供するためGuidelines for a Palliative Approach in Residential Aged Care（高齢者施設における緩和ケアアプローチのガイドライン）[7]が作成され、介護現場における緩和ケア教育を行って、身体症状、心理ケア、スピリチュアルケア、家族支援などが実践されてきた。その後、地域においても高齢者への緩和ケアの質向上を目的にCommunity Palliative Aged Careチームが構成されてケアを展開している[8]。

　今後、わが国でも、緩和ケアの実践の場は、緩和ケア病棟以外の一般病棟、高齢者の生活の場

である高齢者施設、そして在宅が主となる。そのため、在宅など暮らしの場において、その人らしく尊厳をもって生きることができるように、緩和ケアを普遍的かつ基本的なケアとして実践できるためのケア提供者への啓発や教育が必要となる。

このとき、ケア提供者は医療専門職のみではなく、介護職や福祉職を含む高齢者にかかわる多職種、さらには友人、知人など患者（以降、本稿では本人とする）と家族を取り巻く地域の人々である。今、まさに地域包括ケアを基盤とした地域の文化や特性に応じた在宅緩和ケアを実践する体制づくりが求められている。

非がん療養者に生じる全人的苦痛

がん疾患と同様に、非がん疾患の本人はさまざまな身体的、心理社会的、スピリチュアルの問題、すなわち全人的苦痛を抱えており、家族も大きく影響を受ける。そのため適切な症状緩和・苦痛への対応、本人の意向を尊重し最善を考慮したAdvance Care Planning（ACP）などのアプローチが必要である。以下に、非がん疾患の例として認知症と心不全における苦痛を示す。

1. 認知症の苦痛について

高齢化が進行してますます増加している認知症では、死亡前3か月に生じる症状として、食欲不振、嚥下障害など摂食に関する問題を多く発生し、疼痛、呼吸困難、褥瘡、その他無気力や興奮などの行動・心理症状（Behavioral and Psychological Symptoms of Dementia：BPSD）や睡眠障害が多く報告されている[9]。しかし死亡前にのみ苦痛が生じるわけではない。例えばアルツハイマー型認知症では、軽度から中等度の時期に言語化されたスピリチュアルペインを表出することがあり、認知症の緩和ケアは診断時から必要なケアである[10]。

認知症の苦痛は身体のみならず精神的・社会的・スピリチュアルペインにつながり、相互に痛みを増幅させ、その結果全人的苦痛が増大する（図1）。記憶や判断力の低下などの症状は本人の日常生活に深刻な影響を与えるのみならず、家族にとっても大きな負担となる。認知症の進行に伴い、中等度の時期にはさらに行動・心理症状が生じ、重度から末期に進行すると身体障害やそれに伴う苦痛が頻発する。これら認知症を患ってから最期を迎えるまでの長い道のりで発生する多様な苦痛や苦悩に寄り添い、本人とともに心身の負担が大きい家族を含めた支援が求められる。

2. 心不全の苦痛について

心不全では、急性増悪による入退院を繰り返しながら身体機能が低下し、終末期は最大の薬物治療や非薬物治療を施しても治療困難な状態となる。進行した慢性心不全では、呼吸困難、末梢の浮腫、全身倦怠感、疼痛、精神的症状として認知機能低下、抑うつや不安、睡眠障害、食事量の低下、せん妄などの苦痛症状が報告されている[11]。

病状の進行は、それに伴う不安感や孤立感を生じさせ、心理的ストレスも強くする。心不全も認知症と同様に身体的苦痛以外に、心理的、社会的、スピリチュアルな苦痛など全人的苦痛を生じさせるため、長期間にわたる「病みの軌跡」を理解した支援が必要となる。

心不全の症状を緩和するには、図2に示すように原疾患に対する治療が必要となる。つまり、

図1 認知症の人の全人的苦痛

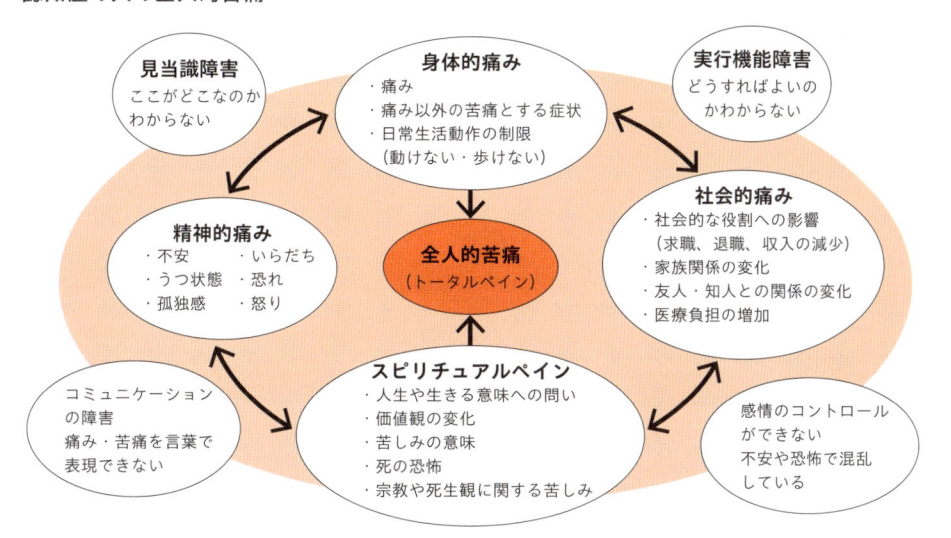

鈴木みずえ：Step1 認知症の人に，痛み・苦痛・つらさの程度と本人の思いを聞く．認知症の緩和ケアに関する研究会編，認知症 plus 緩和ケア－症状緩和とスピリチュアルペインの対応．日本看護協会出版会，東京，2022：60．より引用

図2 心不全における緩和ケア

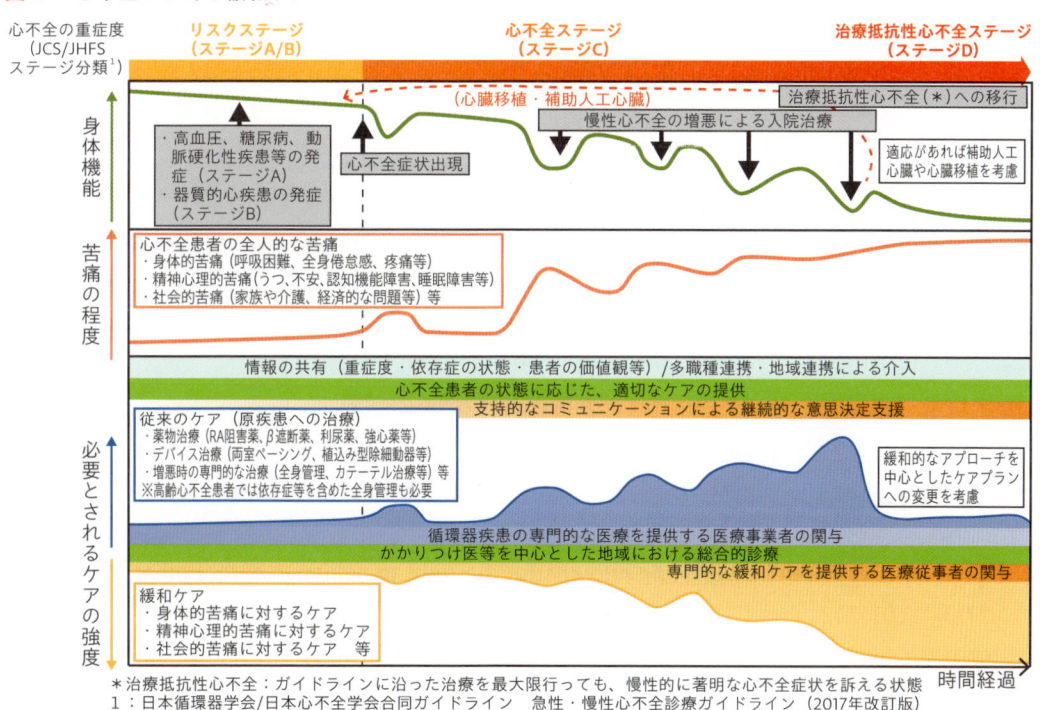

＊治療抵抗性心不全：ガイドラインに沿った治療を最大限行っても，慢性的に著明な心不全症状を訴える状態
1：日本循環器学会/日本心不全学会合同ガイドライン　急性・慢性心不全診療ガイドライン（2017年改訂版）

厚生労働省：循環器疾患の患者に対する緩和ケア提供体制のあり方について，2018．より引用

最終段階まで心不全やその合併症に対する治療の継続が選択肢に上がる。したがって、症状を緩和し、本人のセルフケアの維持改善と本人・家族のQOLの向上に資するため、早期の段階から心不全治療と緩和ケアを統合した実践が求められる。

非がん疾患ゆえの困難性と在宅ケア

　がん疾患に比較して非がん疾患は、病状が波のように悪化と改善を繰り返すことが多く、疾患の進行パターンの見通しが立てにくく、予後予測は困難である。この不確実性はケア計画の立案、適切なケアのタイミングの見極めを難しくするとともに、本人や家族の疾患への適応を妨げ、精神的な不安などにつながる。

　また、非がん疾患の療養者は複数の疾患を併発していることが多く、療養期間は長期間にわたる傾向がある。さらに、高齢者は身体的フレイルを有している場合が多く、急性の病状変化が全身状態に影響を与える可能性があることも考慮する必要がある。

　このような特性を有するからこそ、その人が住む地域で、在宅において、本人の「病みの軌跡」とその人の暮らしを理解しているケア提供者が必要となる。そして、信頼関係を基盤にして、人生に伴走する意識をもって、在宅で緩和ケアを実践することが重要といえる。

　がん疾患に比較すると非がん疾患では、緩和ケアの適用において制度上の対応が遅れている状況は否めない。非がん疾患のケアにかかわる実践者が、緩和ケアを人権として認識し、社会資源を活用しながら多職種協働で在宅緩和ケアを提供することが求められる。緩和ケアは、身体的、心理社会的、スピリチュアルな側面への全人的なケアが必要であることから、本人、家族を取り巻く友人・知人など地域の人々をも巻き込んだ地域コミュニティの力は大きな役割を果たすということを認識することが大切である。

引用文献

1. Connors AF, Dawson NV, Desbiens NA: A controlled trial to improve care for seriously ill hospitalized patients. The study to understand prognoses and preferences for outcomes and risks of treatments (SUPPORT). JAMA 1995; 274 (20), 1591-1598.
2. Addington-Hall J, McCarthy M: Regional Study of Care for the Dying: methods and sample characteristics. Palliative Medicine 1995; 9 (1), 27-35.
3. 大坂巌, 渡邊清高, 志真泰夫, 他：わが国における WHO 緩和ケア定義の定訳―デルファイ法を用いた緩和ケア関連18団体による共同作成―, Palliative Care Research 2019, 14 (2), 61-66.
4. Lukas Radbruch, Liliana de Lima, Diederik Lohmann, et al：The Prague Charter: urging governments to relieve suffering and ensure the right to palliative care. Palliat Med 2013；27(2)：101-102.
5. WHO：Global Atlas of Palliative care at the End of Life, The Worldwide Hospice Palliative Care Alliance, 2014.
6. 厚生労働省：令和5年（2023年）人口動態統計月報年計（概数）の状況.
https://www.mhlw.go.jp/toukei/saikin/hw/jinkou/geppo/nengai23/index.html （2024.12.20アクセス）
7. Australian Government National Health and Medical Research Council : Guidelines for a Palliative Approach in Residential Aged Care 2006.
https://www.dcnet.gr.jp/retrieve/kaigai/pdf/au09_06Guidelines.pdf （2025.12.20アクセス）

8 Christine Toye, Scott Blackwell, Sean Maher, et al. : Guidelines for a palliative approach for aged care in the community setting: A suite of resources, Australas Med J 2012. Nov 30; 5（11）: 569–574.

9 非がん疾患のエンドオブライフ・ケアに関するガイドライン作成研究班：非がん疾患のエンドオブライフ・ケア（EOLC）に関するガイドライン．日経BP社，東京，2021：8-9.

10 平原佐斗司：認知症ケアの視点と緩和ケア：認知症の緩和ケア．南山堂，東京，2019：5-6.

11 前掲9：20-21.

地域における非がん療養者への緩和ケアの実際

平原 優美

　非がん療養者へのケアを開始するときは、まず、療養者が長い療養生活や医療者に対する思いを話してもよいと感じてもらえる信頼関係を構築することが重要である。非がん療養者の多くは循環器、呼吸器、脳神経等、1つの疾患ではなく多疾患による複雑な病態を持ち、さらに老化による機能低下が重なっている[1]。それぞれの療養者は、長い人生において複数の疾患を発症し、生命が脅かされる体験をもとに、今を暮らしている。

　訪問看護師を含めた在宅療養チームが効率的なケアを行うためには、療養者がどのような身体的、心理社会的、スピリチュアルな苦痛を経験してきたか、現在、感じている不安や恐怖、あるいは経験から得た療養の知恵などを理解することが必要である。非がん療養者の緩和ケアには、これまでの療養体験の意味の確認と、今後何を大事に暮らしていきたいかについての十分な理解が必要となる。

訪問開始期の看護ケアとセルフケアに向けた支援

　長年医療機関で治療を受け看護師からケアを受けた療養者が初めて訪問看護師と会うとき、訪問看護に多くを期待していない場合がある。

　そのため、療養者との信頼を構築するには、意図的な信頼構築のためのコミュニケーションが必要である。長期にわたるストレスで心身のバランスを崩しやすい非がん療養者には、身体の回復を支援する看護ケアも重要である。A氏の症例からみてみよう。

1. A氏との信頼関係構築

　A氏は15年前から2型糖尿病、関節リウマチで大学病院へ通院していたが、肝硬変で入退院を繰り返しながら、腹水貯留や呼吸困難を発症していた。急な病状変化を受容できず、医師や看護師が病状の悪化に気がつかなかったことや、入院しても苦痛の緩和が得られないことなどが重なり、病院に対して不満と憤りがあった。両下肢は浮腫、蜂窩織炎で潰瘍もあり、予後は1年と説明を受け、A氏は病気が治らないものなら、少しでも家族と過ごしたいと在宅療養を希望され、訪問看護が開始となった。妻との2人暮らしで、短い距離ならつかまり歩行が可能であった。入院中は腹水が貯留しても塩分や水分など生活は変えないと主張していた。退院直後に在宅医が腹水を9L排水した。

■療養者は看護師の表情や態度、コミュニケーションから気持ちを判断する

　訪問し部屋に入ると、これまで建設現場で施工図を作成してきた方らしくパソコンや工具など黒を基調に統一し、不自由でも机で作業ができるような工夫が凝らされていた。「こんにちは」と声をかけても、A氏は目を閉じてベッドに臥床していた。妻が申し訳なさそうに「この人、足がパンパンで、辛いようです」と代弁したとき、A氏は初めて開眼し、「どうしようもないよ」と吐き捨てるように言った。訪問看護師はこれを見逃さず、A氏としっかり目を合わせた。看護師が療養者の表情を注意して観察していると同時に、療養者も看護師の表情や態度、コミュニケーションから瞬時にその看護師の気持ちを判断している。その感情の受け取りと同時に、療養者は自分にとって安全な対象であるかを相手の眼や顔の表情で判断しているのである（図1）。療養者の家に入るとき、療養者との安定したコミュニケーションがとれるように玄関前で深呼吸をしたりアロマオイルで自分の自律神経を整え、リラックスした状態になるように心がけている訪問看護師もいる。

■温罨法とマッサージでリラクゼーション

　A氏の今の辛さを問いかけながら、そっと手に触れるとやや速い脈拍を感じた。発熱がないことと腹部緊満を布団越しに確認でき、呼吸促拍と、交感神経優位のための末梢血管収縮や、筋肉に力が入るのを感じ、夜も不眠であることを予測した。「ちょっとお待ちくださいね」と後ろの心配そうな妻に言って、タオルを借りた。水で濡らして絞ったタオルをビニール袋に入れて電子レンジで1分半温め、首と横隔膜（胸の下部分）にあてて温罨法を行い、手の指を擦り副交感神経反射を刺激するマッサージを行った（図2）【2】。

図1　信頼関係構築の第一歩

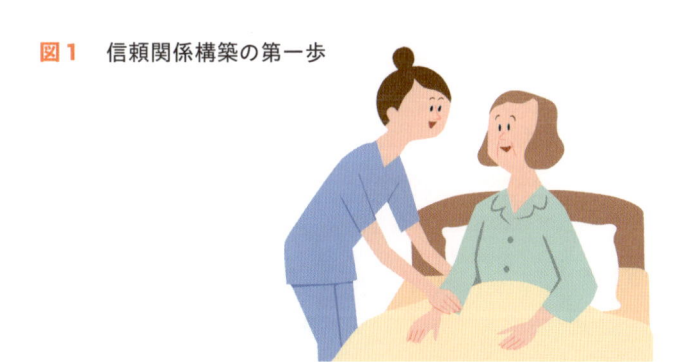

看護師と療養者は目を合わせ互いの顔の表情を見ることで関係づくりの第一歩となる。

図2　温罨法を併用した手のマッサージ法

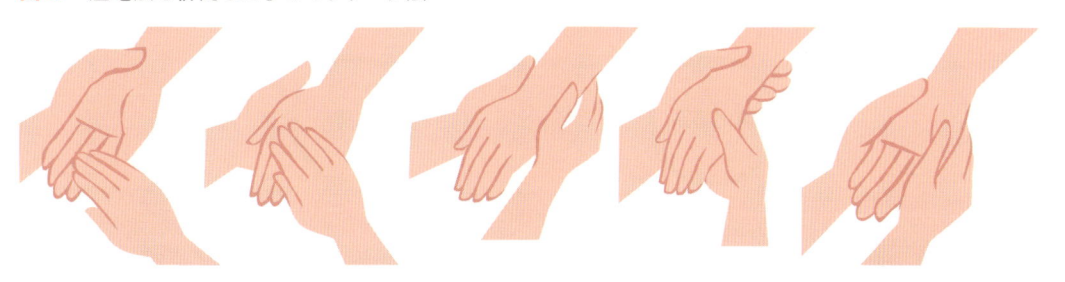

温罨法をしながら左手の人差し指と中指をゆっくりさすり、軽く押して引っ張る刺激が副交感神経を優位にする。

10分ほど温罨法と手のマッサージを続けたのち、両肺を包み込むように両手をあて呼吸に合わせ、吐く際に手をおへそに向かって引き下げ、反射で吸気量が増えるケアを行った。しばらくすると、A氏は「なんだか、楽になった」と、訪問看護師の顔を見た。

　穏やかな声のトーンと、ゆったりとした動作を心がけながら「今まで、おつらかったですね。そのつらさが少なくなるようにお手伝いをさせてください」と伝えると、A氏はせきを切ったように、これまでの病態変化によるつらい気持ち、自分で何もできない葛藤や怒りの感情、なぜ、こんなことになったのかを話し始めた。

　帰り際に妻は玄関で「あんなに1人で考えていたんですね。誰にも言えなかったんです、あの人。たくさん来てやってください」と涙ぐんでいた。

2. 改善に向けたケアとリラクゼーションによる支援

　A氏の足はうっ滞し、潰瘍、炎症を繰り返していた。主治医の許可を得て、2週間集中し、足湯、リンパマッサージ等によるケアと、セルフケア方法を伝え、A氏と一緒に足の状態改善に挑戦した。同時に、A氏の家族への申し訳ない気持ち、葛藤など揺れ動く感情を聴いた後、体を温めマッサージ等のリラクゼーションケア、肺理学療法などを行った。A氏は次第にケア中に深い眠りに陥ることが増え、訪問看護師が静かに部屋を退室することもたびたびだった。

　A氏のもっと家族のために生きていきたいという気持ちを聞いたのち、治療目的の医学知識だけではなく、ホメオスタシス（恒常性）の仕組みを活用して（図3）体に備わっている治癒力を引き出すことで、A氏自身でも苦痛緩和できることを説明した。

　これまで長期にわたる入院による治療をしても回復しないと諦め自暴自棄になっていたA氏の気持ちが少し変わった。A氏は体の仕組みや症状を理解することで、体験している症状の理由が

図3　ホメオスタシスとは

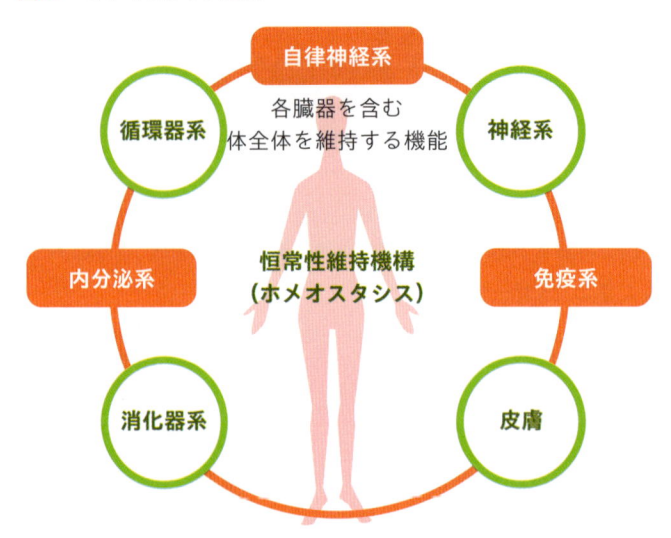

人にはホメオスタシス、つまり恒常性維持機構が自律神経系、免疫系、内分泌系により備わっている。

わかり、具体的に生活行動をイメージすることができたと話してくれた。A氏は、医師にしか症状は改善できないと思っていたが、自分でもできることがあるとわかり、日常生活の中で笑うことができるような余裕が出てきた。

非がん疾患の療養者の早期緩和ケア

訪問看護師は近年、地域の健康相談等の場でさまざまな症状を抱えた住民の早期緩和ケアを実施している。そのような場では通常の訪問看護と違って、住民から話を聴き、異常を察知することは難しい。しかし、経験をもとにした素早い判断と対応により、適切に医療へとつなげている。

1. 家族から認知症の母親について相談

ある日、地域包括支援センターの職員とBさんの長女夫婦が訪問看護ステーションを来所され、相談があった。母親であるBさんは、90歳代、2型糖尿病、レビー小体型認知症で長年近所の診療所に受診している。70歳代の主治医はゆっくり傾聴してくれるため、Bさんと家族は主治医を信頼していた。

長女夫婦によると、新型コロナウイルス感染症拡大前は、認知症はあるものの地域の食事会やデイサービスに通所し生活は安定していたが、コロナにより食事会が中止となり、感染の不安もあってデイサービスもキャンセルしているとのことであった。

Bさんは徐々に機嫌が悪い日が増え、食欲もなくなり、主治医の先生に相談しても、理由がわからないと言われたため困って相談に来たとのことだった。

長女によると、Bさんの体調が変化していくのに主治医は何もしてくれず、不安になって、他の診療所や病院で検査をしてもらおうと考えたという。そのことをBさんに勧めても、Bさんは「先生に申し訳ないから、嫌だ」と言い、機嫌が悪くなったという。Bさんは、別居している次女に長女夫婦から暴力を受けているといった妄想を電話で伝えるようになって関係が悪くなり、ストレスが大きいと長女は涙を浮かべていた。認知症の行動・心理症状（BPSD）と認知症の全体像については図4（次頁）に示したようなものが考えられる【3】。長女夫婦には、BPSDが発症した理由の1つにこれまでのBさんのなじみの関係が失われたことが影響しており、新たななじみの関係を作るとよいかもしれないと話した。認知症のBPSDに対応した行動の理解を促すことは家族の介護負担を軽減することになるため、長女夫婦に認知症への理解を深めてもらい、日常生活の具体的な場面の対応を一緒に考えた【4】。

2. Bさんへのケア

その後、Bさんが長女と一緒に来所された。Bさんは緊張した表情で、娘と一緒に椅子に座った。住民ボランティアの方が優しく「お待ちしてました」と話すと、少し笑顔がもどった。Bさんは赤い帽子をかぶりすてきな服装をされ、おしゃれな方であることが一目でわかった。一連の動きから、足をかばうようなすり足が見られ、皮膚や口唇の乾燥から脱水の可能性も予想できた。長女の話からは食欲低下が考えられ、10年間変更のない糖尿病治療薬の継続も不安要素の1つのように思われた。

図 4 認知症の全体像と行動・心理症状（BPSD）の位置づけ

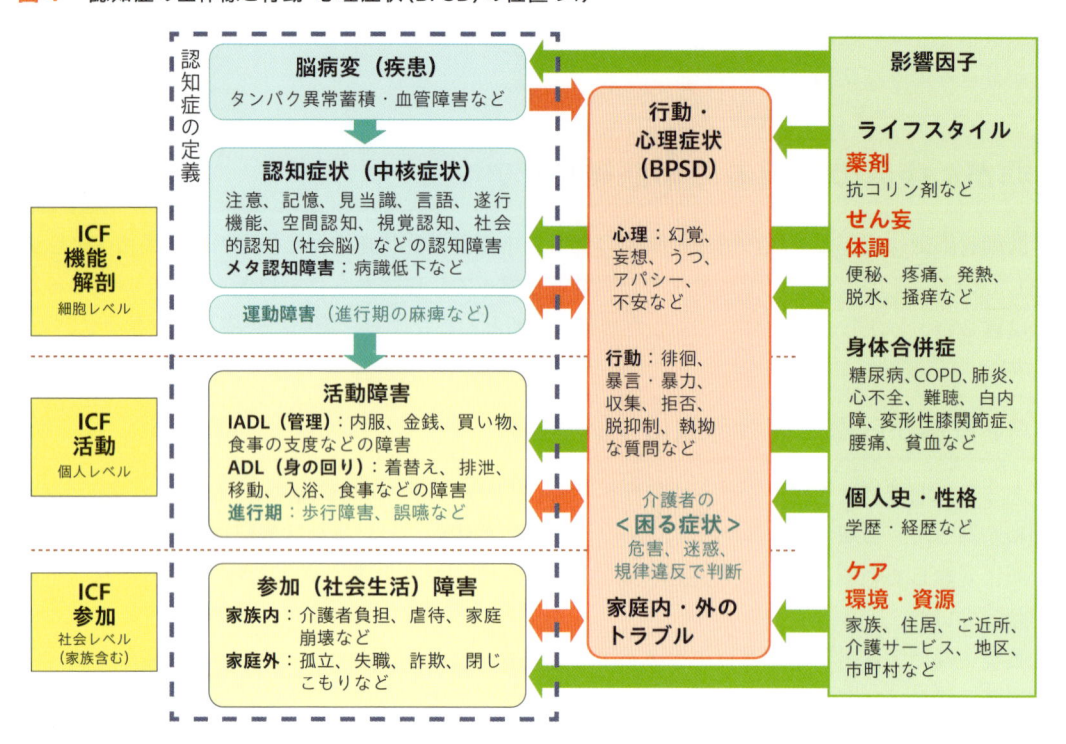

認知症はライフスタイルや身体合併症などの影響により、脳に病変が生じ、認知症状が発症した結果、活動障害や社会生活障害をきたす。そのうち特に薬剤やせん妄、体調、環境などにより行動・心理症状（BPSD）を発症する。

国立研究開発法人日本医療研究開発機構（AMED）「BPSDの解決につなげる各種評価法と，BPSDの包括的予防・治療指針の開発〜笑顔で穏やかな生活を支えるポジティブケア」研究班（研究開発代表者：山口晴保）（2018）. BPSDの定義，その症状と発症要因．認知症ケア研究誌 2018；2：1-16．より引用

　そのときは、ついたてを立ててBさんが安心できるような環境をつくり、話を聴いた。Bさんは、こちらが看護師であることがわかると、真っ先に「ちょっと前に左の足が痛かったけど、よくなったんです」と話された。足を見ると第1趾が暗紫色になり、巻き爪による炎症を起こしていた。糖尿病もあり、フットケアの必要性を感じた。長女は「こんなふうになっていたなんて、知らなかったです」と驚いていた。足はむくんで感覚鈍麻もあり、短期間の訪問看護によるフットケアと糖尿病管理の必要性を長女に伝え、その場で訪問看護師の名刺と訪問看護が必要である旨の主治医への文書を渡した。

　Bさんの口腔内は舌苔と頬の内側にある噛んだ後の潰瘍が炎症となり、これが食欲低下に影響していた可能性があった。腹部も緊満し便秘であることがわかった。長女は、便器が汚れていたため排便は問題ないと思っていたようである。認知症のBPSD発症の背景には基礎疾患の悪化や身体問題が影響していると考えられており（図 5）、この場合も生活を整えることが必要と判断した【3】。

図5　BPSDの病因（背景因子）ときっかけ

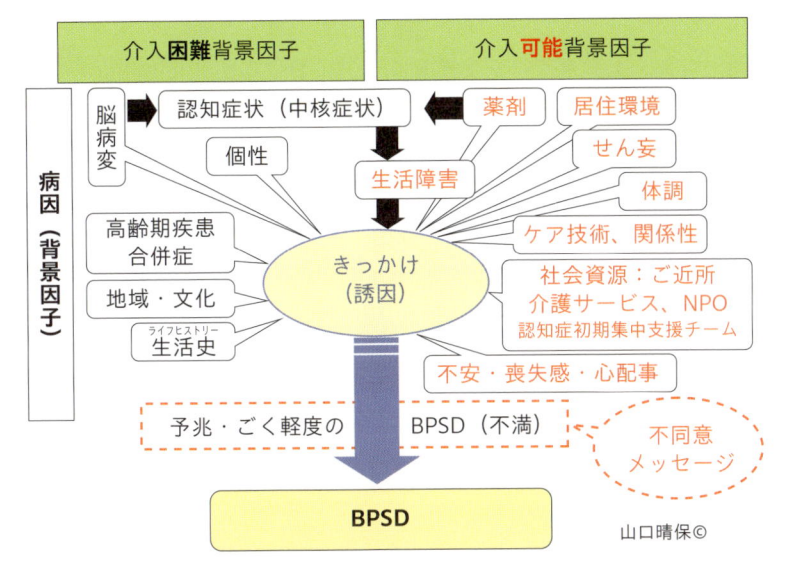

背景因子ときっかけに対応することでBPSDは予防・治療が可能となる

国立研究開発法人日本医療研究開発機構（AMED）「BPSDの解決につなげる各種評価法と，BPSDの包括的予防・治療指針の開発～笑顔で穏やかな生活を支えるポジティブケア」研究班（研究開発代表者：山口晴保）（2018）．BPSDの定義，その症状と発症要因．認知症ケア研究誌 2018；2：1-16．より引用

3. Bさんへの訪問看護

　Bさんの主治医は改めて検査をして内服薬の見直しを行い、その上で訪問看護指示書を発行してくれた。初回訪問時、Bさんの家族の話を聴いた。ケアとしては、Bさんの好きなアロマオイルを混ぜた重曹を足湯に入れ、両足のマッサージと爪切りをして足の循環を改善した。アロマの香りは体の緊張をやわらげる効果がある。さらに、長期間の足の変化が膝や股関節に負担をかけ、腰痛も生じさせていたため、リハビリテーションを行って柔軟性の回復も促した。Bさんは「体を動かすと、やっぱり気持ちいいね」と話し、コロナ禍で中断していたデイサービスにも復帰する気持ちになっていった。

　さらに、長い間続く便秘のため硬便が肛門に蓋をし、その周りから便汁が漏れていたことがわかった。そこで、浣腸を1回実施し、大量の硬便を排泄することができた。その後長女に依頼して食物繊維が豊富で腸内細菌のバランスを整える発酵食品、もずくなどにより水分量を管理していただいた。また、だし汁のうまみ成分は舌と消化器（膵臓など）に受容体があり腸を長い時間動かせることから、昆布と鰹節のだし汁を毎日飲んでいただいた。必要時に腹部マッサージで補助し、排便がスムーズになったことにより、表情が変わり、食欲が出てきた。

　2か月後、足の問題もなくなり、デイサービスに復帰でき、BPSDもなくなったことから、訪問看護は終了した。

＊

　このように、地域の非がん療養者は長い人生においてタイミングよく訪問看護がかかわることで、その人らしい暮らしを継続することができ、生きる力を引き出すことができるといえる。

引用文献

1 髙橋亮太，岡田唯男，上松東宏：プライマリケアにおける multimorbidity の現状と課題．日本プライマリ・ケア連合学会誌 2019；42（4）：213-219．

2 平原優美，河原加代子，黒澤泰子，他：在宅ケアで活用できる『温罨法を併用した手のマッサージ法』の生理的・心理的効果．日本看護技術学会誌 2018；17：71-79．

3 山口晴保：BPSD の定義，その症状と発症要因．認知症ケア研究誌 2018；2：1-16．

4 日本在宅ケア学会監修，日本在宅ケア学会ガイドライン作成委員会編：エビデンスにもとづく在宅ケア実践ガイドライン2022．医歯薬出版，東京，2022．

難病とともに生きる

小西 かおる

難病とは

難病対策は、1964年のスモンの集団発生から検討が始まり、1972年に「難病対策要綱」が策定され、根拠法をもたずに40年余り展開されてきた[1]。2014年にようやく「難病の患者に対する医療等に関する法律〈難病法〉」が制定された。これにより、対象疾病が大幅に拡大され、良質かつ適切な医療の確保、療養生活の質の維持向上が推進されている。難病は、①発病の機構が明らかでなく、②治療方法が確立していない、③希少な疾病であって、④長期の療養を必要とするものと定義され、神経系およびその他（消化器系、免疫系など）15の疾患群に大別される[2]。

難病療養者に係る制度は、医療保険制度、介護保険制度、障害者総合支援サービス、難病対策事業と多岐にわたっている。これらの最新の情報を収集し、サービス利用の原理をよく理解して、療養者と家族が安心して生活できるよう、在宅ケアのあり方を工夫し続ける必要がある。

難病の特性を理解した専門性の高いケアの提供

難病は治療法が未確立であるため、疾病が完治することはないが、身体や心の不快感や経済的な問題、家族関係などの課題はケアできる。各疾病の特性に応じた専門性の高いケアにより、難病に伴う困難を改善し、日々の生活を楽しむ余裕が生まれる。

1. 神経系難病

神経系難病の代表である筋萎縮性側索硬化症（ALS）、パーキンソン病、脊髄小脳変性症は、それぞれの疾病で神経変性をきたす神経系統や支配する身体部位が異なるため、症状・障害はさまざまである。同じ疾病であっても、症状の発現や進行の度合いは個別性が強い。そのため、解剖生理学の知識に基づいたアセスメントを行い、症状・障害の成因を見極めることが重要である。四肢運動機能障害に加え、呼吸障害、嚥下障害、自律神経障害などを伴うため、症状の進行を予測し、医療的ケア選択のタイミングを逸しない、専門性の高い医学的管理が求められる[3]。

2. その他の難病

消化器系難病の代表である潰瘍性大腸炎やクローン病、免疫系難病の代表である全身性エリテマトーデスなど、その他の難病は寛解と再燃を繰り返し、慢性の経過をたどることが多い。そのため、症状の定期的な評価と適切な治療により増悪因子を回避し、安定した状態が継続できるような日常生活の工夫が必要とされる。

外見からは難病療養者がかかわる苦悩は理解されにくいため、家族や職場の理解を得ながらライフステージに応じた生活が継続できるように、精神面のサポートや就労、結婚、子育てなどを含めた人生設計への支援を行う [3]。

難病であることを受け入れる支援

1. 難病療養者の出会う苦悩を受け止める

難病療養者は、転びやすくなった、喉に何かはりついた感じがする、発熱が続く、全身の倦怠感があるなど、不快な症状を自覚し、受診をしても原因がわからず、複数の病院を渡り歩くことも少なくない。書籍やインターネット等で調べても、どの病気に当てはまるのかわからず、希少疾病ゆえに同じような症状を抱えた人も身近におらず、相談できる人も回りにいないことから不安や怒りなどの負の感情を抱く（図1）。これらの負の感情を受け止め、難病であることを段階的に受け入れられるよう支援していく。

2. 疾病受容のプロセスを理論に基づいて理解する

慢性的な経過をたどる疾病を受け入れるプロセスを理解する理論として、フィンクの危機理論、

図1 難病療養者の苦悩

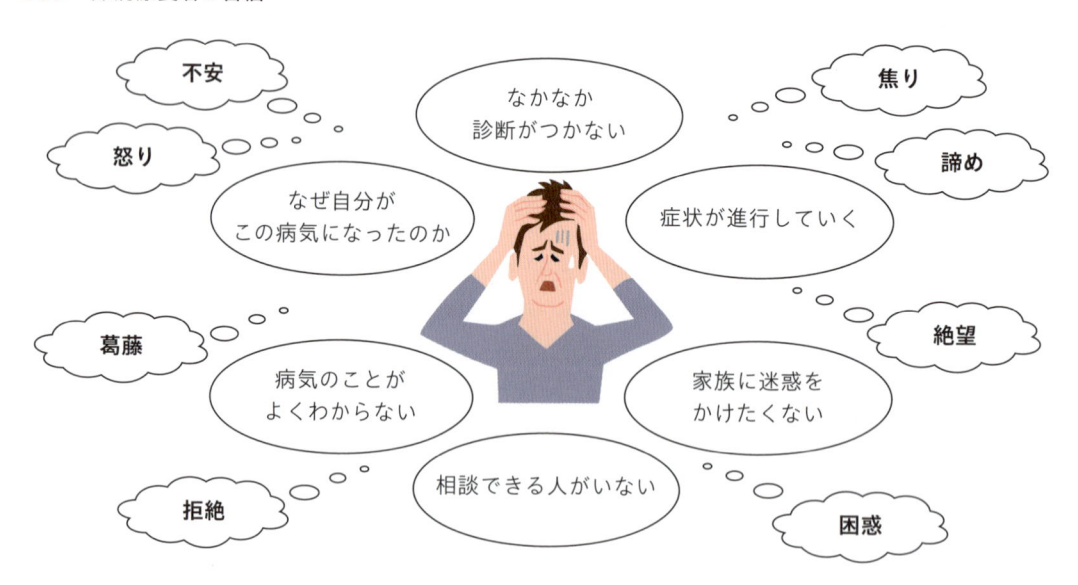

コーンの障害受容の過程、キューブラー・ロスの死の受容過程などがある。フィンクの危機理論では、自分の身に起きている危機を察知し、崩壊していくことの激しい恐怖を体験する段階（衝撃）、危機や脅威を感じさせる状況から自らを守る段階（防衛的退行）、危機の現実に直面し、事実を承認する段階（承認）、新しい自己イメージと価値観を築いていく段階（適応）を経て受容に至ると説明されている[4]。各段階における難病療養者の気持ちや行動に合った支援の例を表1に示す。

3. 現実の捉え方を変換するアプローチ

　防衛的退行から承認の段階に移行するためには、現実の捉え方を変換していくことが求められ、心理学的アプローチが必要となる。療養者や家族の言葉から、現実をどのように解釈しているのかを大切にしながら、お互いの解釈の違いを理解し、ともに納得できる地点を見つけ出していく方法としてナラティブ・アプローチがある[5]。また、個々の人には物事の捉え方の枠組み（フレーム）があり、その枠組みを変えて問題解決をしていく方法としてリフレーミングがある[6]。いずれも共感的にじっくりと話を聴き、悩みの原因となっている問題を療養者や家族が客観視できるようにかかわり、問題の捉え直しをすることで得られた変化を、肯定的に受け止めることを

表1　フィンクの危機モデルの段階に応じた支援

危機モデルの段階		気持ち	行動	支援
衝撃		・頭の中が真っ白	・何もできない ・考えられない	・混乱状態にあることに留意し、あらゆるリスクから守る
防衛的退行		・別の病気では？ ・なぜ自分が病気に？ ・できることはやりたい	・他の病院を受診する ・怒りをぶつける ・サービス利用を拒否する	・安心・安全に心がけた援助を行う ・共感的態度でかかわる
承認		・やってみようかな？ ・お願いしてみようかな？	・自ら質問したり、相談したりする	・適切な情報提供を行う ・誠実に支持する ・力強い励ましを行う
適応		・やってみたらできた！ ・お願いしたら楽になった！ ・病気のおかげで人生を見つめ直すことができた！	・ケアを受け入れる ・支援を取り入れる ・工夫するようになる ・自分のやりたいことに取り組むようになる	・広範な知識と技術、人的・物的支援を提供する ・現実的な自己評価を促し、成長に対する動機づけを行う

強化するアプローチ法である。現実の捉え方を変換するアプローチの実際例を**表2**に示す。

4. 対人関係を豊かなものに変換するアプローチ

　適応の段階においては、難病である新しい自己イメージを構築していく心理学的アプローチが必要となる。家族や在宅ケア提供者との関係を、「自己と他者」、「"わかっている（知られている）"と"わかっていない（知られていない）"」という軸で構成された4つの窓で示し（**図2**）、他者からのフィードバックと自己開示により開放の窓（公開された自己）を拡げていくことが、対人関係を豊かなものに変換することにつながるとされている**[7]**。

　若いころに熱中した趣味や仕事、家族への思いなど難病と診断される前の自己を開示し、難病と診断された後にも活かされる潜在的な能力や可能性を他者からフィードバックを受けることにより、新たな自己を受入れ、価値観の変換を行うことで、難病である自己の新たな生き方を再構築することにつなげる。

難病とともに生きる

1. 固定観念をなくす

　症状が進行したら仕事が続けられなくなる、人工呼吸器を装着したら外出することが難しくなる、ADL（日常生活動作）が低下したら家族の介護負担が大きくなるなど、固定観念で壁を作っ

表2　現実の捉え方を変換するアプローチの実際

難病療養者		支援者	アプローチの意図
自分でやれることは自分でやりたい。介護サービスはまだ必要ない。筋力が落ちないように、リハビリは続けたい	→	自分でやれることは自分でやりたいと思っているんですね	・何に悩んでいるのかを見つけ出す
まだやれることがあるのに、できないことが増えると、家族に迷惑がかかる。迷惑はかけたくない	→	症状が進行して、できないことが増えることがつらいのですか。それとも家族に迷惑をかけることがつらいのですか	・悩みの原因になっている問題を客観視できるようにする
家族には迷惑をかけたくない。家族に迷惑をかけてまで生きていきたくはない	→	家族に迷惑をかけていると感じたことはありますか。家族にどのような迷惑をかけたくないと思っていますか	・何が悩みにかかわっているのかを一緒に考える
受診のときに仕事を休んで付き添ってくれて、忙しいのに迷惑をかけて申し訳ない。何も言わないけど、きっと休みを取るのに苦労していると思う	→	ご家族は、受診のときに転んだら大変だ、できるだけ力になりたいと思って仕事を休んで付き添っているのではないですか	・悩みにかかわることの違った側面を一緒に見つけ出す
家族に気持ちを聞いていなかったかもしれない	→	ご家族の気持ちを一緒に聞いてみましょうか。力になりたいと思っているのであれば、力になってもらいましょう。きっと喜びますよ	・悩みを異なる解釈に置き換える

図 2　ジョハリの窓　フィードバックと自己開示の効果

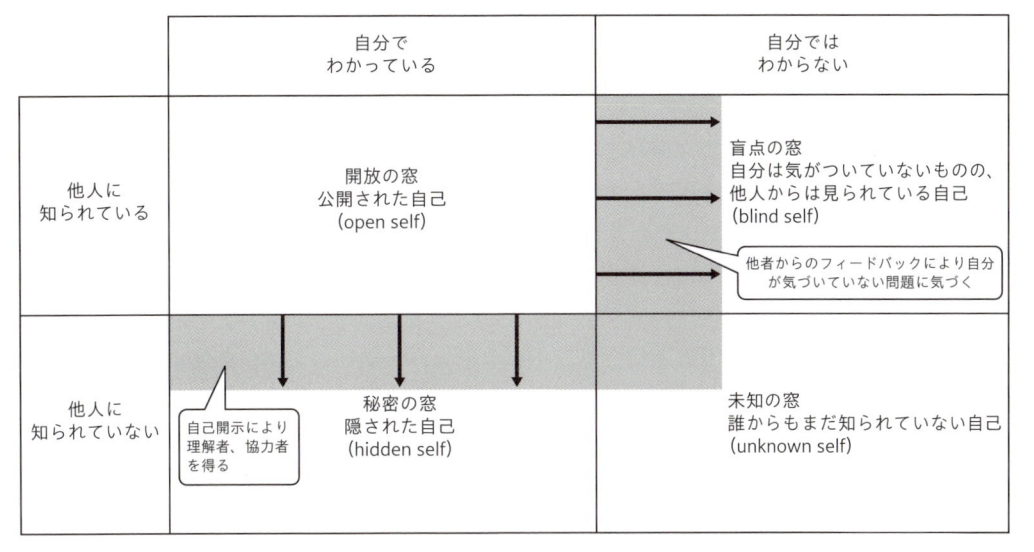

グラバア俊子，小山田奈央：実習「心の四つの窓：ジョハリの窓を活用する」．人間関係研究 2008；7：161-173.
を元に作成

てしまったら、何も前に進まなくなってしまう。療養者・家族のみならず在宅ケアにかかわるすべての人が、自分自身の捉え方を知り、変換していくことが必要である。同じように実行できなくても、やり方を変え、求めるものを変えれば、やれることは必ずあると柔軟に考え、試みることが大切である。

2. "したい"を"できる"に変換し、"できた"を次に活かす

　難病と診断されても、当たり前に"何かしたい"と思えること、"何かしたい"と思ったことを他者に伝えることができること、どうしたら"実現できる"のかを皆で頭をひねって考えること、"できる"にするために行動すること、"できた"という思いを共有し、次の策や他者へのかかわりなどに活かすことこそが、難病とともに生きる基盤となる。

　難病とともに生きるとは、難病と診断された者においては、難病である自分を受け入れ、けっして生きることをあきらめず、自分らしい人生についてもう一度考え、今ある時間を大切に生き抜くことである。在宅ケアにかかわる者においては、難病療養者や家族とともに今ある時間を大切に生き抜くことを考え、工夫を凝らし、精一杯やり抜くことができたと感じられるような人生の支援をすることと考える。

　難病になったことを悔やむのではなく、難病であることを受け入れて、今を生きることに挑戦し続けることで、新たな成長した自己に出会うことにつながる。

引用文献

1　厚生労働省：難病対策要綱．
　　https://www.nanbyou.or.jp/wp-content/uploads/pdf/nan_youkou.pdf（2024.8.9アクセス）

2 厚生労働省：難病の患者に対する医療等に関する法律〈難病法〉.
https://www.mhlw.go.jp/web/t_doc?dataId=80ab4067&dataType=0&pageNo=1（2024.8.9
アクセス）

3 小西かおる：難病 主な対象疾患. 平野かよ子，山田和子，曽根智史，他編，公衆衛生 第6版.
メディカ出版，大阪，2023：86-91.

4 小島操子：フィンクの危機モデルによる分析. 看護における危機理論・危機介入－フィンク／
コーン／アグィレラ／ムース／家族の危機モデルから学ぶ－第4版. 金芳堂，京都，2018：100-
102.

5 新幡智子：ナラティブアプローチ. がん看護 2023；28（3）：252-254.

6 兼折友美子，畦地博子：困難事例に対応する看護師のリフレーミングを促す技術. 高知女子
大学看護学会誌 2013；39（1）：43-50.

7 グラバア俊子，小山田奈央：実習「心の四つの窓：ジョハリの窓を活用する」. 人間関係研究
2008；7：161-173.

186　第4章 在宅でその人らしく生きることを支える実践知に基づくケア

快をささえる難病ケア

中山 優季

はじめに

　「快をささえる」というと聞こえのよい言葉のように思えるが、一体「快」とは何で、どうすればそれをささえることになるのだろうか。

　快とは、辞書的には「こころよいこと。心にかなうこと」を言う（広辞苑）。難病患者に限らず誰もが、住み慣れた家で暮らすことによって快を得ることができれば、こんな素敵なことはないだろう。多くの場合、それは無意識に、当たり前に過ごしている日常であったりもする（図1）。この当たり前の日常を過ごしていくのが難しいのが、難病であるともいえる。日常生活に介助が必要な状況の中において、それを「快」をもって行うことが難病ケアにおける支援目標となる。本稿では、「快食」に焦点を当て、神経難病の中でも筋萎縮性側索硬化症（ALS）の事例をもとに在宅支援について考えてみたい。

事例紹介（この事例を受け持つことになったら？）

Aさん、70歳代女性。筋萎縮性側索硬化症。5年前に夫を亡くして以降、独居。家族は、遠方に嫁いだ娘がいる。

身長155cm、健常時体重50kg。

［病気の経過］

X年　　　　　遠方の娘より電話での話が聞きとりにくいと言われる。舌がもつれる感じ。

X年＋3か月　近医B病院（耳鼻科）受診、問題ないと言われる。

X年＋5か月　飲み込みのしにくさを自覚。

X年＋6か月　近医C病院（脳外科）受診、D病院を紹介される。

図1　"当たり前の日常生活"の一例

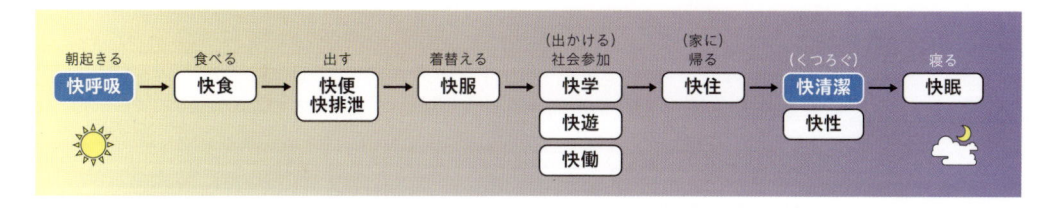

X年＋8か月	D病院に検査入院。ALSの可能性が高いと診断される。この入院で、体重が10kg減っていたことがわかった。ALSFRS-R（改訂ALS機能評価尺度）36。指定難病と介護保険申請を紹介される。退院時に訪問看護を勧められるが、「何をしてもらえばいいかわからない」と導入に至らず、外来通院を継続することになる。
X年+12か月	発言を聞き直されることが多く、筆談を利用し始める。 体重減少さらに4kg、外来で胃瘻の適応を示されるが、「食べています。もっと食べるように頑張ります」と言って、胃瘻には乗り気ではない。
X年+13か月	遠方の娘が一時帰宅をして、食事の様子をみる。スティックパンを牛乳に浸したものしか食べられないという。また、食卓に座って食べていたが、飲み込みがしづらくなり、居間のソファに腰掛けて、空を仰ぐような姿勢で、スティックパンを口に入れ、箸でつつくように喉の奥まで送っていた。最近、手の力が入りにくくなり、うまくできなくなってきている。

［Aさんの課題］

Aさんに生じている課題を図2に整理した。

支援に必要な難病ケア実践知の整理

Aさんの在宅ケアを看護過程すなわち、「1．情報収集」→「2．アセスメント（課題の明確化）」→「3．支援計画の立案」→「4．実施」→「5．評価」という段階で捉え、その際に必要となる実践知について以下に整理してポイントを示す。

図2 Aさんに生じている課題の整理

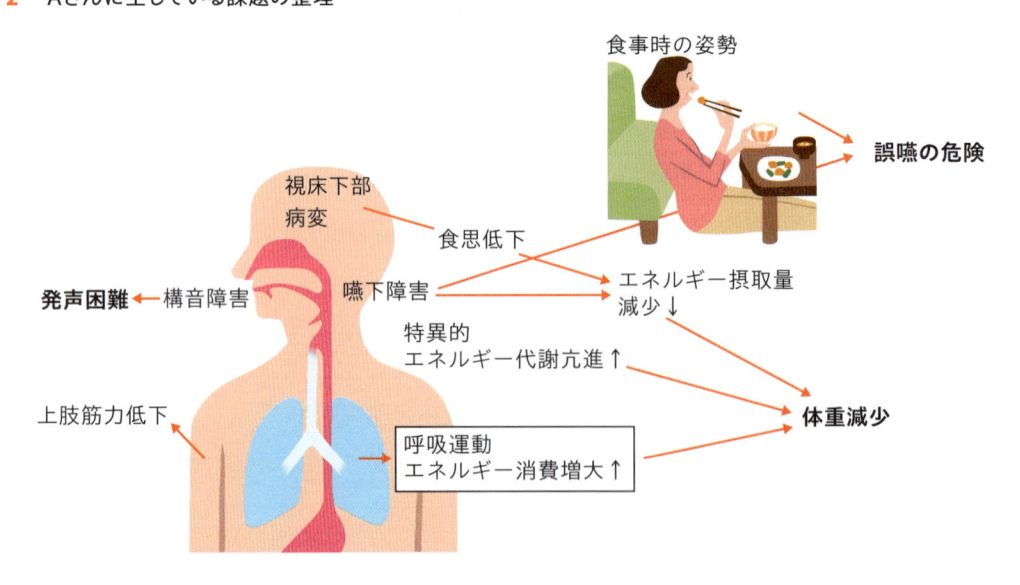

1. 【情報収集】病気のタイプ、進行速度を抑える

Aさんは、構音障害に続き、嚥下障害により発症したいわゆる球麻痺型のALSであるといえる。進行・予後に影響する因子[1]を表1に示す。Aさんは、下線部の3項目が該当している。さらに、診断時の顕著な体重減少、診断後の体重減少も予後不良因子であり[2]該当するため、進行がとても速いタイプであるとの認識を持つ必要がある。

2. 【アセスメント：課題の明確化】現在の状態を把握する

Aさんは、構音障害によって発声困難となり筆談を要し、スムーズな意思疎通が妨げられている。最大の課題は、体重減少が続いていることであり、嚥下障害による栄養摂取量の低下に加え、呼吸運動による消費の増加、さらに疾患特異的なエネルギー代謝亢進状態にあることが考えられている。

さらに、嚥下障害によって、誤嚥のリスクも非常に高まっている。食卓に座っての食事が難しくなり、ソファに寄りかかり天を仰ぐことで重力を利用し、箸で食材を送り込む、独自に編み出した方法であるといえるが、誤嚥しやすい体勢でもある。病歴13か月上肢筋力の低下がみられはじめ、早晩実施できなくなる恐れもある。

3. 【支援計画の立案】栄養摂取に関してできる支援を検討する

1）対症療法から"栄養療法"へのパラダイムシフト

従来、ALSの摂食嚥下障害への対処方法としては経管栄養法があり、それを選択するか否かに支援の主眼が置かれてきたといえる。2000年代より生命予後との関連が論じられ、前述のように体重減少が予後の予測因子であることがわかってきて以降、栄養状態を維持することにより予後を延ばす、すなわち栄養療法として高エネルギー食の治験が行われるまでになっている[3]。つまり、「体重を維持する」ことが薬剤に匹敵する効果をもたらすという認識を持つことが、快をささえる1つとなり得るといえる。

体重を維持するためには、摂食嚥下障害への対応と代替栄養摂取手段の導入の両側面から検討する必要がある。

表1 ALSの進行・予後に影響する因子

球麻痺発症
高齢発症
診断が早くなされたこと
努力性肺活量の低下
改訂ALS機能評価尺度（ALSFRS-R）の低下率が大きいこと
前頭側頭型認知症の合併

筋萎縮性側索硬化症診療ガイドライン作成委員会：Q&A 1-5 進行・予後に影響する因子は何か．日本神経学会監修，筋萎縮性側索硬化症診療ガイドライン作成委員会編，筋萎縮性側索硬化症（ALS）診療ガイドライン2023．南江堂，東京，2023．より引用

2）摂食嚥下障害への対応：食べやすく、飲み込みやすくする

ALSにおける摂食嚥下障害は、上肢筋力低下による食事摂取動作の障害や、疾患特異的な代謝異常・視床下部病変による食思不振、さらには、球麻痺による嚥下障害が主な原因であり、嚥下の5期モデル【4】に沿った対応が求められる（図3）。

❶ 先行期

食事摂取動作の障害に対して、これを補助する手段として、さまざまな道具の活用がある。食器類の持ち上げなどの筋力低下に対しては、上肢の支持・補助を行うバランサーと呼ばれるものがある（図4）。バランサーは、上から吊るすものや下から支えるものなどいくつか種類があるため、Aさんの状況により合うものを選ぶ必要がある。また、手指の巧緻性の低下に対しては、ばね付き箸（図5）や食器の工夫もある。このような道具を活用して、食事摂取を維持していくこ

図3 嚥下の5期モデルに沿った課題と対応

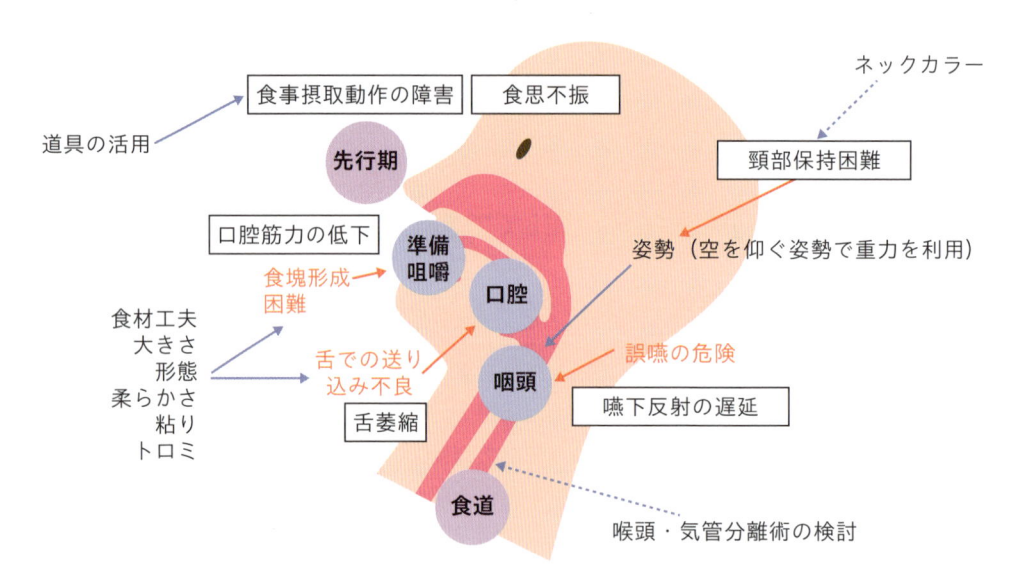

図4 上肢支持道具（バランサー）

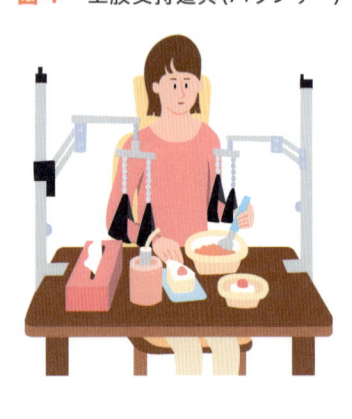 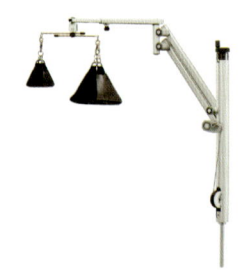 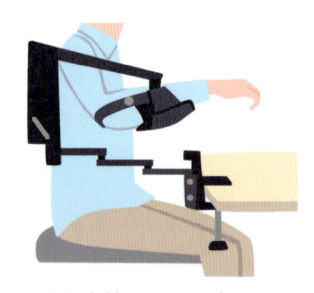

上から吊るすタイプ
ポータブルスプリングバランサー（PSB），有限会社ハニーインターナショナル，https://hny.co.jp/product/（2025.1.28アクセス）

下から支持するタイプ
アームサポート MOMO，TECHNO TOOLS，https://momo.lp.ttools.co.jp/（2025.1.28アクセス）

図5　ばね付き箸

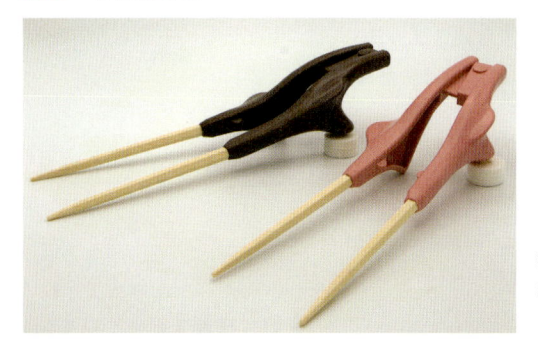

箸ぞうくんクリア
有限会社ウインド，https://www.hashizokun.com/
（2025.1.21アクセス）

とが快につながる。このとき、さまざまな制度によって、「道具」の導入を補助することができる。制度としては、大きくは介護保険と障害者総合支援法の利用ということになり、主なものを **表2** に示す。制度は申請主義であるため、「知らない」と利用できない。さらに、申請から支給までに時間がかかるため、届いたときには使用できない状態であることは少なくない。このため、先を見越した申請が必要であるが、受け入れの課題もあるため、一朝一夕にはいかない。

❷ 準備期

　口腔筋力低下による咀嚼と食塊の形成が難しくなる。Aさんのソファの姿勢は、頸部の保持が難しくなっていることを示しており、ネックカラーの着用を紹介してもよいかもしれない。呼吸障害の進行状況についても情報が必要となる。

❸ 口腔期

　舌での送り込みができなくなる。空を仰ぐような姿勢（重力の利用）と箸でつつくことによって、送り込みをしている状態である。これは、一見すると誤嚥や損傷の危険性はあるが、絶妙のバランスで自ら編み出した工夫ともいえ、すぐに断じるのではなく、誤嚥徴候に留意しながら、食事摂取介助を導入するなど、対応を検討する。

❹ 咽頭期～食道期

　球麻痺進行に伴う嚥下反射の遅延による咽頭から食道への送り込み不良。

　これらの障害は同時に起こるわけではないので、その人に合ったその時どきの、食材の大きさ、形、柔らかさ、粘り・とろみの工夫が必要となる。例えば、味噌汁程度の濃度で、嚥下反射の遅延をカバーできる場合もあれば、ザラザラしてかえって飲みにくくなる場合もある。単に一様のとろみをつけることでは、解決が難しい。試行錯誤によって、その人ごとに、「こうすれば食べられる」という食材、食形態（バナナ、オートミール牛乳浸し、カステラ、プリンなど）があるため、同病者の体験を参考にその人に合った方法をともに探していくのもよいだろう。嚥下障害が生じる中で、必要摂取カロリーを維持していくことは、たやすいことではない。ご飯であればチャーハンに、おやつにプリン、アイスクリームなど、成人病予防に主眼が置かれている現代において背徳感を感じるような食事が疾患の進行を抑えるにはよいのではとされている。

表2 制度利用可能な主な福祉用具

領域	品目		介護保険	障害者総合支援法		備考
				補装具	日常生活用具	
移動	歩行補助つえ	歩行補助杖	○	○（T字状・棒状のものを除く）	○（T字状・棒状のもの）自立生活支援用具	介護保険対象者は、介護保険の利用が優先となる。介護保険では、レンタルとなり、既製品のレンタルで対応できない場合（車椅子に人工呼吸器を搭載するなど特殊な用途に対応する機器が必要な場合など）は障害者総合支援法による補装具支給制度を利用できる
	歩行器	歩行器	○	○		
	車椅子	リフト式手動式	○	○		
	電動車椅子	電動車椅子	○	○		
	車椅子付属品	車椅子クッション	○			
	座位保持装置			○		
排せつ	自動排泄処理装置		○			
	紙おむつ等			○	○排泄管理支援用具	
	収尿器				○排泄管理支援用具	
装具	体幹装具	頸椎装具・Cカラー		○		手続きに時間がかかることが多く、支給される頃には病状が進行してしまっていて有効に装具を利用できなくなっていることもあるため、先を見越した準備が必要である
	BFO（食事支援）			○		
	上肢保持装具（スプリングバランサー）			○		
	下肢装具	短下肢・長下肢		○		
	指装具			○		
寝台体位調整	特殊寝台（介護用ベッド）		○		○	立ち上がりをサポートするL字型ベッド柵など特殊寝台と一体的に使用されるもの
	特殊寝台付属品	マットレス、サイドレール	○		○	
	床ずれ防止用具		○			
	体位変換器		○		○	
	移動用リフト		○		○	
入浴	入浴補助用具		○		○	レンタルではなく支給（購入費用への支援）となる。介護保険の場合は、いったん患者が全額支払い、後日、保険から保険負担分が戻る償還方式である。障害福祉サービスの場合は、患者の自己負担分のみが患者に請求される
呼吸	電動式たん吸引器				○在宅療養等支援用具	
	ネブライザー				○在宅療養等支援用具	
住宅	住宅改修			○	○居宅生活動作補助用具	
	手すり			○		
	スロープ			○		

> **一口メモ　どのくらい摂取すればよいのか？**
>
> 　進行期の場合の多くは、呼吸運動の努力による代謝亢進状態にあるため、通常量を摂取するだけでは、体重減少を防げない。ALSの疾患特異的尺度を用いて、1日の必要カロリーを算出する計算式が考案されている[5]。
>
> 1日必要カロリー＝(1.67×安静時代謝率※1)＋(11.8×ALSFRS－R※2)－680
> 　※1 安静時代謝率
> 　　　男性：66.47＋(13.75×体重kg)＋(5.00×身長cm)－(6.76×年齢)
> 　　　女性：655.1＋(9.56×体重kg)＋(1.85×身長cm)－(4.68×年齢)
> 　※2 ALSFRS-R(疾患特異的機能評価尺度)；12項目0〜4の5段階計48点満点で低下は、進行を表す。

3) 代替栄養摂取手段の導入

　嚥下障害に加え、呼吸障害が進行する中で、どこまで「経口摂取」だけとするかという点は、当事者が苦慮することの1つである。「自分で食べられなくなったら、終わりだ」と表現する方も少なくない。胃瘻の造設は、％肺活量50％を切る前にとされているが、近年では、自覚症状での適応が早まっている[6]。

　Aさんは、胃瘻の適応に難色を示し、「食べます」と返事をしている。それまでの試行錯誤の末に編み出した工夫を称えつつ、胃瘻への認識を確認し、必要エネルギー量の維持は、世界的にも栄養療法として位置づいていること、栄養補給手段を確保したうえで、経口摂取との両立をささえていくような方法が望ましいことを伝え、自己決定をささえる。

　さらに、Aさんにとって今すぐではないが、誤嚥防止術として、喉頭・気管分離術の適応についても検討が必要となる。誤嚥防止によって、経口摂取の可能性が開かれる場合もあるが、ALSの場合、嚥下機能そのものが低下することは否めず、経口摂取を目的に実施すると達成できるとは限らず、あくまでも誤嚥防止術としての位置づけとなる。その限界を理解した上で、経口摂取の工夫を続けている例もあり、危険を踏まえた上で、選択肢として提示することが大切となる。（本稿では、呼吸障害についての記載を割愛しているが、呼吸障害の進行程度を加味して検討がなされる。）

4. 【実施・評価】多専門職種チームで支援する

　多くの場合、誰がどのようにケアを提供するかが課題であり、それは支援チームごとに異なる。この「やりよう」が最大の実践知なわけであるが、限りある紙面での紹介は難しい。先を見越した支援を行っていく上で、支援チームの形成は早いほうがいいことは言うまでもない。そのためには、必要な情報が適切なタイミングで提供されることが重要である。

　Aさんの場合、病歴8か月、診断のための検査入院時に、指定難病や介護保険申請、さらには訪問看護を紹介されている。必要な支援、サービスを充足させるために、入院機会など節目での退院調整部門等の役割が大きいといえる。訪問看護について、その時点では「何をしてもらえばいいかわからない」とのことで導入には至っていない。病歴13か月時点での上肢筋力低下など、困りごとが顕在化してきた際に、再度勧めていくことになる。この際、「食事のしやすさを一緒に考える」や「腕の上がりをしやすくするための道具導入」など、困りごとに対してできることを示して、どんな役割を担うのかを明確に示すことで信頼関係の構築につながるといえる。最適な

タイミングを逃さないためには、経過をともに歩みながら、身体、精神、社会状況をモニタリングし、関係機関を調整する役割が大切となる。このようにして形成される多専門職種チームによる支援は、生命予後の延長、QOLの向上をもたらし、予定外の入院回数が減る効果があるとされ、この多職種連携診療についても"治療"の位置づけとなっている[7]。

おわりに

快とは主観に満ちた表現であり、マニュアル化することは難しい。ケアの受け手の対象がどう感じるかというものである以上、対象とともに築いていく姿勢が重要である。そのために、難病ケアでは、生命をささえることを基盤に、日常生活をささえ、さらに、非日常や自己実現を支援するという重層構造になっている。それを、人、道具、社会資源の中で発揮していくことが醍醐味であるともいえる。

引用文献

1　筋萎縮性側索硬化症診療ガイドライン作成委員会：Q&A 1-5 進行・予後に影響する因子は何か．日本神経学会監修，筋萎縮性側索硬化症診療ガイドライン作成委員会編，筋萎縮性側索硬化症（ALS）診療ガイドライン2023．南江堂，東京，2023．

2　Shimizu T, Nakayama Y, Matsuda C, et al：Prognostic significance of body weight variation after diagnosis in ALS：a single-centre prospective cohort study. J Neurol 2019；266（6）1412-1420.

3　Ludolph AC, Dorst J, Dreyhaupt J, et al：Effect of High-Caloric Nutrition on Survival in Amyotrophic Lateral Sclerosis. Ann neurol 2020；87（2）：206-216.

4　藤島一郎著：脳卒中の摂食・嚥下障害 第2版．医歯薬出版，東京，1998：19-46．

5　Shimizu T, Takata K, Sakata A, et al：The measurement and estimation of total energy expenditure in Japanese patients with ALS：a doubly labelled water method study. Amyotroph Lateral Scler Frontotemporal Degener. 2017；18（1-2）：37-45.

6　筋萎縮性側索硬化症診療ガイドライン作成委員会：Q&A 1-6 認知機能障害の頻度はどのくらいで，その特徴は何か．日本神経学会監修，筋萎縮性側索硬化症診療ガイドライン作成委員会編，筋萎縮性側索硬化症（ALS）診療ガイドライン2023．南江堂，東京，2023．

7　筋萎縮性側索硬化症診療ガイドライン作成委員会：Q&A 1-3 進行に伴い生じる症状，合併症には何があるか．日本神経学会監修，筋萎縮性側索硬化症診療ガイドライン作成委員会編，筋萎縮性側索硬化症（ALS）診療ガイドライン2023．南江堂，東京，2023．

地域における在宅療養児の特徴と支援のポイント：医療的ケア児・家族への援助

梶原 厚子

子どもの在宅療養の背景

1. 医療的ケアが必要な子どもの存在

わが国の新生児・小児医療は急速に発展し、死亡率は世界で最も低い国になった。少子高齢化は進んではいるとはいえ、世界一子どもを助けられる国としての誇りをもって、子どもを産み育てられる明るい社会を作らなくてはならない。

救命が発展するということは、これまで想定していなかった状態像の子どもたちが地域で暮らしているということである。従来、在宅療養が必要である子どもは重症心身障害児であるというイメージが強い。しかし、この基準に当てはまらないような、運動や知的には障害がない医療的ケアが必要な子どもの存在が知られるようになった（図1）【1】。

2000年代までは気管切開や人工呼吸器の子どもたちの多くは周産期医療センター、小児科病棟に長期間、年単位で入院している状況があった。重度の医療的ケアを必要とする子どもが新生児や小児病床を占有することにより、緊急対応が必要な子どもの受け入れが困難になるという状況

図1 医療的ケア児の実態

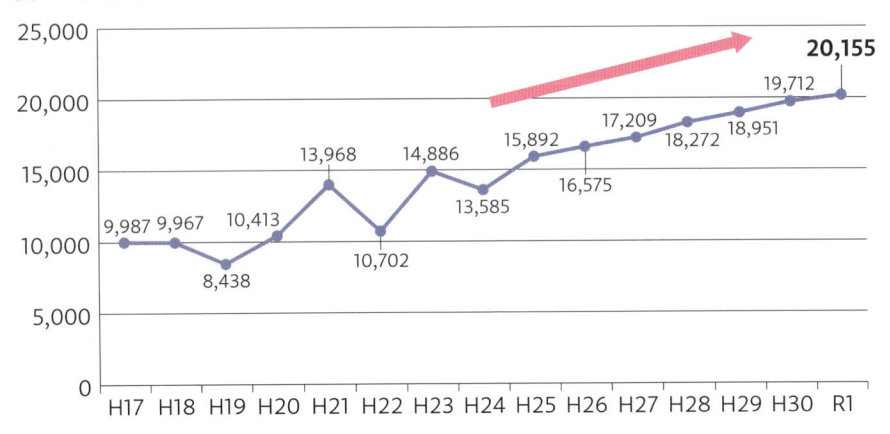

厚生労働省社会・援護局障害保健福祉部障害福祉課 障害児・発達障害者支援室：「医療的ケア児及びその家族に対する支援に関する法律」について.
https://www.mhlw.go.jp/content/12601000/000794739.pdf （2024.8.19アクセス）

を作っていた。子どもと家族にとっても長期入院がもたらす弊害は大きいため、退院促進・在宅移行支援が必要となり、子どもの在宅療養の体制整備が急がれてきた。

2013年から2015年に小児等在宅医療連携拠点事業が実施され、在宅医療・福祉連携体制構築を目指して子どもを受け入れる診療所や訪問看護ステーション、そして各種福祉サービスが増加した。しかし、いまだに不足した状況が続き、地域格差も生じている。

2016年「障害者の日常生活及び社会生活を総合的に支援するための法律および児童福祉法の一部を改正する法律」により医療的ケアが必要な児も障害児であると法改正された（それ以前は法律的に存在せず、在宅支援に必要なサービスも準備されていない状況だった）。

2. 医療的ケア児の数の推移

それ以降、人工呼吸管理や気管切開、経管栄養や中心静脈栄養などの医療的ケアを必要とする児を「医療的ケア児」という名称で呼ぶようになった。

全国の医療的ケア児はこの10年で約2倍に増え2万人を超えた（図2）【2】。人工呼吸管理を必要とする子どもは約4倍近く増えて5,200人を超え、低年齢ほど人数が多い（図3）【2】。

図2　年齢階級別の医療的ケア児数の年次推移<推計値>

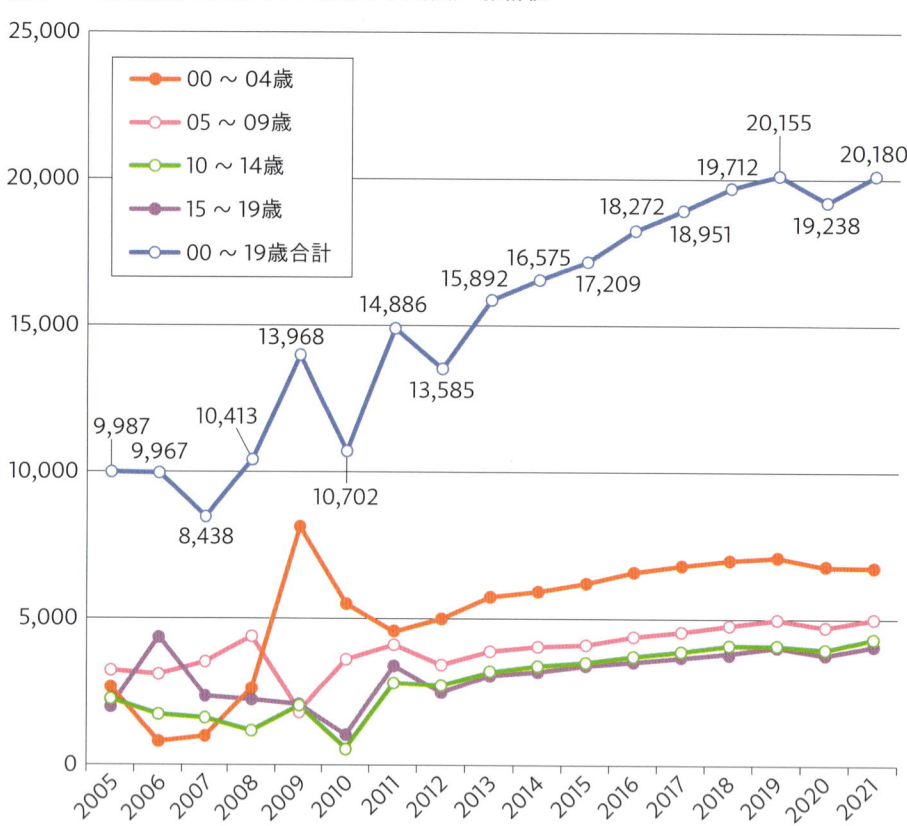

厚生労働科学研究費補助金障害者政策総合研究事業「医療的ケア児に対する実態調査と医療・福祉・保健・教育等の連携に関する研究（田村班）」の協力のもと障害福祉課障害児・発達障害者支援室で作成.
https://mhlw-grants.niph.go.jp/project/27264 （2025.1.21アクセス）

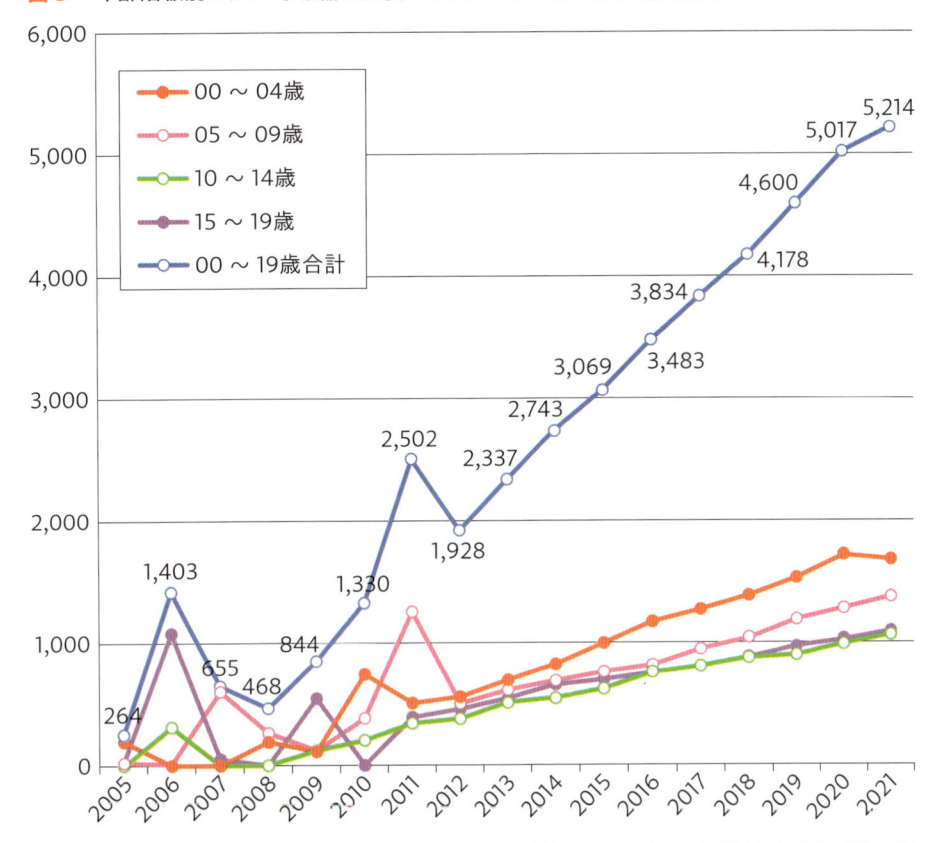

図3 年齢階級別の人工呼吸器を必要とする子どもの数の推移（推計値）

厚生労働科学研究費補助金障害者政策総合研究事業「医療的ケア児に対する実態調査と医療・福祉・保健・教育等の連携に関する研究（田村班）」の協力のもと障害福祉課障害児・発達障害者支援室で作成.
https://mhlw-grants.niph.go.jp/project/27264（2025.1.21アクセス）

3. 医療的ケア児支援の動き

　2018年、第1期障害児福祉計画が開始され、重症心身障害児を支援する児童発達支援事業所、放課後等デイサービスを各市区町村に少なくとも1か所は確保すること、医療的ケア児支援の協議の場を設置すること、医療的ケア児に対する関連分野の支援を調整するコーディネーターの配置などが定められた。この時点でも身体・知的に障害のない医療的ケア児の存在は認識が薄かった。それが現在も、歩ける医療的ケア児に対する受け入れ先が少ないことに影響している。

　同年12月に成育基本法が成立し、附則に「政府は成育医療等の提供に関する施策を総合的に推進するため行政組織の在り方について検討を加え、必要と認めるときはその結果に基づいて必要な措置を講ずるものとする」と規定された。これがこども家庭庁設置に向けた法的根拠とされた。

　2021年に医療的ケア児スコアが新設され、障害福祉サービス報酬改定により児童発達支援・放課後等デイサービスに通所する医療的ケア児に基本報酬が設定された。それまでは医療的ケア児の支援の必要度についての指標がなく、さらに重度心身障害児者だけでのイメージだった自治体への説明が困難であったが、医療的ケア児スコアにより、乳幼児期からのホームヘルパーや訪問入浴などの必要性を伝えやすくなった。

4. 医療的ケア児およびその家族に対する支援に関する法律

同年９月に「医療的ケア児およびその家族に対する支援に関する法律」ができた（**図4**）**[3]**。

この立法の目的は、心身の状況に応じた適切な支援を受けられるように健やかな成長を図り家族の離職防止などから安心して子どもを産み育てることができる社会を実現することである。

保育所に医療的ケア児が受け入れられるように看護師等の配置や喀痰吸引等が可能な保育士の配置をすることになった。これは、家族の介護負担の軽減や家族の離職の防止にもつながるであろう。学校では医療的ケアのために親の付き添いがなくても通学が可能になるように看護師の配置をすることになった。

この法律の基本理念を各地で実現するために各都道府県において医療的ケア児支援センターの設置が進められている。

元来、日本では子どもに関する所管が文部科学省、厚生労働省、内閣府、警察庁などのさまざまな省庁に分かれて縦割り行政になっていた（**表1**）。

こども家庭庁は縦割り行政を解消し妊娠から出産、育児、成長と続く中で、支援を断続させずより的確で手厚い対応ができることを目的としている。

図4 医療的ケア児およびその家族に対する支援に関する法律の全体像

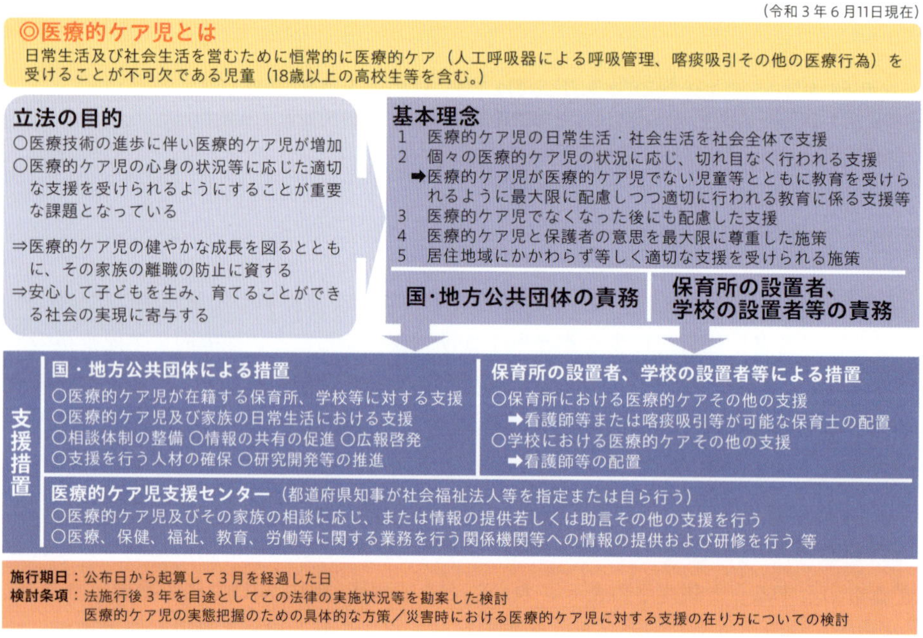

（令和３年６月11日現在）

◎医療的ケア児とは
日常生活及び社会生活を営むために恒常的に医療的ケア（人工呼吸器による呼吸管理、喀痰吸引その他の医療行為）を受けることが不可欠である児童（18歳以上の高校生等を含む。）

立法の目的
○医療技術の進歩に伴い医療的ケア児が増加
○医療的ケア児の心身の状況等に応じた適切な支援を受けられるようにすることが重要な課題となっている

⇒医療的ケア児の健やかな成長を図るとともに、その家族の離職の防止に資する
⇒安心して子どもを生み、育てることができる社会の実現に寄与する

基本理念
1　医療的ケア児の日常生活・社会生活を社会全体で支援
2　個々の医療的ケア児の状況に応じ、切れ目なく行われる支援
　➡医療的ケア児が医療的ケア児でない児童等とともに教育を受けられるように最大限に配慮しつつ適切に行われる教育に係る支援等
3　医療的ケア児でなくなった後にも配慮した支援
4　医療的ケア児と保護者の意思を最大限に尊重した施策
5　居住地域にかかわらず等しく適切な支援を受けられる施策

国・地方公共団体の責務　**保育所の設置者、学校の設置者等の責務**

支援措置

国・地方公共団体による措置
○医療的ケア児が在籍する保育所、学校等に対する支援
○医療的ケア児及び家族の日常生活における支援
○相談体制の整備　○情報の共有の促進　○広報啓発
○支援を行う人材の確保　○研究開発等の推進

保育所の設置者、学校の設置者等による措置
○保育所における医療的ケアその他の支援
　➡看護師等または喀痰吸引等が可能な保育士の配置
○学校における医療的ケアその他の支援
　➡看護師等の配置

医療的ケア児支援センター（都道府県知事が社会福祉法人等を指定または自ら行う）
○医療的ケア児及びその家族の相談に応じ、または情報の提供若しくは助言その他の支援を行う
○医療、保健、福祉、教育、労働等に関する業務を行う関係機関等への情報の提供および研修を行う 等

施行期日：公布日から起算して３月を経過した日
検討条項：法施行後３年を目途としてこの法律の実施状況等を勘案した検討
　　　　　　医療的ケア児の実態把握のための具体的な方策／災害時における医療的ケア児に対する支援の在り方についての検討

厚生労働省社会・援護局障害保健福祉部障害福祉課 障害児・発達障害者支援室：「医療的ケア児及びその家族に対する支援に関する法律」について．https://www.mhlw.go.jp/content/12601000/000794739.pdf（2024.8.19アクセス）

表1　子どもに関する所管

文部科学省	幼稚園、小学校、中学校、高等学校、大学・短期大学・高等専門学校・専門学校の幼児教育や義務教育、いじめ対策、不登校対策、自殺予防対策、宗教2世、各種ハラスメント防止等
厚生労働省・総務省	児童養護施設・児童福祉施設（児童指導員）、学童保育（学童保育指導員、放課後児童支援員）、保育所・保育園、待機児童対策、児童相談所を通じたヤングケアラー対策、母子保健、児童精神医学、ひとり親家庭支援、障害児支援、ネグレクトや児童虐待の防止等
内閣府・農林水産省	託児所・認定こども園、少子化対策、子どもの貧困対策、子ども食堂（農林水産省等）、児童手当等
警察庁生活安全局	少年少女犯罪対策、少年少女売春・児童買春対策、性的搾取防止等
財務省・経済産業省・厚生労働省：	事業承継（民間児童養護施設・民間児童福祉施設・民間子ども食堂・民間こころの健康相談センター・民間教育関連施設等）

5. こども家庭庁の設立

　2022年のこども家庭庁設置法公布を受けて2023年4月、こども家庭庁が設立された。子どもに関する施策を一元化して充実させることが目的で、「企画立案・総合調整部門」「成育部門」「支援部門」に分かれる（図5）。保育園・こども園はこども家庭庁の所管に移行したが、幼稚園は引き続き文部科学省が担当し、幼保一元化はできなかった。

　同年12月こども家庭庁では、親が働いていなくても保育所などに預けることができるようにするために、「こども誰でも通園制度」の試行的事業につて指針を取りまとめた。2025年度に制度化し、2026年度から子ども・子育て支援法に基づく新たな給付として全国自治体で実施される。

　2024年度は第8次医療計画、第6期障害福祉計画、第3期障害児福祉計画とトリプルで見直される。

　ここまでの一連の流れを表2に示す。

　医療的ケア児が暮らしていくためには、自治体のあらゆる支援が必要である。医療・福祉・保健・教育、子ども子育て支援・保育・学校、就労などの支援が縦割りだと成り立っていかない。スペシャルなニーズを持つ子どもと家族を徹底して個別支援にこだわり、その個別支援を深めることで地域連携が生まれ、地域が熟成されていくのではないかと考えている。その要になるのが相談支援専門員で、その活躍が期待されている。

　医療の進歩によって誰もが暮らしやすい街を作るよきチャンスが巡ってきたという前向きな気持ちで在宅療養児と出会い、ともに生きていく社会作りに貢献したいと考えている。

移行支援と発達支援

　医療的ケア児は約9割が集中治療室での治療経験をもち、高度医療機関からダイレクトに退院して地域で暮らすために在宅移行の混乱や不安を経験しており、この時期の支援のあり方は家族の将来に大きく影響する。その後も成長過程でいくつもの発達段階を経ていくために、在宅から保育園、保育園から学校、学校から就労、小児期から成人期など、多くの移行支援を必要とする。医療的ケアや配慮もずっと同じ内容ではなく、変化していく。ミルクからご飯、医薬品の栄養剤

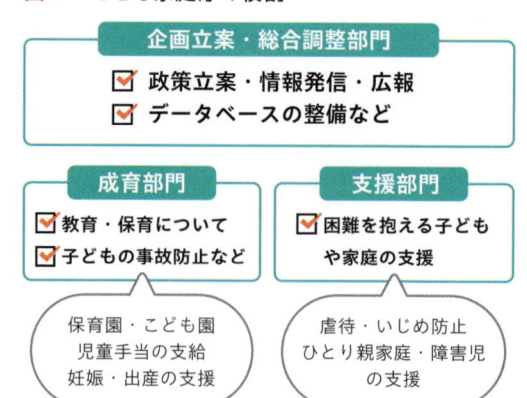

図 5　こども家庭庁の役割

企画立案・総合調整部門
- ☑ 政策立案・情報発信・広報
- ☑ データベースの整備など

成育部門
- ☑ 教育・保育について
- ☑ 子どもの事故防止など

支援部門
- ☑ 困難を抱える子ども
　や家庭の支援

保育園・こども園
児童手当の支給
妊娠・出産の支援

虐待・いじめ防止
ひとり親家庭・障害児
の支援

表 2　子どもをめぐる法律の推移

2000年代：周産期母子医療センターや小児科病棟での長期入院児の増加
2013年～2015年：小児等在宅医療連携拠点事業
2016年：医療的ケア児という名称ができた。障害者の日常生活および社会生活を総合的に支援するため
　　　　の法律および児童福祉法の一部を改正する法律
2018年：第1期障害児福祉計画が開始　医療的ケア児等の協議の場の設置
2021年：医療的ケア児スコアが新設
　　　　医療的ケア児支援法（医療的ケア児およびその家族に対する支援に関する法律）
　　　　医療的ケア児等支援センターの設置
2022年：こども家庭庁設置法の公布
2023年：こども家庭庁の設立
2024年：第8次医療計画、第6期障害福祉計画、第3期障害児福祉計画とトリプルで見直し
　　　　こども誰でも通園事業制度（2026年度実施予定）

からミキサー食、経管栄養から経口摂取、気管切開がある状態から閉鎖した状態、自己注射や自己導尿など、さまざまなケア方法やケアの場所を、年齢や状態に合わせて変化・移行させ、健康を獲得していくための支援が必要となる。

　そのためには、インクルーシブな環境は不可欠であり、医療的ケア児やその他の在宅療養児も保育所や幼稚園で過ごし、通常学級で学ぶことを原則とし、そこで専門的支援が受けられるようにすべきである。

　子どもが持っている、自ら育つ力を最大限に引き出すためには、定型発達でたどるような姿勢・動き・感覚の経験が大切である。障害児だけが限られた場所で育つということは、よいモデル（同年代の子どもを見る、触れる、憧れる、マネをするなど）を見つけて、自ら学んでいくチャンスを奪っていることになる。医療的ケア児であることを周囲が怖がったり、必要以上に心配したり、過剰な反応にならないように配慮し、じっくり丁寧に行っていく必要がある。

　1つの例ではあるが、東京都多摩地域で訪問看護事業を行っている「スペースなる」では、多くの子どもたちに退院前からかかわり、外泊や退院時からの訪問を開始し、発達を促しつつ、多方面からの移行支援に取り組み、家族の就労希望にどう応えるかも考えつつ事業展開をしている（**表3**）。具体的には、15市区町村で訪問看護を実施、8自治体で在宅レスパイトケアを実施し、近隣自治体A市全域の保育園に医療的ケア児を受け入れる体制作りに参画している。

表3　「スペースなる」の取り組み

- 医療保険の訪問看護等の利用者
- 在宅人工呼吸器使用特定疾患患者訪問看護治療研究事業
- 東京都重症心身障害児（者）および医療的ケア児在宅レスパイト事業（144時間が上限で自治体ごとに決定）
- 東京都NICU等入院児の在宅移行支援事業
- 業務委託東京都医療的ケアを必要とする児童・生徒の専用通学車両運行事業における医療的ケア供給体制整備事業
- 業務委託医療的ケア児等保育支援事業
- 業務委託医療的ケア児学童保育訪問看護事業
- 業務委託医療的ケア児学校訪問看護事業
- 医療的ケア児の保護者付き添いにおける保護者代理人の利用（全額自費）

　保育園に行けるという事実は、家族を明るく元気にするため、子どもと家族の成長発達を促すために非常に有効である。０歳から入園できて年中児クラスになると、保育・学童保育・学校・在宅主治医・園医、校医、母子保健などが集まってケア会議を開催し、スムーズに学校や学童に通えるように支援している。近隣のB市からはA市と同じ体制で学校での医療的ケア児受け入れを依頼されたり、C市の医療的ケア児の協議の場に参加したり、多くの自治体から具体的方法についての問い合わせが来るようになった。母親の就労を支えるために、通学バスへの添乗もしている。学校に１人で通学することで、子どもは自立心が育成され、その結果、さらに健康になっていると実感される。

在宅療養児の状態の特徴

　ここでは、医療的ケアがある子どもとない子どもに分けて述べる。

1. 医療的ケア児の状態像

　医療的ケア児は、おおよそ６類型に分けられると言われている（図6、表4）【4】。

　このような特性をもった医療的ケア児に対し、その状態なりの健康的な暮らしを支援していく。そのために必要なことを表5に示す。

2. 医療的ケアのない在宅療養児（早産児・低体重児・発達障害児）

　「スペースなる」では、病院や地域から、例えば、行政保健師、相談支援専門員、子ども家庭支援センター、児童発達支援事業所やセンター、療育センター、家族などから相談を受けて、人員が許す限り選定することなく受け入れている。

　医療保険による訪問看護の利用者は現在83人で、その半数は医療デバイスが必要な子どもではない。それは、新生児医療の進歩が影響しているのではないかと考えられる。わが国で出生する新生児のうち5.5％は早産児である。早産児の10人に１人は出生体重2,500g未満の低出生体重児で、さらに1,500g未満の極低出生体重児は約100人に１人となっている。26週未満の早産児は肺

図6 医療的ケア児者の主たる6類型

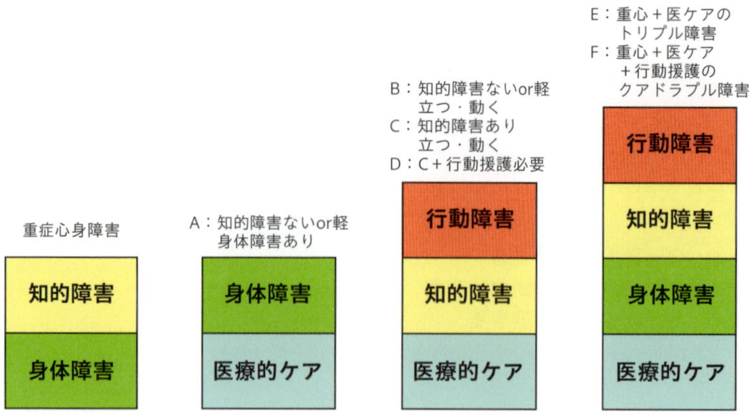

厚生労働省：「医療的ケア児等コーディネーター養成研修テキスト」厚生労働科学特別研究事業 医療的ケア児等コーディネーターに必要な基礎的知識の可視化及び研修プログラム確立についての研究．https://www.mhlw.go.jp/content/000940539.pdf（2024.8.19アクセス）

表4 医療的ケア児の類型

類型	説明
A：身体障害のある医療的ケア児	知的障害がない、もしくは軽度の医療的ケア児で、身体障害や環境調整の不備から体験不足により、知的発達がゆっくりになることがある
B：活動が可能であり、知的障害がない、もしくは軽度の知的障害の医療的ケア児	気管切開によるカニューレの管理や吸引や経管栄養などの医療的ケアは成長とともに、自分でできるようになったり、必要なくなる児もいる
C：知的障害がある動く医療的ケア児	医療的ケアが必要な状態に対して自己判断がうまくできないことが多く、動けるからこそ事故につながる場合がある。発達年齢や特性に配慮する必要がある
D：行動障害がある動く医療的ケア児	気管カニューレを自分で抜いてしまう行為などは行動障害でいう「自傷行為」に当たる。行動障害とは知的障害がある子どもや大人の不適切な行動や問題行動について述べるときに使われる用語である。このような行動がみられる児には見守りや危険回避に向けた支援が必要になる。つまり行動援護が必要な状態で、何らかの日常生活に深刻な影響を及ぼす行動が多いことを示唆している
E：医療的ケアのある重症心身障害児	重度の知的障害、身体障害が併存し、かつ医療的ケアがある児
F：重度の知的障害、身体障害・医療的ケアがあり、かつ行動障害のある児	行動障害は奇声を発する、癇癪行動、身体を揺らすなどの常同行動、床に頭を打ちつける、自分の指をかむなどの多様な自傷行為がある

＊強度行動障害とは（定義）
精神科的な診断として定義される群とは異なり、直接的な他害（噛み付き、頭突き等）や、間接的他害（睡眠の乱れ、同一性の保持等）、自傷行為が通常考えられない頻度と形式で出現し、その養育環境では著しい処遇の困難な者であり、行動的に定義される群。家庭にあって通常の育て方をし、かなりの養育努力があっても著しい処遇困難が持続している状態。

表5　子どもに対する専門的な知識や技術として必要なこと

- 発達ケア
- 呼吸ケア
- 循環ケア
- 栄養ケア
- 排泄ケア
- スキンケア
- リハビリテーション
- 小児慢性特定疾病や指定難病・早産児・不当軽量児
- 医療的ケアを家族から代わられる（家族が不在でもその日のケアが成り立つように）
- 緊急対応と防災

胞化が不十分な状態で、未熟な解剖学的構造を持っているため慢性肺疾患になりやすい。心疾患や高血圧になりやすい、ネフロンが少なく腎臓疾患になりやすいなど、体質的に慢性疾患に罹患しやすく、神経発達にもしっかりとしたサポートが必要である。

　退院した早産児、特に極低出生体重児の家族は大きな不安をもって自宅で過ごし、呼吸状態や哺乳不良など、ちょっとしたことが心配になる。わが子が何となく弱々しい、おっぱいを吸う力が弱い、抱っこしていないと泣く、反り返るので抱っこしにくい、お風呂が苦手など、感覚の過敏や低緊張などにより育てにくいと感じているようである。

　主治医から体重増加目標を指導されることが多く、授乳や嘔吐や離乳食のことなどが特に気になりストレスになる。特に夜間は心配になり、電話やラインでの相談が来る。母親は産後のホルモンバランスの乱れもあり、産後うつに容易になりやすいということも念頭に置かなければならない。父親も環境の変化に対応しなければならず、ストレスフルな状況が日常化しないような配慮が必要である。

　よく受ける相談を表6に示す。

　早産で出生した子どもは、大人になったとき、自分が他人と違うと感じたり、身体能力が低い、病気になりやすいと感じているという研究がある。

　早産児や低出生体重児が発達障害児であるというわけではない。発達とはスペクトラムであり、個性でもある。しかし、育てにくさや育ちにくさは、家族だけで抱えていても何ら解決にはつながらないため、出生時から継続的に伴走してあらゆる移行期にも寄り添っていく支援が必要である。

発達ケア

1. 低緊張な子どもたちへの支援

　医療的ケア児や早産児等、配慮が必要な子どもたちの多くは、子宮内運動の経験不足もあって、乳幼児期から低緊張児（＝やわらかい子）である場合が多いように思われる。筋肉と腱などは、テントのように張る力を強めたり緩めたりして滑らかに動いているが、低緊張児は筋緊張がゆる

表6　よく受ける相談

24時間対応で、電話やライン、臨時訪問するなどして対応している	・うなっている、顔が赤いが普通のことか？　病気か？ ・吐いたが、スッキリしているので、すぐに母乳（ミルク）を飲ませたほうがよいか？ ・鼻が詰まっているような気がする ・お腹がパンパンで張っている ・うんちがゆるい ・うんちが出ない、固い ・肌にぼつぼつの湿疹ができている
計画的な訪問看護で対応している	・反り返って抱っこがしにくい、抱っこひもをどうやって使うのか？ ・母乳（ミルク）以外の飲み物をいつからどうやって飲ませるのか？ ・体重が増えなかったらどうしよう ・離乳食はどうやってすすめるのか？ ・子どもとの遊び方がわからない ・普通に発達するのか？

＊医療的ケア児も同内容の相談が多い

いため運動がうまくいかず筋肉疲労にもつながりやすい。脳性麻痺などで緊張が入る児は、「やわらかい子」でありながら、過緊張で筋肉をうまく使えない状態だと捉えられる。やわらかい子は関節が崩れやすく、固有受容覚や前庭覚等も誤認識しやすく、皮膚は乾燥肌で触覚には鈍麻と過敏との両方の特徴をもつ。これらの特徴は運動の誤学習や認知のゆがみにもつながる。

　脳の育ちには感覚や生活リズム、身体の育ちには体格、免疫機能、消化機能、排泄機能、発達の過程には全身運動、手先の運動、言葉理解、人とのかかわり方などの定型発達を理解して、経験できていないことをどのようにプランすればよいかを考えるとよい。

　「やわらかい子」は、呼吸、循環、排泄、嚥下、栄養、スキンケアなどの問題を抱えている。それらの医療課題を解決しながら、経験不足や二次障害にならないように、心と身体のつながりを意識して、その状態における最善策を考えて支援していく必要がある。その際、家族だけでは獲得しにくい育児を応援していくという姿勢が重要である。

　家族は、医療的ケア技術の獲得や習熟は早いが、発達のことや子どもらしく暮らすことについては常に模索して迷い悩んでいる。

　そのため、プラン作成時には表7のようなことに気をつけている。

2. マルトリートメント

　マルトリートメントとは「不適切な養育」と訳され、避けるべき子育てのことで、子どもの健全な発育の妨げとなる行為である。大人に加害の意図があるか否かにかかわらず、子どもに目立った傷や精神疾患が見られなくても、行為そのものが不適切であれば、マルトリートメントと言える。その行為が頻度や強度を増したときに、子どもの脳は萎縮したり肥大したりして、物理的に損傷するともいわれている。その結果、学習意欲の低下や精神疾患に結びつく危険性がある。親が育てにくいと感じてイライラしたり、うつ症状にあるときは、支援が必要な状態であると考えられる。このような地域に埋もれる養育困難な家族を見つけ出していく術を考えなければならない。

表 7　プラン作成時に気をつけていること

- 定型発達をたどるような、姿勢、動き、感覚の経験ができるように
- 定型発達をたどるような、抗重力姿勢は胸腔や腹腔が広がり内臓の成長によい
- 息苦しくないように（身体が大きくなると気道も変化するので子どもは息苦しさから逃れるために自ら運動して育っていく）
- 血液の巡りがよくなるように（関節が潰れることで循環が妨げられないように。マッサージは重要）
- 触れられたら気持ちがよいように
- 感覚が統合されていくように（過敏と鈍麻を意識する）
- 乾燥肌に特に注意してスキンケアは十分に
- 入浴介助は洗体だけではなく浴槽に入り、身体をリラックスさせる
- 経口摂取・経管栄養・高カロリー輸液など栄養の摂り方に関係なく食事を楽しめるように
- 腸内環境を整えられるように、家族と同じ食事が摂れるように
- 排泄ケア（排便は骨盤を緩めて、姿勢・運動・感覚がうまくいって協調運動が発達したからできる）
- 経口摂取や声を出せるなどの調整も協調運動が発達したからできる
- 十分な粗大運動を経験させたうえで微細運動や協調運動のプランニングをする
- 乳幼児であっても、子ども自身がどう感じているかを想像してかかわる
- 子どものやる気を引き出すケアや環境を作る
- 外出して楽しめる子どもに育てる

引用文献

1　厚生労働省社会・援護局障害保健福祉部障害福祉課 障害児・発達障害者支援室：「医療的ケア児及びその家族に対する支援に関する法律」について．
https://www.mhlw.go.jp/content/12601000/000794739.pdf（2024.8.19アクセス）

2　厚生労働科学研究費補助金障害者政策総合研究事業「医療的ケア児に対する実態調査と医療・福祉・保健・教育等の連携に関する研究（田村班）」の協力のもと障害福祉課障害児・発達障害者支援室．
https://mhlw-grants.niph.go.jp/project/27264（2025.1.21アクセス）

3　厚生労働省社会・援護局障害保健福祉部障害福祉課 障害児・発達障害者支援室：「医療的ケア児及びその家族に対する支援に関する法律」について．
https://www.mhlw.go.jp/content/12601000/000794739.pdf（2024.8.19アクセス）

4　厚生労働省：「医療的ケア児等コーディネーター養成研修テキスト」厚生労働科学特別研究事業 医療的ケア児等コーディネーターに必要な基礎的知識の可視化及び研修プログラム確立についての研究．
https://www.mhlw.go.jp/content/000940539.pdf（2024.8.19アクセス）

在宅で暮らす精神疾患療養者の特徴と支援のポイント

都築 歩美

在宅で暮らす精神疾患療養者の特徴

1. 在宅精神疾患療養者の増加

　精神疾患を有する総患者数は約419.3万人と推計されている。そのうち入院患者は約30.2万人、外来患者は約389.1万人とされ、入院患者は過去15年間で減少傾向にある一方、外来患者は増加傾向にある（**図1**）。

　2004（平成16）年、厚生労働省は「精神保健医療福祉の改革ビジョン」を発表し、社会的入院の患者を退院させることで10年以内に約7万床を削減する計画を公表した。「社会的入院」とは、病状が改善していながら退院後の受け入れ条件が整わないために入院を続けざるを得ない状況を指している。長期入院の背景には、医療制度上の問題もあると考えられる。その理由として、わが国では精神科病床の約90％以上が民間の病院であり、経営を維持するためにはある程度入院患者を確保して収益を得ていかなければいけないという側面もある。

図1　精神疾患を有する入院患者数の推移

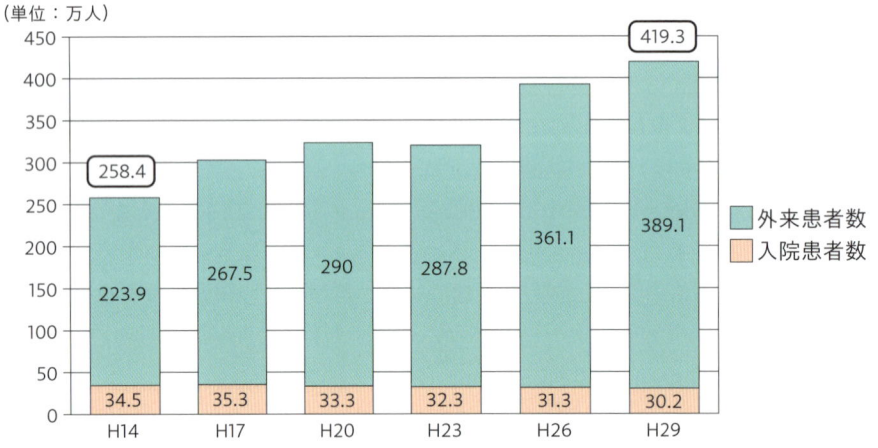

（単位：万人）

※H23年の調査では宮城県の一部と福島県を除いている
資料：厚生労働省「患者調査」より作成

厚生労働省：地域で安心して暮らせる精神保健医療福祉体制の実現に向けた検討会報告書について 参考資料．https://www.mhlw.go.jp/content/12200000/000949217.pdf（2024.8.19アクセス）

2. 社会的入院の解消と入院期間の短縮

このような社会的入院を解消するために、各市町村は障害者自立支援法に基づいて障害福祉計画で具体的な数値目標を掲げなければならないとされている。そのため、今後、社会的入院の解消と併せて、入院期間の短縮に向けた動きはますます加速するものと考えられるが、より具体的で多様化する個別のニーズにも対応した地域福祉計画の策定が求められる。

例えば、人生の半分以上の時間を長期間の入院しか体験してこなかった高齢者が地域に戻り、生活スタイルやスキルの獲得に大きな不安や戸惑いを感じながら日常生活を送ることは想像以上に困難なことの連続である。長期入院患者の在宅生活移行への支援は、より個別的で具体的であらなければならない。

また、現在は多様化する疾病構造の変化に伴い、慢性期の統合失調症や気分障害（双極性感情障害やうつ病など）だけではなく、薬物やアルコールなどのアディクション関連問題、発達障害、神経症（不安障害や摂食障害やパーソナリティ障害、解離性障害など）、児童や高齢者の虐待問題やヤングケアラーの問題、ひきこもりの問題など利用者が抱える課題や支援のニーズも多様化しているといえる。

このような背景から、わが国の精神科医療は2004（平成16）年に「入院医療中心から地域生活中心へ」という方針に転換された。2017（平成29）年には「精神障害にも対応した地域包括ケアシステム」の構築を目指すという理念が明確に示され、精神疾患をもつ方の生活の場所は、病院から住み慣れた地域への移行が進められていき、必要な支援を受けながら地域での生活を維持するための社会資源を整えていく必要性が明確になった。そして、そのための社会資源の一部として精神科訪問看護の役割が非常に重要な位置づけを持っているといえるのである。

精神科訪問看護とは

1. 精神科訪問看護の目的

訪問看護の目的は、「その人が望む場所」での生活を継続していくために、その人の価値観に寄り添い、「その人がその人らしい生活」ができるための自己決定を支援することである。「その人が望む場所」とは住み慣れた地域であり、安心して生活ができる場所である。また、精神科訪問看護の機能は、地域生活を送る対象者の病状や症状の変化を見極めながら、急性増悪を未然に防ぐことや、セルフケア力を高めるための支援である。そして、精神科訪問看護の根幹となる考え方が「ストレングスモデル」であるといわれている。

2. 精神科訪問看護の対象

精神科訪問看護の対象は、「精神障害を有する者またはその家族等」である。精神障害がありながら地域生活を営む人々は、就労継続支援施設、地域活動支援センター、就労移行施設、生活訓練施設、デイケア、外来通院、障害雇用での就労、一般就労などさまざまな生活背景を持ちながら生活を営んでいるが、どのような生活を送っていても精神科訪問看護を提供することは可能である。

3. リカバリーとストレングスモデル

1）リカバリーとは

　リカバリーとは、「症状があったとしても、その人の力を最大限に生かすこと」であり、状態像やゴールではなく、過程（プロセス）である。また、「リカバリーは個別性が高いものであり、人によってさまざまな状態像を表す」[1]という概念である。

　リカバリーには2つの意味があるといわれている。1つは「病気からのリカバリー」（clinical recovery）である。これは、症状を取り除くこと、社会的機能の回復あるいは「普通に戻ること」などが含まれている。もう1つは「人としてのリカバリー」（personal recovery）である。「人としてのリカバリー」に関して図1に示す[2]。

　リカバリーの過程は「希望」「エンパワメント」「自己責任」「生活の中の有意義な役割」の4つの段階にまとめられている。看護におけるリカバリーとは、病気が治癒したことではなく、病気や障害をもちながらも自分自身の生活の質を向上させることである。リカバリーとは、病気や障害によってさまざまな制限を抱える人が、それらを自ら受け入れ、乗り越え、希望や目標を抱きながら自身の生活の質を上げていくことである。

2）ストレングスモデルとは

　リカバリーとともに重要な考え方に「ストレングス」がある。ストレングスは「強み」のことで、「対象者の誰もがもち、対象者をプラスに変化させていく力」とされている。1例を図2に挙げる。ストレングスは、1）個人の性質や性格、2）才能・技能、3）関心・願望、4）環境の4つの要素で成り立っていると言われている。

　ストレングスを基軸に据えた支援を展開するうえでは、「ストレングスアセスメント」や「ストレングスマッピングシート」といったツールを用いて、当事者とともにストレングスを見つけて共有することや、夢や目標を一緒に見つけていく過程を共有することが必要となる。

図1　「本人のリカバリー100の支え方」より

> リカバリーとは、個人の態度や価値（本人にとって大切なこと）、感情、目標、技術や役割が変化していく過程のことで、これはとても個人的で、人によって異なる過程である。精神の病気による制限があったとしても、何かに貢献し、希望にあふれ、満たされた生活を送る生き方である。リカバリーには、精神疾患による壊滅的な影響を乗り越え成長する中で人生についての新たな意味や目標が見出されていくことが含まれている。

Mike Slade：Rethink Mental Illness 日本語版 本人のリカバリーの100の支え方 精神保健従事者のためのガイド 第2版.
https://mhpn.m.u-tokyo.ac.jp/old22/pdf/170327.pdf（2025.1.21アクセス）

図2 ストレングス（強み）の例

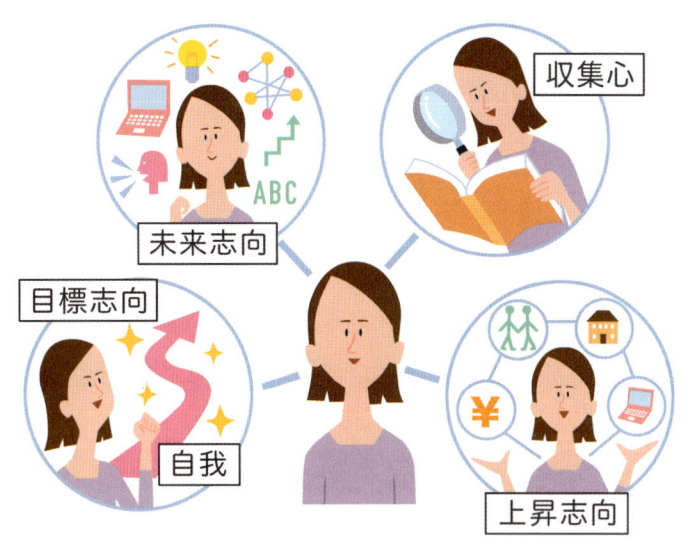

収集心

未来志向

目標志向

自我

上昇志向

コラム

精神医療と福祉をつなげる

　筆者が所属する株式会社円グループは、本文に示したような時代の転換点の中で、代表の寺田悦子氏が精神障がい者の社会的入院が遅々として改善しない現状や自己完結的な地域福祉の現状に不全感を覚えながら、「医療と福祉をつなげる仕事」として設立した「NPO法人多摩在宅支援センター円」の一環である。当時、福祉の現場で働いていた寺田氏は、精神科病院と地域（社会福祉施設など）がかけ離れて存在していることや、支援を必要としている高齢者や重度の障がい者、また家から出られずに苦しんでいる方や家族に支援が届いていない現状を目の当たりにし、福祉的支援の限界を感じていたという。このような状況の中で、制度を追い風にして「精神障がい者の在宅サービス（訪問看護）の必要性」を訴え、多様なニーズに合った活動を展開したいと考えて訪問看護のサービスを展開し始めている。

　訪問看護では、特に処遇困難な方や身体合併症を抱えている方、行政が対応に困っている方からの依頼も多いため、関係機関との連携が不可欠である。寺田氏は「1人で抱え込まない。訪問看護だけで抱え込まない。地域の関係機関を使う。キーパーソンを明確にする」などを確認しながら現在も事業を展開している。まさに「医療と福祉をつなげる」仕事を日々実践しているといえる。

文献
1. 日本精神科看護技術協会監修：実践 精神科看護テキスト〈改訂版〉. 精神科看護出版, 東京, 2011：214.

事例紹介

強い拒否がある利用者さんとのかかわりから

Bさん、50歳代半ば、アルコール依存症、単身生活。

■Bさんとの出会い

　精神科病院のカンファレンスルームで初めて出会ったBさんは、細身の身体で頬は痩せ、大きく見開いた目が集まった医療従事者全員を鋭くにらみつけていた。薄暗い部屋に本人と唯一の肉親である妹、病棟関係者、筆者を含めて 8 人ほどが集まったその空間は、極度に張り詰めた緊張状態だった。

　15歳のころからアルコールとたばこを欠かしたことがなかったBさんは、長期にわたり多量のアルコールにさらされ続けてきた結果、肝機能障害を引き起こし、さらに糖尿病を放置し続けた結果、身体的にも非常に重篤な状態だった。入院のきっかけになったのは職場の上司とのトラブルで、お酒の席で酔った勢いで上司と口論になって相手にけがをさせてしまい、そのまま精神科病院に措置入院となったという。

　入院は 6 か月以上に及んだが、Bさんはあらゆる医療的介入を拒否していた。入院中は医療従事者に暴言を吐いたり物を投げつける、病棟のルールを守れない、点滴などのルート類を自己抜去する、他患者に悪態をつくなどの行動の結果、隔離室の使用や身体拘束などの対応もとられていた。

　退院カンファレンスが開かれた際にも退院できる状態ではなかったが、本人が入院継続を断固拒絶しており、「退院後、訪問看護を導入するなら退院してもよい」という主治医の判断により、しぶしぶ訪問看護の導入を了承し、退院が認められることになった。会議の場ではBさんが言葉を発することはなく、部屋にいる全員をにらみ、「一刻も早く退院させてくれ」と話すだけであった。Bさんがいつ感情を爆発させてしまうか、一触即発の緊張感が漂っていた。私はBさんの斜め向かいに座っていたが、退院後訪問看護にうかがう看護師であることを伝えると軽く視線が合い、「あ、そうか」と小さくつぶやいてくれたことだけが印象的であった。

■訪問看護が導入となって

　訪問看護は主治医の指示書に基づいて実施されるが、当ステーションとの契約を結ぶ必要がある。初回の訪問時に契約書をもってBさんの自宅にうかがったが、「そんなものを記載するとは聞いていない」「なんで書かなくちゃいけないんだ！　お前が書け！」と激しく怒っていた。大きな声で怒るBさんに、訪問看護の必要性や契約書の内容を丁寧に説明し、サインはこちらで代行するが、押印などBさんのできる範囲で協力していただき、無事に契約書を完成させることができた。Bさんの訪問看護は週 1 回実施することに決まったが、曜日と時間はBさんの希望を最大限に考慮した形にした。

■訪問看護での支援

　実際に訪問が開始されても受け入れは良好ではなかった。約束の時間にうかがっても追い返されることや、話しかけても素っ気ない返答ばかりの日々が続いた。

そのような中、Bさんからは「医者からインスリンの注射を始めるように言われたけど、そんなことをするくらいなら死んだほうがいい」との発言があった。Bさんの話を聴き、つらい気持ちに寄り添いながら、望んでいることは死期を早めることではなく、入院せずに自宅での生活を続けることだと共有した。その後は毎回の訪問で一緒に手技を確認しながら約1年かけて毎食後のインスリン自己注射のスキルを獲得することができた。また、「酒は絶対にやめない」というBさんの思いは否定せず、飲んでいても訪問は必ず行くこと、飲み続けることは否定しないという姿勢を貫くことで徐々にBさんとの関係を築いていくことが可能になった。

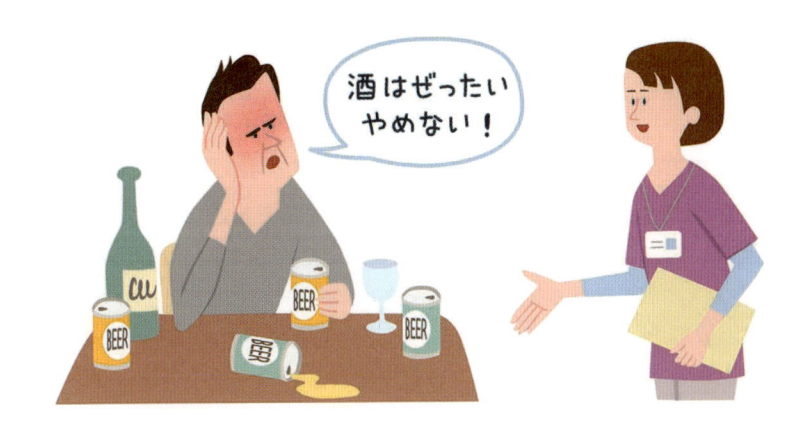

■拒否の強い利用者へのかかわりの工夫

強い拒否や拒絶がある利用者への対応は支援者側の疲弊も著しい。特にBさんのように周囲の支援者を拒絶し、かかわりそのものを断絶しようとしている方に対しては、相手の思いを丁寧に理解していくことや、どんなことがあっても「味方であり続けること」を根気強く伝え続けていく努力が不可欠である。それと同時に、支援者が孤立しないようにスタッフ同士で支え合ったり、つらさを吐露できる場や時間が保証されることも必要である。共感しよう、相手の思いを受け止めようと過度に共感し続けることで、支援者自身がメンタル不調を引き起こすことも考えられる（共感疲労）。そのため、支援者自身のメンタルケアも必要である。

■多職種チームとの協働

対象者を支援する多職種チームには、医師や看護師、作業療法士、理学療法士、薬剤師、保健師、助産師などの医療関係者に加え、精神保健福祉士や社会福祉士、相談支援専門員、市役所や保健所などの行政関係者、ケアマネジャーやヘルパーなどの専門職が存在している。各職種は同じように対象者の「生活を支援する」という視点を持っていても、専門性の違いからそれぞれの見立てが異なる場合がある。各専門職の連携が困難な理由には、精神疾患や障害の特性、法律や制度、施策の問題、職種間の捉え方の違いなどがあると考えられる。各専門職がお互いの専門性を理解し合い、お互いの考え方を尊重し合う姿勢は多職種連携において非常に重要である。

特に看護職は対象者の「自立」に向けた働きかけが弱い傾向にあるといわれることが多い。つまり、リスクを回避したい思いから、対象者のできることまで代行してしまったり、持てる力を阻害してしまうかかわりが前面に出てしまうことがある。すなわち、対象者の「失敗する権利」を奪ってしまうかかわりである。また、対象者との距離が近い分、対象者の問題を抱え込みやすく、多職種の協力を得るころには看護師の困り感や疲労が強くなってしまっているケースも多い。

多職種チームにおいて看護師は、チームの中で果たすべき役割を明確にしていかなければならない。看護師は他の職種に比べて対象者と接する時間が長く、情緒的な結びつきも強くなりやすい立ち位置といえる。これは看護職のもつ強みといえよう。そのため、対象者から得られた思いをいち早くくみ取り、多職種に情報を伝達し、対象者の希望や意思に則った支援体制が構築できるように各職種と連携していく役割が求められる。そのためには、各職種と常に「顔の見える関係」を構築することが必要であり、チームとして協働して支援にあたっていくことができるような人間関係を築いていくことも重要である。

■家族への支援

　特に在宅で生活する対象者は、家族とともに生活をしている割合も多い。そのため、家族が主に対象者のケアの担い手となっている場合が多く、ケアが長期化することや精神疾患の対応の難しさなどから多様な課題に直面しているといえる。家族によっては近隣住民からの偏見や誤解、差別感情にさらされることもあり、誰にも相談できない感情を抱えている場合もある。相談できないことにより家族が孤立し、ストレスも増大し、対象者へのかかわりの質にも影響を与えてしまうことも少なくない。家族自身も精神的にも身体的にも疲労困憊している状況は存在する。

　家族に対しては、家族を「社会資源」の一部としてみるのではなく「ケアを受けるべき対象者」として捉える見方もある。すなわち、家族自身も支援者からの支援を受け、エンパワメントされるべき存在として支援を提供していくという考え方である。家族には家族成員それぞれの生活や夢、目標、叶えたい希望があり、それは対象者のケアが理由で諦めなければならないものではない。必要に応じて社会資源を導入したり、家族以外の職種によって対象者の生活をサポートしていく仕組みを構築することが重要である。

　また、「家族会」などを紹介することも必要である。家族会への参加を通じて同じ悩みやつらさを経験している家族同士が語り合い、支え合うことや、相互交流や情報交換などを通じて家族が孤立しない体制を構築することも重要である。

引用文献

1　萱間真美編：パーフェクト臨床実習ガイド 精神看護 第2版．照林社，東京，2015，334．
2　Mike Slade：Rethink Mental Illness 日本語版 本人のリカバリーの100の支え方 精神保健従事者のためのガイド 第2版．
　https://mhpn.m.u-tokyo.ac.jp/old22/pdf/170327.pdf（2025.1.21アクセス）

参考文献

1．厚生労働省：第1回精神保健福祉士の養成の在り方等に関する検討会（資料）最近の精神保健医療福祉施策の動向について．
　https://www.mhlw.go.jp/stf/newpage_02990.html（2024.8.19アクセス）
2．一般社団法人全国訪問看護事業協会監修，萱間真美編集代表，一般社団法人日本精神科看護協会，公益財団法人日本訪問看護財団編集協力：精神科訪問看護テキスト－利用者と家族の地域生活を支えるために．中央法規出版，東京，2020：16．

スタンダードケア・シリーズ

在宅ケア スタンダード

2025年4月5日　第1版第1刷発行

編　集　一般社団法人日本在宅ケア学会

発行者　鈴木　由佳子

発行所　株式会社　照林社
　　　　〒112-0002
　　　　東京都文京区小石川2丁目3-23
　　　　電話　03-3815-4921（編集）
　　　　　　　03-5689-7377（営業）
　　　　https://www.shorinsha.co.jp/

印刷所　株式会社シナノ パブリッシングプレス